国家古籍出版

专项经费资助项目

五运六气典籍汇纂

五运六气珍本集成

总主编 杨 威

主　编 于 峥 鲍继洪

主　审 孟庆云 刘从明

中医古籍出版社

Publishing House of Ancient Chinese Medical Books

图书在版编目（CIP）数据

五运六气珍本集成/杨威等主编．—北京：中医古籍出版社，2017.8（2021.10 重印）
（五运六气典籍汇纂）
ISBN 978-7-5152-1184-8

Ⅰ.①五… Ⅱ.①杨… Ⅲ.①运气（中医）—中医典籍—选集
Ⅳ.①R226

中国版本图书馆 CIP 数据核字（2017）第 020959 号

五运六气珍本集成
杨　威　总主编

责任编辑　张　磊
封面设计　韩博玥
出版发行　中医古籍出版社
社　　址　北京东直门内南小街 16 号（100700）
电　　话　010-64089446（总编室）010-64002949（发行部）
网　　址　www.zhongyiguji.com.cn
印　　刷　廊坊市鸿煊印刷有限公司
开　　本　787mm×1092mm　1/16
印　　张　22.5
字　　数　388 千字
版　　次　2017 年 8 月第 1 版　2021 年 10 月第 2 次印刷
书　　号　ISBN 978-7-5152-1184-8
定　　价　108.00 元

《五运六气珍本集成》

编 委 会

作者简介

杨威，女，北京人，研究员。中国中医科学院中医基础理论研究所藏象学研究室主任。毕业于北京中医药大学，从事中医理论研究与临床工作三十余年，主要开展五运六气、藏象理论、时令诊疗研究。兼任中国中医药信息学会干支象数医学研究分会秘书长，中国中医药研究促进会医养结合分会副会长，中国中华中医药学会五运六气专家协作组专家等。2003 年至今，系统开展五运六气学术源流、科学原理、临床应用等研究，主持的多项五运六气相关研究获科技成果奖励。临床中重视五运六气时空变化对人体禀赋、藏府及疾病变化的影响，强调运用时令变化规律指导临床诊断、防治、调摄。发表学术论文 120 余篇，主编《五运六气研究》《五运六气推演指南》《五运六气临床指南》等学术著作。

于峥，女，黑龙江省安达市人，研究员。《中国中医基础医学杂志》编辑部主任。长期从事中医理论研究与临床工作，主要开展藏象理论、心身疾病研究。毕业于上海中医药大学，师从著名中医专家费开扬教授。兼任中国中医药信息研究会中西医学汇通分会常务理事，中国中医药研究促进会报刊图书编辑与信息专业委员会秘书长等。发表学术论文 100 余篇，主编《世补斋医书校注》《明明白白喝水》等。获多项科学技术奖及优秀古籍图书奖等科技成果奖励。

鲍继洪，男，山东省临沂市人，主治医师。现于云南省西双版纳行医，兼任中国中医药信息学会干支象数医学研究分会理事，中国民族卫生学会健康养生分会委员。先后师从沂蒙王连宝、临沂李泰颖、桂林苏汉良、吉安杨庆宪、北京杨威等。长期从事脊柱相关疾病诊疗，擅长运用五运六气理论，以针药并用、内外兼治的方式，论治类风湿性关节炎、强直性脊柱炎、股骨头坏死等疾病。

内容简介

五运六气是以阴阳、五行、六气、干支等为纲目，融合自然、生命多领域知识形成的中医理论，用以阐释自然、生命与疾病的时空规律。自唐代王冰次注《素问》补入运气七篇大论后，五运六气被列入中医经典，对医经释义、临床辨证、疫病防治等具重要意义。在五运六气文献的古今调研、系统整理、深入研究中，编者将古代五运六气经典文献进行精选、校注，收录现代单行点校刊本较少的五运六气孤珍本，如《素问入式运气论奥》《运气略》《运气商》《瘟疫发源》《易范医疏》《五运六气真诀》《时疫温病气运徵验论》《内经气化篇》，以类书形式集粹经典文献，希望为中医药科研工作者、医科院校在校学生、临床医护人员的学习提高提供优质素材，为体悟中医精髓指引捷径。

孟　序

《五运六气珍本集成》是杨威教授和她的团队继《五运六气经典集粹》《五运六气精华类编》之后的第三部关于五运六气的专题文献汇撰。作者点校了宋代以降的8部五运六气文献力作，它们是宋·刘温舒撰《素问运气论奥》、明·张三锡撰《运气略》、明·徐亦穉撰《运气商》、清·马印麟撰《五运六气瘟疫发源》、清·茅云涛撰《易范医疏》、（作者佚名）民国初年朱雨琴珍藏抄本《五运六气真诀》、民国李天池撰《时疫温病气运徵验论》和民国韦格六辑、张国华题名的《内经气化篇》。这三部著作（《五运六气典籍汇纂》）和杨威教授他们发表的有关论文，奠定了当代五运六气学科的文献学分支的构架。

从学术高度而论，当代的五运六气研究，是称得上超越清代医家的数个领域之一。清代五运六气学术继兴于明代医家的成就，虽然也有持否定者的论说，但从理论发展、学术普及上，都向前推进了。例如张志聪发展了气化学说；吴鞠通以五运六气的19条“原温病之始”而著《温病条辨》。清代很多医著把五运六气列于卷首，在辨证论治上重视“无失气宜”和“毋伐天和”，并成为因时因地制宜的用药依据而融入辨证论治。自20世纪60年代开始，又复勃兴五运六气研究，任应秋先生著《五运六气》率先钩玄。20世纪80年代以后，始有天文学家、气象学家、生物学家、哲学家、易学家及“三论”（当时将控制论、信息论、系统论称谓“三论”或“老三论”）学者等共同参与的“多学科研究”，取得了许多理论成果，又在辨章考据、版本书目及校勘训诂等方面博综群籍，每有真得。20世纪90年代以来，在审机预测、印验临床方面，多有识见，使探奇玄机之学，步趋了然循理之途。

在中医药学术史上，五运六气可谓是发展的奇点，诚如章巨膺先生所言：没有五运六气，就没有金元四家。但是，自古以来，就缺少这方面的常备之书，或因其充满玄机秘要而被密藏，或因文理深奥，难以卒读，读者稀少而刻书不多，或因年代久远，纸敝墨渝，或翻刻多有错讹，而精本难寻。

这部《五运六气珍本集成》正应文献不足、精本难寻的情境而刊出，底本取自孤真善本，校注者工力深厚，堪为文献精品，可供专事五运六气的研究者和从事中医药理论研究的同道之用，有五运六气必备书的价值。

孟庆云

2016年5月30日于中国中医科学院

前 言

五运六气是以阴阳、五行、六气、干支等为纲目，融合古代天文历法、气象物候、藏象病候等自然、生命多领域知识形成的中医经典理论，用以阐释自然、生命与疾病的时空规律，以甲子年四时主客变化为特色，是中医天人相应整体观念、三因制宜辨证思维的具体体现，被古人誉为“造化之玄机”“医门之捷径”。自唐代王冰次注《素问》补入运气七篇大论后，五运六气被列入中医经典，对医经释意、临床辨证、疫病防治等具重要意义，也赋予中医学术传承与创新的推动力。

一、《五运六气典籍汇纂》编写缘由

五运六气集中阐述首见于唐代王冰次注《素问》（又称《重广补注黄帝内经素问》）补入的天元纪大论、五运行大论、六微旨大论、气交变大论、五常政大论、六元正纪大论、至真要大论等七篇大论，对医经大加诠注，多有发明解难，并另撰《玄珠密语》以陈其道，其核心思想涉及顺天察运，因变求气，知常达变，迁移有位，变化可期，非位则邪，当位则正，亢害承制，胜复郁发等。其后历代医家对五运六气多有阐述、发挥。宋代，借助学者推崇、政府提倡、官学推广，王冰次注《素问》成为《黄帝内经》的正经、正注，《素问入式运气论奥》《圣济经》《圣济总录》《三因极一病证方论》等得以褒扬推广，五运六气成为中医必修知识，民间流传“不读五运六气，拣遍方书何济！”金元时期，医家各呈己意，深切体悟五运六气而成就一家之学，促成中医学术流派纷呈，发挥其理论指导临床作用。迨至明清，医学明家多注重五运六气的医经考释与临床发挥，五运六气鼎力支撑了温补学派、温病学派的创立、繁荣，《运气易览》《类经》《医学纲目》《世补斋医书》《医学入门》《普济方》《医宗金鉴》等传播五运六气，影响远至韩日等周边国家。近现代以来，虽屡遇质疑之声，五运六气在中医理论与临床研究中仍突显作用，五运六气不可或缺的中医学术地位难被撼动，又掀起新一轮五运六气学术热潮，并成为国家级重大科研项目及高等中医教育特色课程，获得广大中医爱好者、学习者、临证者的热切关注。

历代经典文献是中医学术发展的承载本底，也是中医传承、提高的学习载体。自唐代王冰次注《素问》补入七篇大论并别撰《素问六气玄珠秘语》以陈其道始，五运六气受到历代医学明家的高度重视，在对《素问》相关篇章的解读、五运六气的理论阐发、五运六气指导防病治病经验总结中，形成了丰富的历史文献资源。

五运六气文献丰富、卷帙浩繁，因其文辞古奥艰深、内容浩如烟海、文献整理专业要求高等，影响着五运六气经典文献的传播、普及。当前最为普遍的文献问题在于，一些广为流传的现刊本，有悖医理的专业性文字错讹较普遍，影响五运六气理解与学习；一些孤本、珍本的现刊本较少，难得阅览，对于《素问》七篇运气大论及少数普及型读物的学习，因文献获得缺陷、难窥全豹，易致以偏概全的误解、分歧。较普遍存在文字讹误，如木、火、水诸字不分等，阴、阳两字不别，“间气”误为“问气”等。因文辞古奥、内容旁杂、版本珍稀、传播困乏等，五运六气历代文献资料有待系统地整理出版。

在学习与研究五运六气文献的过程中，会遇到各种各样的五运六气文献资料困难，我们切身感受到获得相对全面系统且较少文字讹误的五运六气经典文献，对于正确领悟与全面理解五运六气是如此重要。研究团队在五运六气相关课题（2005CB23505，ZZ2006014，06－07JP50，2007BAI10 B01－092，200707002，2008ZX10005－013，YZ－1114，YZ－1426）研究中，总结历代五运六气文献研究工作，从中精选了较具代表性、参考性、系统性的五运六气经典文献，校勘正误，汇集成册，以类编、类书、摘录的形式，编纂各有侧重的《五运六气精华类编》《五运六气珍本集成》《五运六气经典集粹》，互为支撑，略有重复，旨在较全面地展现五运六气理论内涵及发展历程，为阅读涉猎者快速勾画五运六气文献与理论全貌，期冀对致力于中国传统文化、中医传统理论研学者有所帮助。

二、《五运六气典籍汇纂》校注说明

本次整理校注以薛清录主编的《中国中医古籍总目》版本信息为线索查找资料，运用本校、对校、理校等方法校正，凡异体字、古今字、俗体字、繁体字等以规范简化字替代，竖版繁体改为横排简体，“右”改为“上”等不做说明，合理分段、标点，调整字体格式，内容保持原貌。

疑难、生僻、碍于理解的字词酌加注释。通假字、明显错讹字加注说明。不同版本的异文，依医理择选，加注说明。错讹、脱衍，确系错别字、俗字、小误，或确须明辨者，校改并加注说明。引用其他文献不失原意或有意改动者原样录用，有歧义或难以理解者考据出处及前后文，加注说明。

本次《五运六气典籍汇纂》校注整理，幸得中国中医科学院孟庆云先生、中医古籍出版社刘从明先生审阅，陕西中医学院张登本先生、中国中医科学院潘桂娟先生、山西太原田合禄先生指导，中国中医科学院图书馆、上海中医药大学图书馆提供珍藏文献资料借阅，在此深表谢意！

三、《五运六气珍本集成》校注说明

本书收录的8部五运六气文献均属现代单行点校刊本较少的孤珍本，馆藏于中国中医科学院图书馆、北京图书馆、上海图书馆、上海中医药大学图书馆等。整理校注以原书影印本为底本，以通行本、流通本为参校本，孤本参校《内经》及其他五运六气经典文献的相关内容。

1.《素问入式运气论奥》

宋·刘温舒撰，三卷，主校本采用1923年上海涵芬楼影印明正统道藏本。

本书现存[1]元刻本，元刻明配补本，明成化十年甲午（1474）鳌峰熊氏种德堂刻本（附素问运气图括定局立成，黄帝内经素问灵枢运气音释补遗），明嘉靖七年戊子（1528）刻本，日本宽永二年乙丑（1625）刻本，日本宽永十二年乙亥（1635）刻本，日本正保三年丙戌（1646）文台屋次郎兵卫刻本，日本庆安二年己丑（1649）吉野屋刻本，日本元禄七年甲戌（1894）铜驼坊书肆上平乐寺刻本，清光绪六年庚辰（1880）尚德堂刻本，清光绪十年甲申（1884）广东方功惠刻本，清光绪十四年戊子（1888）松竹斋抄本，清宣统三年辛亥（1911）许昭文抄本，1923年上海涵芬楼据明正统道藏本影印本，1930年抄本，日本芳里屋刻本等，且被收入《补注释文黄帝内经素问十二卷黄帝内经灵枢十二卷》《道藏》《道藏举要》《四库全书》《碧琳琅馆丛书》《芋园丛书》等。馆藏于中国中医科学院图书馆、北京图书馆、上海图书馆、上海中医药大学图书馆、广东省中山图书馆、湖北医科大学图书馆等。

① 薛清录．中国中医古籍总目．上海：上海辞书出版社，2007：37.

2.《运气略》

明·张三锡（叔承，嗣全）撰，一卷，见于《医学六要》，主校本采用明崇祯 17 年张维翰等补修白下青照堂刻本。

本书现存[①]明崇祯十二年己卯（1639）王肯堂校刻本、抄本，并见于《医学六要》（1639）。《医学六要》为张三锡撰，王肯堂（宇泰、损庵、念西居士）校，含经络考、四诊法、病机部二卷、治法汇八卷、本草选六卷、运气略，现存明万历刻崇祯十七年甲申张维翰重修本，明崇祯十二年己卯（1639）刻本，明聚锦堂刻本，日本刻本等。馆藏于中国中医科学院图书馆、中国医学科学院图书馆、上海图书馆、湖南省图书馆等。

3.《运气商》

明·徐亦穉（季孺）撰，一卷，采用中医古籍出版社影印本为底本。

本书[②]刊刻于崇祯七年甲戌（1634），馆藏于浙江中医药大学图书馆。影印入编《中医古籍孤本大全》。

4.《瘟疫发源》

清·马印麟（长公、好生主人）撰，张廷璧校，采用 1725 年清雍正刻本为底本，参校《温病大成》本。

本书现存[③]清雍正三年乙巳（1725）刻本，甘豫熹抄本等，馆藏于中国中医科学院图书馆、中国医学科学院图书馆。2005 年中医古籍出版社据雍正三年刻本影印，入编《中医古籍孤本大全》，收录于曹洪欣主编《温病大成》第一部。

5.《易范医疏》

清·茅云涛撰，四卷，采用 1826 年清道光刻本为底本。

本书现存[④]清道光六年丙戌（1826）刻本，馆藏于中国中医科学院图书馆、上海中医药大学图书馆、中华医学会上海分会图书馆等。中国中医科学院图书馆馆藏为范行准先生所献私人藏书。《中国中医古籍总目》载，本书归于中医基础理论的阴阳五行、五运六气目下。

6.《五运六气真诀》

本书题朱雨琴珍藏，附滑仁脉法，现存 1912 年抄本，馆藏于中国中医科学院图书馆。

---

① 薛清录. 中国中医古籍总目. 上海：上海辞书出版社，2007：38.

② 薛清录. 中国中医古籍总目. 上海：上海辞书出版社，2007：38.

③ 薛清录. 中国中医古籍总目. 上海：上海辞书出版社，2007：482.

④ 薛清录. 中国中医古籍总目. 上海：上海辞书出版社，2007：38.

7.《时疫温病气运徵验论》

李兆贞（天池）撰（1919），采用1919年广州维新印务局铅印本为底本，参校《温病大成》本。本书现存1919年广州维新印务局铅印本，馆藏于中国中医科学院图书馆。收录于曹洪欣主编《温病大成》第一部。

8.《内经气化篇》

韦经（格六，贯一山人）辑，二卷（1927），张国华题，附“医学志林初集”，采用1927年安庆同德医院铅印本为底本。

本书现存[1] 1927安庆同德医院铅印本，馆藏于中国中医科学院图书馆、天津中医药大学图书馆。

① 薛清录. 中国中医古籍总目. 上海：上海辞书出版社，2007：39.

目 录

素问人式运气论奥

宋·刘温舒 撰
杨威 冯茗渲 王国为 主校

《素问入式运气论奥》序

朝散郎　大医学司业　刘温舒撰

夫医书者，乃三坟之经[①]，伏羲观天文造甲历，神农尝百药制《本草[②]》，黄帝论疾苦成《素问》。因知其道奥妙，不易穷[③]研，自非留[④]心刻意，岂达玄机。且以其间气运最为补泻之要，虽备见黄帝与岐伯[⑤]、鬼臾区问对，分糅篇章，卒无入法，稍难施用。

余性识偏陋，窃慕真风，栖心圣典，积有岁月，虽吏役尘劳之暇，亦未尝暂舍。笔萃斯文，久以盈轴，莫不究源、附说、解惑、分图，括上古运气之秘文，撮斯书阴阳之精论。若网之在纲，珠之在贯，粲然明白。笺明奥义，咸有指归。讵饰文辞，庶易晓晤，使览者经目，顿知妙[⑥]道几过半矣，讵[⑦]敢沽誉？且畏医药之差误遗人夭殃，绝人长命尔。

元符[⑧]己卯[⑨]岁 丁丑月望日[⑩]序

---

① 三坟之经：伏羲、神农、黄帝之书。
② 草：原作“艸”，异体字，下同。
③ 穷：原作“窮”，异体字，下同。
④ 留：原作“畱”，异体字，下同。
⑤ 岐伯：原作“歧伯”，按现代书写习惯改，下同。
⑥ 妙：原作“玅”，异体字，下同。
⑦ 讵（jù）：岂，难道。
⑧ 元符：宋哲宗赵煦年号，元符二年己卯，即公元 1099 年。
⑨ 卯：原作“夘”，异体字，下同。
⑩ 望日：天文学指月圆日，月满盈，月之十五日。

原书目录

卷上

卷中

卷下

目录毕

卷 上

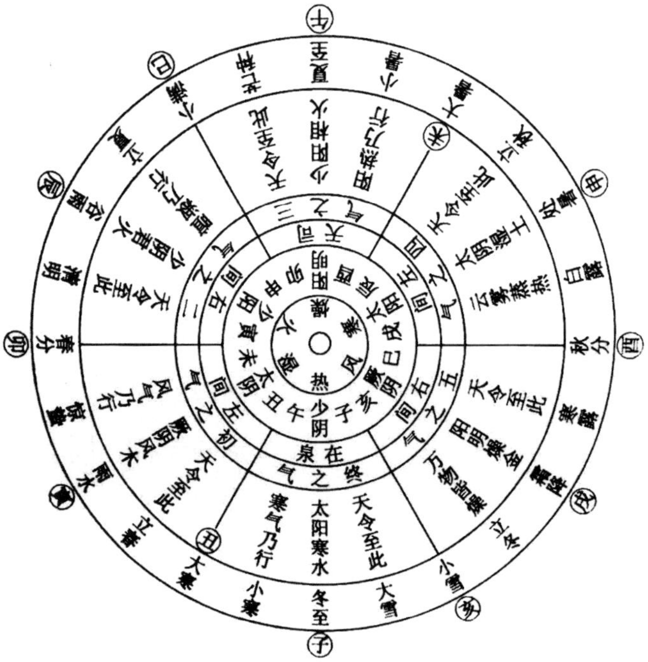

五运六气枢要之图

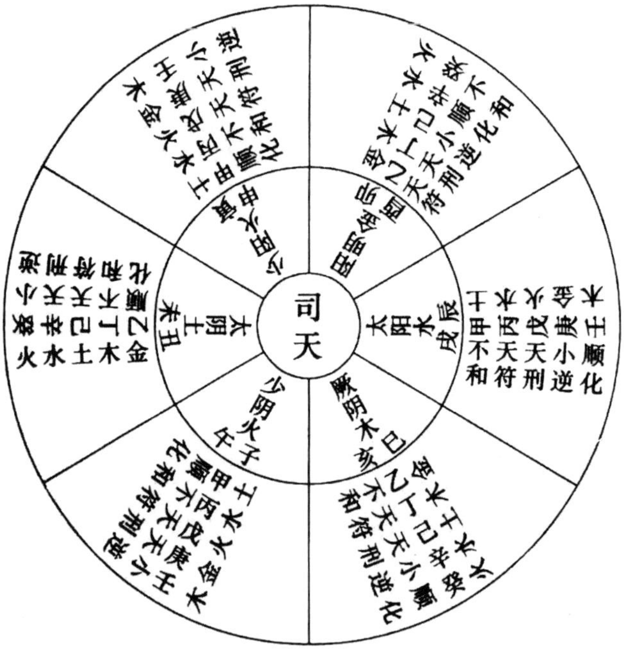

六十年纪运图

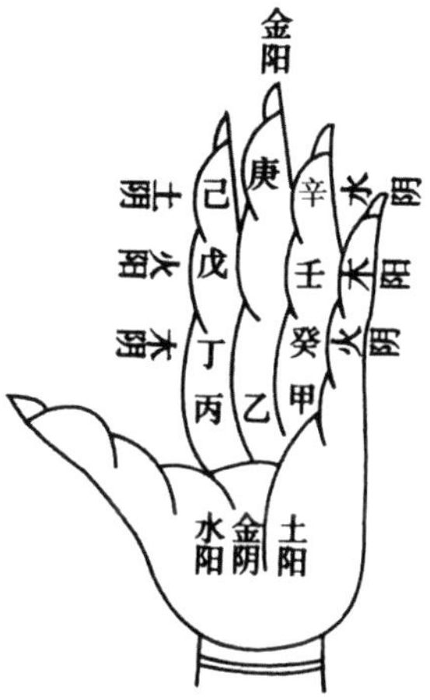

十干起运诀

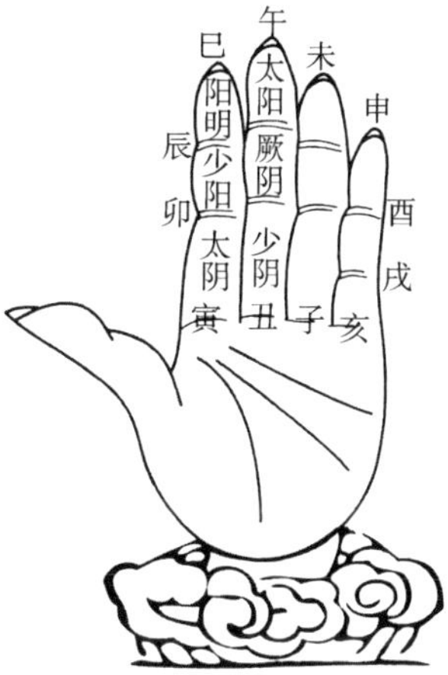

十二支司天诀①

论五行生死顺逆第一

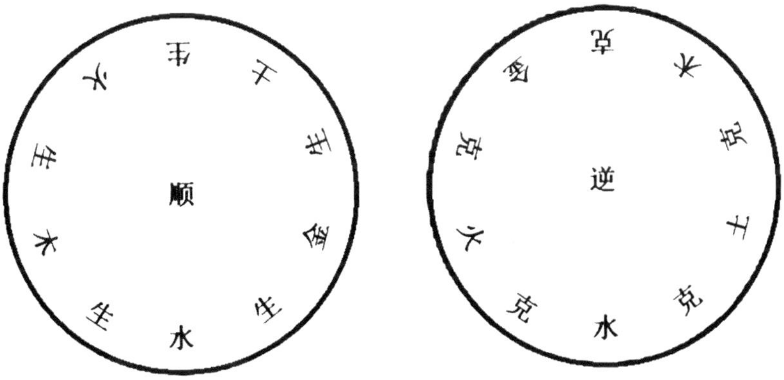

五行生死顺逆之图

五行相生相克，其理昭然。十干，十二支，五运六气，岁月日时，皆自此立，更相为用。在天则为气，寒、暑、燥、湿、风。在地则成形，金、木、水、火、土；形气相感而化生万物，此造化生成之大纪也。原其妙用，可谓无穷矣。

木主于东，应春。木之为言，触也，冒也。阳气触动，冒地而生也。水流趍②东以生木也。木上发而覆下，乃自然之质也。

火主于南，应夏。火之为言，化也，燬③也。阳在上，阴在下，燬然盛而

① 原书此图后又附“新刊《素问入式运气论奥》卷上”，按现代排版习惯删除。
② 趍：同“趋”，奔跑，奔向。
③ 燬（huǐ）：燃烧，焚毁。

变化万物也。钻木作火，木所生也。然火无正体，体本木焉，出以应物，尽而复入，乃自然之理也。

金主于西，应秋。金之为言，禁也。阴气始，禁止万物而揪①敛。披沙拣金，土所生也。生于土而别于土，乃自然之形也。

水主于北，应冬。水之为言，润也。阴气濡润，任养万物也。水西而东，金所生也。水流曲折，顺而下达，乃自然之性也。

土主于中央，兼位西南，应于长夏。土之为言，吐也。含吐万物，将生者出，将死者归，为万物家，故长于夏末，火所生也。土或胜水，水乃反一，自然之义也。

其相克者，子能为母复仇②也。木克土，土之子金，反克木；木之子火，反克金；金之子水，反克火；火之子土，反克水；水之子木，反克土也。互能相生，乃其始也；互能相克，乃其终也，皆出乎天之性也。强可攻弱，土得木而达；实可胜虚，水得土而绝；阴可消阳，火得水而灭；烈可敌刚，金得火而缺；坚可制柔，木得金而伐。故五者流行而更转，顺则相生，逆则相克，如是则各各为用，以成其道而已。

论十干第二

天气始于甲干，地气始于子支者，乃圣人究乎阴阳重轻之用也，著名以彰其德，立号以表其事。由是子甲相合，然后成其纪，远可步于岁，而统六十年；近可推于日，而明十二时。岁运之盈虚，气令之早晏，万物生死，将今验古，咸得而知之。非特是也，将考③其细而知人未萌④之祸福，明其用而察病向往之死生，则精微之义可谓大矣哉！

是以东方甲乙，南方丙丁，西方庚辛，北方壬癸，中央戊己，五行之位也。

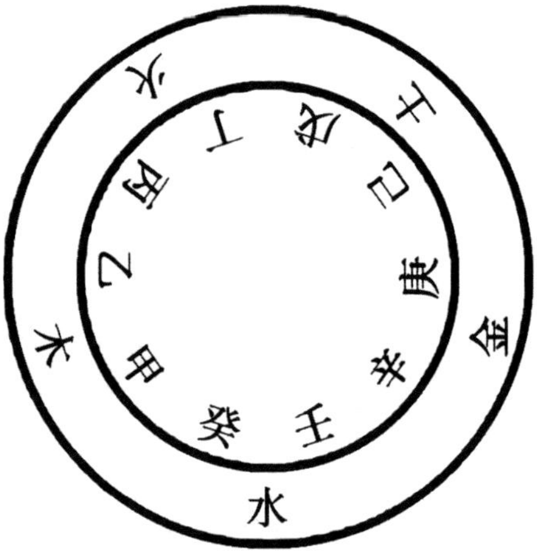

十干之图

① 揪：原作“揫”，异体字，下同。
② 仇：原作“讎”，异体字，下同。
③ 考：原作“攷”，异体字。
④ 萌：原作“萠”，异体字。

盖甲乙，其位木，行春之令。甲乃阳内而阴尚包之，草木始甲而出也。乙者阳过中，然未得正方，尚乙屈也。又云：乙，轧也。万物皆解孚甲，自抽轧而出之。

丙丁，其位火，行夏之令。丙乃阳上而阴下，阴内而阳外。丁，阳其强，适能与阴气相下。又云：丙，炳也，万物皆炳然着见而强也。

戊己，其位土，行周四季。戊，阳土也，万物生而出之，万物伐而入之。己，阴土也，无所为而得己者也。又云：戊，茂也。己，起也。土行四季之末，万物含秀者，抑屈而起也。

庚辛，其位金，行秋之令。庚乃阴干阳更而续者也。辛乃阳在下，阴在上，阴干阳极于此。庚，更故也。而辛，新也。庚辛皆金，金味辛，物成而后有味。又云：万物肃然，更茂实新成。

壬癸，其位水，行冬之令。壬乃阳既受胎，阴壬之，乃阳生之位。壬而为胎，与子同意；癸者，揆也。天令至此，万物闭藏，怀妊于其下，揆然萌芽。

天之道也，以为日名焉。故《经》曰“天有十日，日六竟而周甲”者，此也，乃天地之数。故甲、丙、戊、庚、壬为阳，乙、丁、己、辛、癸为阴，五行各一阴一阳，故有十日也。

论十二支第三

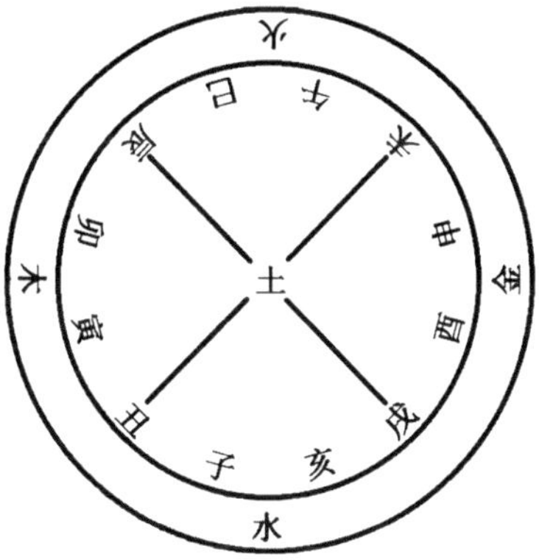

十二支图

清阳为天，五行彰而十干立。浊阴为地，八方定而十二支分。运移气迁，岁岁而盈虚应纪。上升下降，物物而变化可期。所以支干配合，共臻妙用矣。

子者，北方至阴，寒水之位而一阳肇生之始，故阴极则阳生。壬而为胎，子之为子，此十一月之辰也。

至丑，阴尚执而纽之。又，丑，阴也，助也。谓十二月终始之际，以结纽为名焉。

寅，正月也，阳已在上，阴已在下，人始见之时，故律管飞灰以候之，可以述事之始也。又，寅，演也，津也，谓物之津涂。

卯者，日升之时也。又，卯，茂也，言二月阳气盛而孳茂。

辰者，阳已过半。三月之时，物尽震而长。又谓：辰，言震也。

巳者，四月正阳而无阴也。自子至巳，阳之位，阳于是当。又，巳，起也，物毕尽而起。

午者，阳尚未屈，阴始生而为主。又云：午，长也，大也。物至五月，皆满长大矣。

未，六月，木已重而成矣。又云：未，味也。物成而有味，与辛同意。

申者，七月之辰，申阳所为而已。阴至于申，则上下通而人始见。白露叶落，乃其候也。可以述阴事以成之。又云：申，身也，言物体皆成。

酉者，日入之时，乃阴正中八月也，又云：酉，缩也，万物皆缩缩收敛。

九月，戌，阳未既也，然不用事，潜藏于戌土中，乃干位。戌，为天门故也。又云：戌，灭也，万物皆衰灭矣。

十月，亥，纯阴也。又：亥，劾也，言阴气劾杀万物。此地之道也，故以此名月焉。

甲之干，乃天之五行，一阴一阳言之。子之支，以地方隅言之，故子、寅、午、申为阳，卯、巳、酉、亥为阴。土居四维，王在四季之末，土有四，辰、戌为阳，丑、未为阴，故其数不同也。合而言之，十配十二，共成六十日，复六六而成岁，故《经》曰“天以六六之节以成一岁”，此之谓也。

十二支亦曰十二律，亦曰十二辰。其辰有属者，乃位中所临二十八宿之主星禽也，故当其生与宿之禽同为所属故也，而星禽又有正、副焉。如尾火虎、箕水豹皆在寅，亢金龙、角木蛟皆在辰，虎龙为正，余皆此例。火虎、金龙者，又以七曜纪之。今所谓密日者，乃七曜之名号，以太阳直日①则日密，是随日宿而言也。二者虽于《素问》无所明，亦阴阳之奥义，故随文略以举之尔。

论纳音第四

十干、十二支相承，共成六十日，乃天地之纪，符会以统日焉。甲，东方，春始生，为时之长；子，北方，阳始生，为气之先，则甲子为首，而乙丑次之。然辰之中，交相参同，则五行互以临遇，无一专致其统矣。

又有纳音之法，乃旋相为宫之法也，正与律吕之用同。而一辰之中，又含五音十二辰，共纳六十音也。谓如子之一辰，甲子金、丙子水、戊子火、庚子

---

① 直日：当值。

土、壬子木是也。按《汉志》“同类娶妻，隔八生子”者，此纳音法也。“同类娶妻”，谓为甲阳之干，子阳之辰，上下相临，皆阳则亢，而无以兆其和，故娶乙丑为妻。乙丑，干辰皆阴也，余位并同。“隔八生子”，谓甲子前八位，下生壬申金，又隔八，生庚辰金。三位然后左行向火，至火依前隔八生火，火三下生而后至木，木三下生而后至水，水三下生而后至土，土三下生而后至金，乃为一周，复自甲午上生金，依次而转。然隔八生子，则除上下两位而言也。隔八，非第八也，若自甲子至癸酉，通数之，乃共十矣，此周甲之气耳。

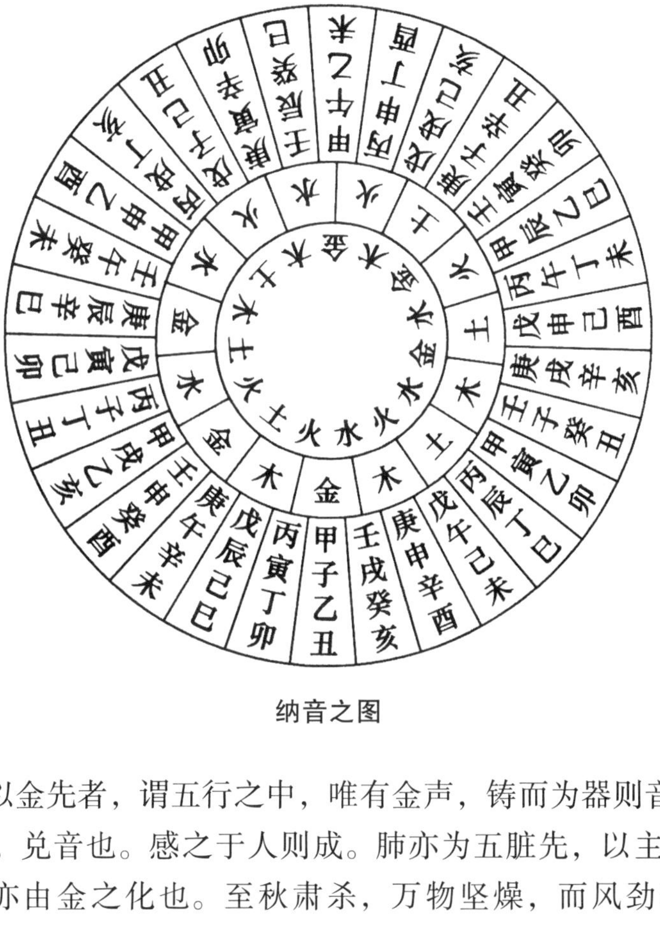

纳音之图

纳音之所以金先者，谓五行之中，唯有金声，铸而为器则音声彰矣。《白虎通》曰：钟，兑音也。感之于人则成。肺亦为五脏先，以主音声，外应皮毛。坚而响，亦由金之化也。至秋肃杀，万物坚燥，而风劲凄鸣，乃金之性也。

支干自东右行向南，五音始西而左行向南。阳生于子，所以下生。阴生于午，所以上生。夫上下生者，正谓：天气下降也，地气上升。《易》曰：“天地交泰”，义见此也。

然所生止三者，亦三元之义。故《经》曰：三而成天，三而成地，三而成人。易爻之象取三。《老子》曰：一生二，二生三，三生万物，即其意也。

盖有始，有中，有终，毕矣。

五音变而周乃十二辰，各含五音则成三十位，而遍[1]六十甲子也。故《经曰》：阴阳相错，变由生也。又曰：高下相召，升降相因，而变作矣。此之谓也。

论六化第五

五行施形于地，为化日用，相生相制，为万物之宗元。推而上之，则其气化，百度何可量也。是以感之于人，则形体具而为神机之枢；达之于天，则寒暑运而为生化之原。由是，上圣造其微而《内经》作，故论曰“在地成形，在天为气”也。然行有五而气有六，以分君火、相火之化。六气化者，谓寒、暑、燥、湿、风、火也，乃天之元气，然后三阴三阳上奉之，谓之标。标本之论，具在下文。六气皆有一化，举大概[2]也，寻文考之，则土之化曰湿曰雨，金之化曰燥曰清，各所以明其性而已。

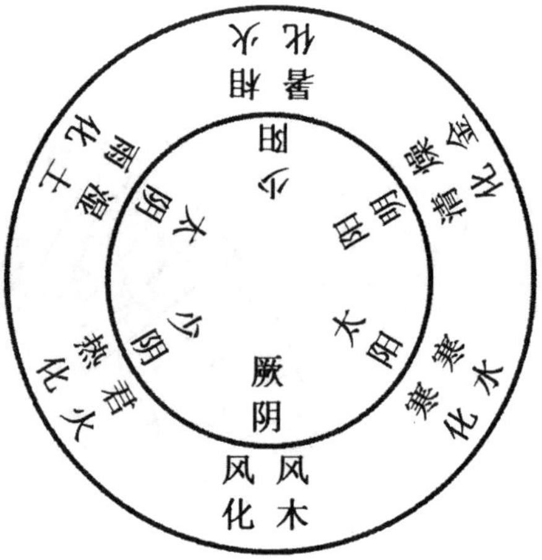

六化之图

木之化风，主于春，春之为言蠢也。阳气蠢动，故风所以鼓舞万物，为天号令。

君火之化热，主春末夏初，行暄淑之令，而不行炎暑，应君之德也。

相火之化暑，主于夏。夏之为言大也，与午同意，炎暑乃行。

金之化清与燥，主于秋。秋之为言揫也，与金同意，清凉乃行。白露，清气也。金属庚辛，辛为丙妇，带火之气，故燥。《难经》曰：辛，商也。丙之柔，则金燥之化可明矣。久雨霖霪，西风而晴，燥之兆也。西风而雨，燥湿争也，而乃自晴。

水之化寒，主于冬。冬之为言终也，严凛乃行。

土之化湿与雨，主于长夏。长夏，谓六月也。土生于火，长在夏中，既长

---

① 遍：原作“徧”，异体字。

② 概：原作“槩”，异体字，下同。

而王，土润溽暑，湿化行也。盖湿则土生，干则土死。泉出地中，湿化信矣。《经》曰：地气上为云，天气下为雨。雨出地气，云出天气，则土雨之化见矣。同为一岁之令，巡还而治之也。

夫四时寒暄之序，加以六气司化之令，则岁岁各异。凡春温、夏暑、秋凉，冬寒，皆天地之正气。其客行于主位，则自有逆顺、淫胜之异，由是气候不一，岂可一定而论之。阴阳四时之气候，则始于仲月，而盛于季月，故《经》曰：差三十度而有奇。又言：气令盛衰之用，其在四维。故阳之动，始于温而盛于暑；阴之动，始于清而盛于寒，春夏秋冬各有差其分者，此之谓也。四维者，辰戌丑未，四季月也。盖春气始于二月，盛温于三月。夏气始于五月，盛暑于六月。秋气始于八月，胜凉于九月。冬气始于十一月，寒盛于十二月。以此见之，则气差明矣。然五月夏至，阴气生，而反大热，十一月冬至，阳气生，而反大寒者，盖气自下生，则推而上之也，故阴生则阳上而愈热，阳生则阴上而愈寒。以今验之，夏井清凉，冬井温和，则可知也。是所谓岁之常矣。

论四时气候第六

日月运行而四时成，以其有常也，故圣人立法以步之。阴阳相错而万物生，以其无穷也，故圣人指物以候之。

其六气终始、早晏，五运大少、盈虚，原之以至理，考之以至数，而垂示万古，无有差忒也。《经》曰：五日谓之候，三候谓之气，六气谓之时，四时谓之岁。又曰：日为阳，月为阴，行有分纪，周有道里。日行一度，月行十三度而有奇焉。故大小月三百六十五日而成岁，积气余而盈闰矣。《经》云：日常于昼夜行天之一度，则一日也，共三百六十五日四分之一，而周天度乃成一岁。常五日一候应之，故三候成一气，即十五日也。三气成一节，节谓立春、春分、立夏、夏至、立秋、秋分、立冬、冬至，此八节也。三八二十四气而分主四时，一岁成矣。

春秋言“分”者，以六气言之，二月半，初气终而交二之气，八月半，四气尽而交五之气。若以四时之令言之，则阴阳寒暄之气到此可分之时也。昼夜分为五十刻，亦阴阳之中分也，故《经》曰“分则气异”，此之谓也。冬夏言“至”者，以六气言之，则五月半，司天之气至其所在，十一月半，在泉之气至其所在。以四时之令言之，阴阳至此，极致之时也。夏至日长不过六十刻，阳至此而极；冬至日短不过四十刻，阴至此而极，皆天候之未变，故

《经》曰“至则气同”，此之谓也。

天自西而东转，其日月、五星循天从东而西转，故《白虎通》曰：天左旋，日月、五星右行。日月、五星在天为阴，故右行，犹臣对君也。日则昼夜行天之一度，月则昼夜行天之十三度有奇者，谓复行一度之中作十九分，分之得七。大率月行疾速，终以二十七日，月行一周天，是将十三度及十九分之七数总之，则二十九日计行天三百八十七度有奇。计月行疾之数，比日行迟之数则二十九日。日方行天二十九度，月已先行一周天三百六十五度，外又行天之二十二度，反少七度而不及日也。阴阳家说：谓日月之行，自有前后迟速不等，固无常准，则有大小月尽之异也。

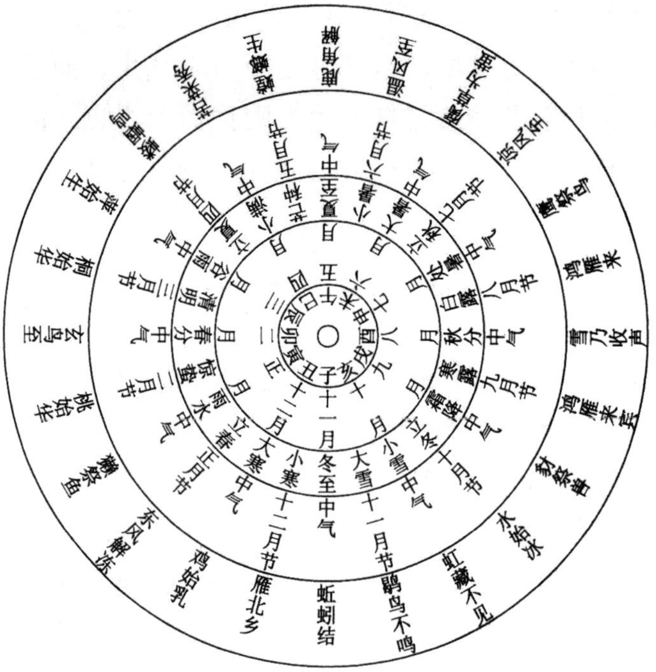

四时气候之图

本三百六十五日四分度之一，即二十五刻，当为一岁。自除岁外之余，则有三百六十日。又除小月所少之日六日，止有三百五十四日而成一岁，通少十一日二十五刻，乃盈闰为十二月之制，则有立首之气，气乃三候之至。月半示斗建之方，乃十二辰之方也。闰月之纪，则无立气建方，皆他气，但依历以八节见之，推其所余，乃成闰，天度毕矣，故《经》曰“立端于始，表正于中，推余于终，而天度毕矣”者，此之谓也。

观天之杳冥，岂复有度乎？乃日月行一日之处，指二十八宿为证而记之曰“度”，故《经》曰：星辰者，所以制日月之行也。制，谓制度也。

天亦无候，以风、雨、霜、露、草、木之类应期，可验而测之，曰候。言一候之日，亦五运之气相生而直之，即五日也。如环之无端，周而复始。《书》曰：“期[①]三百六旬有六日，以闰月定四时成岁”，即其义也。医工之流，不可不知。《经》曰：不知年之所加，气之盛衰，虚实之所起，不可以为工矣。王冰以谓天真气运尚未该通，人病之由安能精达？即古圣之深戒也。

论交六气时日第七

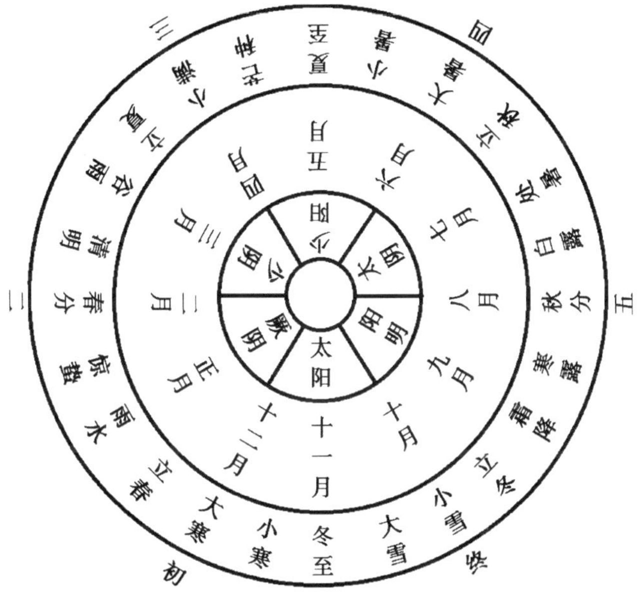

交六气时日图

阴阳相遘，分六位而寒暑弛张；日月推移，运四时而气令更变。故《经》曰：显明之右，君火之位。显明，谓之日，即卯位也。“君火之右，退行一步，相火治之。复行一步，土气治之；复行一步，金气治之；复行一步，水气治之；复行一步，木气治之”者，乃六气之主位也。自十二月中气大寒日，交木之初气。次至二月中气春分日，交君火之二气。次至四月中气小满日，交相火之三气。次至六月中气大暑日，交土之四气。次至八月中气秋分日，交金之五气。次至十月中气小雪日，交水之六气。每气各主六十日八十七刻半，总之乃三百六十五日二十五刻，共周一岁也。若岁外之余及小月之日，则不及也。但推之历日，依节令交气，此乃地之阴阳，所谓“静而守位”者也，常为每岁

① 期：原作“朞”，异体字，下同。

之主气。寒、暑、燥、湿、风、火者，乃六气之常纪。气应之不同者，又有天之阴阳，所谓“动而不息”，自司天在泉、左右四间是也，轮行而居其上，名之曰客气。客气乃行岁中之天命，天命所至，则又有寒、暑、燥、湿、风、火之化；主气则当只奉客之天命，客胜则从，主胜则逆，二者有胜而无复矣。

论日刻第八

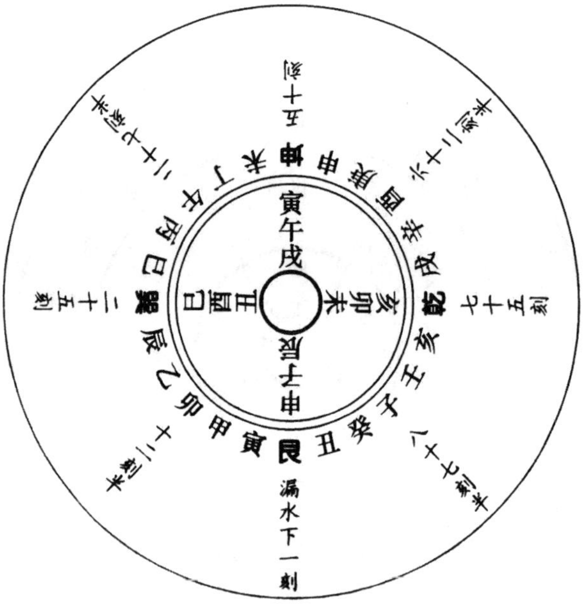

日刻之图

夫日一昼一夜十二时，当均分于一日，故上智设铜壶贮水，漏下浮箭，箭分百刻以度之。虽日月晦明，终不能逃，是以一日之中，有百刻之候也。夫六气通主一岁，则一气主六十日八十七刻半，乃知交气之时有早晏也。故立此图以明之。冬夏日有长短之异，则昼夜互相推移，而日出入时刻不同，然终于百刻矣。其气交之刻，则不能移也。

甲子之岁，初之气始于漏水下一刻，终于八十七刻半，子正之中也。二之气复始于八十七刻六分，终于七十五刻，戌正四刻也。三之气复始于七十六刻，终于六十二刻半，酉正之中也。四之气复始于六十二刻六分，终于五十刻，未正四刻也。五之气复始于五十一刻，终于三十七刻半，午正之中也。六之气复始于三十七刻六分，终于二十五刻，辰正四刻也。此之谓一周天之岁度，余刻交入乙丑岁之初气矣，如此而转至戊辰年初之气矣，复始于漏水下一刻，则四岁而一小周也，故“申子辰气会同”者此也。

巳、酉、丑，初之气俱起于二十六刻；寅、午、戌，初之气俱起于五十一刻；亥、卯、未，初之气俱起于七十六刻，气皆起于同刻，故谓之“三合”者，义由此也。以十五小周为一大周，则六十年也。

论标本第九

三阴三阳，天之六气，标也。水、火、木、金、土，地之五行，本也。生、长、化、收、藏，故阳中有阴，阴中有阳，动静相召，上下相临，阴阳相错，而变所由生也。是道也，非特徒然而书之，各有至道至理存焉。详《素问》篇论，交相而言标本，则莫测其源。

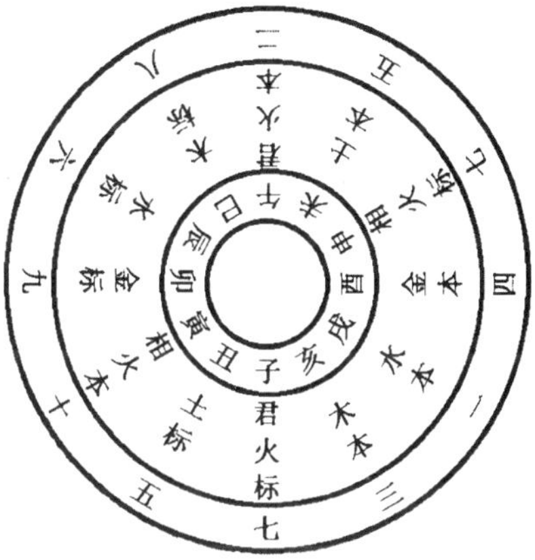

标本之图

太阴湿土，少阳相火，为标本同。至于少阴君火，太阳寒水，则阴阳寒热互相不同。义从何来？岂不知出于自然，而非人意之所能名邪！古今之论，阳则顺行，又以进为盛，自先太阳而后少阳也；阴则逆行，又以退为盛，自先少阴而后太阴也，此易爻卜筮之所同。是以君火司于午，午者一阴生之位。火本热，而其气当阴生之初，故标本异，而君火属少阴也。水居北方子，而子者一阳生之位。水本寒，而其气当阳生之初，故标本异，而寒水属太阳也。土者，乃西南维未之位，应于长夏之月。未乃午之次，故土曰太阴也。相火者，司于寅，寅乃丑之次，故相火曰少阳也。木者，位居东方震，在人主于肝。肝者，阴未退干之而出，虽阳藏居膈下，处阴之位，木必待阴而后生，故属厥阴也。金者，居西方兑，在人主肺，肺为华盖，虽阴藏居膈上，处阳之位，金必待阳而后发，故属阳明也。然六气之不同标本之义盖由此。

论生成数第十

天高寥廓，六气回旋，以成于四时。地厚幽深[1]，五行生化，以成于万物，可谓无穷而莫测者也。圣人立法以推步者，盖不能逃其数，观其立数之因，亦皆出乎自然。故载于经典，同而不异。推以达其机，穷以通其变，皆不

① 深：原作“深”，异体字，下同。

离于数内。

一曰水，二曰火，三曰木，四曰金，五曰土者，咸有所也。水，北方子之位也，子者，阳生之初，一阳数也，故水曰一。火，南方午之位也，午者，阴生之初，二阴数也，故火曰二。木居东方，东阳也，三者奇之数，亦阳也，故木曰三。金居西方，西阴也，四者偶之数，亦阴也，故金曰四。土应西南长夏，五者奇之数，亦阳也，故土曰五。

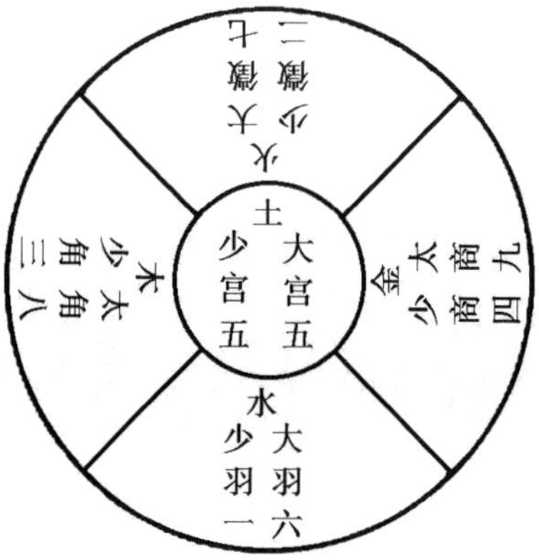

生成数图

由是论之，则数以阴阳而配者也。若考其深义，则水生于一，天地未分，万物未成之初，莫不先见于水，故《灵枢经》曰：太一者，水尊号。先地之母，后万物之源。以今验之，则草木子实未就，人虫胎卵、胎胚皆水也，岂不以水为一。及其水之聚而形质化，莫不备阴阳之气在中而后成。故物之小而味苦者，火之兆也。物熟则甘，土之味也。甘极则反淡。淡，本也。然人禀父母阴阳生成之化，故先生二肾，左肾属水，右肾属火。火曰命门，则火之因水而后见，故火曰次二。盖草木子实大小虽异，其中皆有两以相合者，与人肾同，亦阴阳之兆。是以万物非阴阳合体则不能生化也。既阴阳合体，则然后有春生秋成，故次三曰木，次四曰金。盖水有所属，火有所藏，木有所发，金有所别，莫不皆因土而后成五也。故次五曰土。木居于东，金居于西，火居于南，水居于北，土居中央而寄位四维，应令四季，在人四支①。故金、木、水、火皆待土而后成，兼其土数五以成之，则水六、火七、木八、金九。土常以五之生数，不可至十者，土不待十以成，是生成之数皆五以合之，则大衍之数由是以立，则万物岂能逃其数哉。

① 支：同“肢”，下同。

三阴三阳，正化者从本，生数；对化者从标，成数。五运之纪，则太过者其数成，不及者其数生，各取其数之生成多少，以占政令、气化胜复之述作，盖明诸用也。

卷　中

论五天之气第十一

天地支干，相错而列于八方，各有定位。星宿环列，垂象于其上，而各有分野，故太古占天望气，以书于册，垂示后人，在精意以考之，而后可明也。

盖天分五气，地列五行，五气分流，散于其上，经于列宿，下合方隅，则命之以为五运。

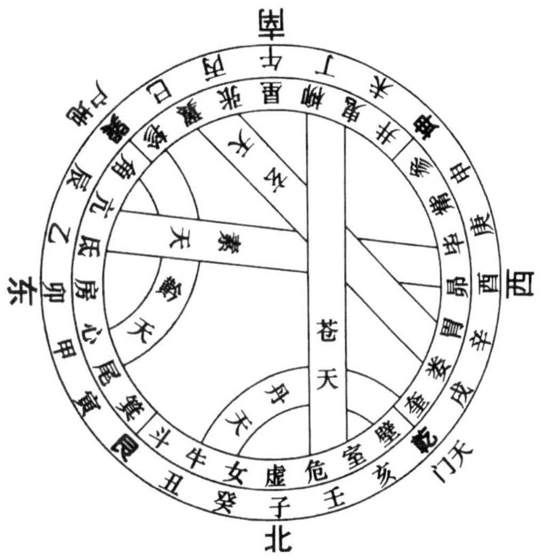

五天气图

丹天之气，经于牛、女、奎、壁四宿之上，下临戊、癸之位，立为火运。

黅天之气，经于心、尾、角、轸四宿之上，下临甲、己之位，立为土运。

素天之气，经于亢、氐、昴、毕四宿之上，下临乙、庚之位，立为金运。

玄天之气，经于张、翼、娄、胃四宿之上，下临丙、辛之位，立为水运。

苍天之气，经于危、室、柳、鬼四宿之上，下临丁、壬之位，立为木运。

此五气所经二十八宿，与十二分位相临则灼然可见，因此以纪五天而立五运也。戊为天门，乾之位也。己为地户，巽之位也。自房至毕十四宿，为阳，主昼；自昴至心十四宿，为阴，主夜，通一日也。

论五音建运第十二

五音者，五行之音声也。土曰宫，金曰商，木曰角，火曰徵，水曰羽。在阳年则曰太，在阴年曰少。

《晋书》曰：角，触也。象诸阳气触动而生，其位丁、壬岁也。

徵，止也。言物盛则止，其位戊癸岁也。

商，强也。谓金性之坚强，其位乙庚岁也。

羽，舒也。阳气将复，万物孳育而舒生，其位丙辛岁也。

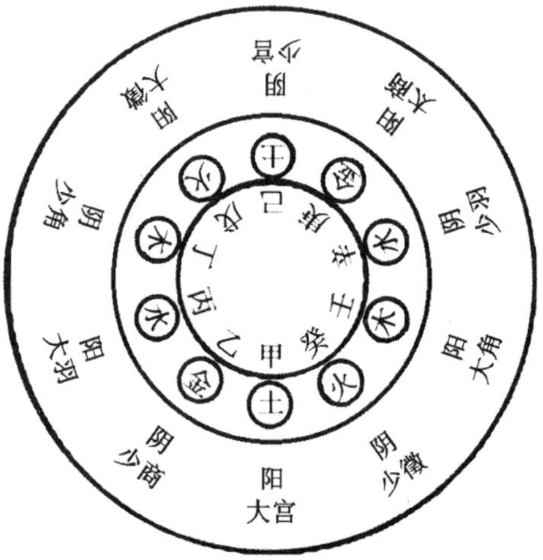

五音建运之图

宫，中也。中和之道，无往而不理。又总堂室奥阼而谓之宫，所围不一。盖土亦以通贯于金、木、水、火，王于四季，荣于四藏，皆总之之意也。其位甲己岁也。故五运从十干起，甲为土也，土生金，故乙次之；金生水，故丙次之，如此五行相生而转。甲为阳，乙为阴，亦相间而数，如环之无端。

详其五音、五运之由，莫不上下相召，小大相乘，同归于治而已。是故因刻以成日，因日以成月，因月以成岁，递相因以制用。虽太古占天望气，定位之始，见黅天之气横于甲己，为土运；素天之气横于乙庚，为金运；玄天之气横于丙辛，为水运；苍天之气横于丁壬，为木运；丹天之气横于戊癸，为火运，则莫不有从焉。

若以月建之法论之，则立运之因又可见也。何哉？丙者，火之阳，建于甲己岁之首，正月建丙寅，丙火生土，故甲己为土运。戊者，土之阳，建于乙庚岁之首，正月见戊寅，戊土生金，故乙庚为金运。庚者，金之阳，建于丙辛岁之首，正月建庚寅，庚金生水，故丙辛为水运。甲者，木之阳，建于戊癸岁之首，正月得甲寅，甲木生火，故戊癸为火运。壬者，水之阳，建于丁壬岁之首，正月得壬寅，壬水生木，故丁壬为木运。是五运皆生于正月建干，岂非日月岁时相因而制用哉！

论月建第十三

夫十二支为十二月，则正月寅，二月卯是也。甲己之岁，正月建丙寅，乙庚之岁，正月建戊寅，丙辛之岁，正月建庚寅，丁壬之岁，正月建壬寅，戊癸之岁，正月建甲寅，乃用十干建于寅上。

观其法，甲子年为首，亦用六十甲子丙。初见者，先建之。次见者，次建之。故丙寅为初，戊寅为次，依先后循而转之可见也。前六十甲子纳音图中，立位既终，复转于其上，以终其纪者，明矣。建时，贴用日干同法。

若五运阴年不及之岁，大寒日交初气，其日时建干与年干合者，谓之曰干德符，当为平气，非过与不及也。略举此以明其用而已。

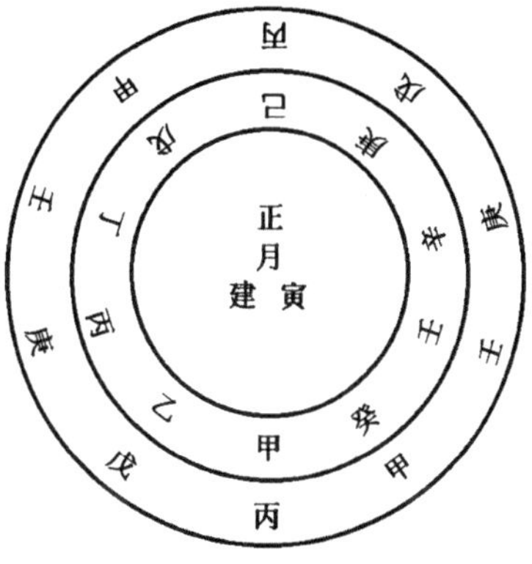

月建图

论天地六气第十四

图在主气、客气文内。

《经》曰：天地合气，六节分而万物化生矣。然地列五行者，言其用也。分支于十二，自五行、阴阳之气以布八方。盖天气降而下，则地气迁而上，咸备五行之化气，然后合其用。观万物未尝不因天地之气而化生之也。

地之气静而常，天之气动而变。其六气之源则同，六气之绪则异，何哉？盖天之气，始于少阴，而终于厥阴。《经》曰“少阴所谓标，厥阴所谓终”是也。地之气，始于厥阴木，而终于太阳水，《经》曰“显明之右，君火之位”者，其绪是也。然不同之绪，乃天真地元二气相因而成焉，故天之六元气，反合地十二支，以五行正化、对化为其绪，则：

少阴司子午　　太阴司丑未

少阳司寅申　　阳明司卯酉

太阳[①]司辰戌　　厥阴司巳亥

天气始终之因，如是而已。

地之六气，反合天之四时，风、热、暑、湿、燥、寒为其绪，则：

厥阴风木主春　　少阴君火主春末夏初

少阳相火主夏　　太阴湿土主长夏

阳明燥金主秋　　太阳寒水主冬

地气终始之因，如是而已。

《经》曰：天有阴阳，地亦有阴阳者，乃上下相临也。应天气动而不息，

---

① 太阳：原作“太阴”，从语义改。

故五岁而右迁，应地气静而守位，天气不加于君火，则五岁而余一气，右迁相火之上，以君火不立岁故也。地之纪，五岁一周；天之纪，六期一备。五岁一周，则五行之气遍；六期一备，则六气之位周，与干加支之绪小同，取“阴阳相错，上下相乘，毕其纪之”之意也。以五六相合，故三十年一纪之，则六十年矣。

论主气第十五

地气静而守位，则春温、夏暑、秋凉、冬寒，为岁岁之常令。四时为六气之所主也。厥阴木为初气者，方春气之始生也。木生火，故少阴君火，少阳相火次之。火生土，故太阴土次之。土生金，故阳明金次之。金生水，故太阳水次之。皆相生而布其令，莫不咸有绪焉。

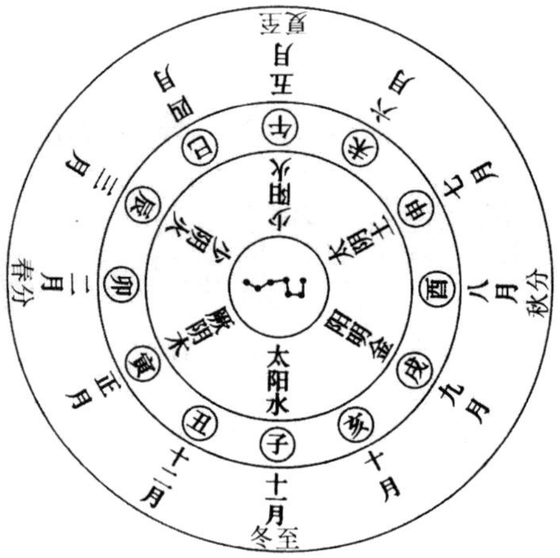

主气之图

木为初气，主春分前六十日有奇，自斗建丑正至卯之中。天度至此，风气乃行也。

君火为二气，主春分后六十日有奇，自斗建卯正至巳之中。天度至此，暄淑乃行也。

相火为三气，主夏至前后各三十日有奇。自斗建巳正至未之中。天度至此，炎热乃行也。

土为四气，主秋分前六十日有奇。自斗建未正至酉之中。天度至此，云雨乃行，湿蒸乃作也。

金为五气，主秋分后六十日有奇。自斗建酉正至亥之中。天度至此，清气乃行，万物皆燥也。

水为六气，主冬至前后各三十日有奇。自斗建亥正至丑之中。天度至此，寒气乃行也。

六位旋相主气，以成一岁，则天之六气，每岁转居于其上，以行天令者也。其交日时，前已具载矣。

论客气第十六

六气分上、下、左、右而行天令，十二支分节令、时日，而司地化。上下相召，而寒、暑、燥、湿、风、火与四时之气不同者，盖相临不一而使然也。

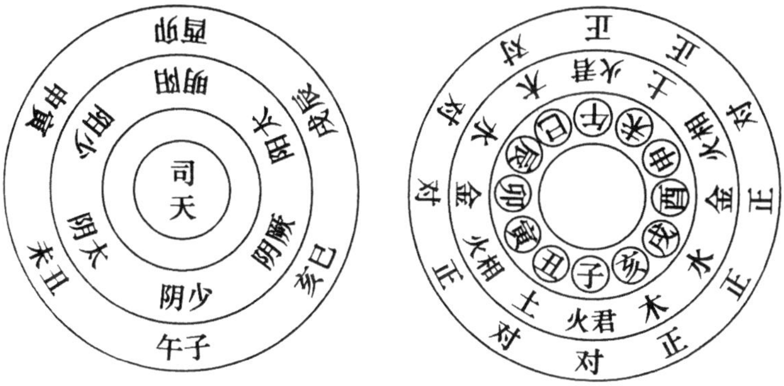

客气之图

六气司于十二支者，有正对之化也。

然厥阴所以司巳亥者，何也？谓：厥阴，木也。木生于亥，故正化于亥，对化于巳也。虽有卯为正木之分，乃阳明金对化也，所以从生而顺于巳也。

少阴所以司于子午者，何也？谓：少阴为君火尊位，所以正得南方离位，故正化于午，对化于子也。

太阴所以司于丑未者，何也？谓：太阴为土，土属中宫，寄于坤位西南，居未分也。故正化于未，对化于丑也。

少阳所以司于寅申者，何也？谓：少阳相火，位卑于君火也。虽有午位，君火居之。火生于寅，故正化于寅，对化于申也。

阳明所以司于卯酉者，何也？谓：阳明为金，酉为西方，西方属金，故正化于酉，对化于卯也。

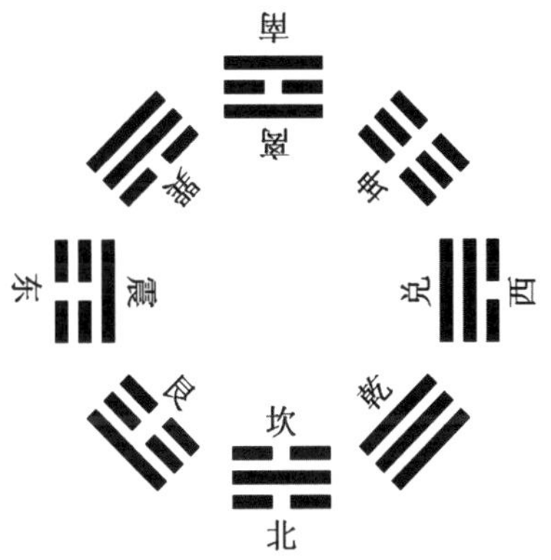

后天八卦方位

太阳所以司于辰戌者，何也？谓：太阳为水，虽有子位以居，君火对化。一本于此处云则居辰戌，辰戌属土，故水为土用。孟子曰：“水由地中行斯可见矣。”乃伏土中，即六戊，天门戌是也。六己，地户辰是也。故水虽土用，正化于戌，对化于辰也。

此《玄珠》之说已详矣。莫不各有因焉。此天之阴阳和地之十二支，动而不息者也。

但将年律起当年司天，数至者为司天，相对一气为在泉，余气为左右间用。在泉后一气为初之气，主六十日八十七刻半。至司天为三之气，主上半年，自大寒日后，通主上半年也。至在泉为六气，主下半年，自大暑日后，通主下半年也。

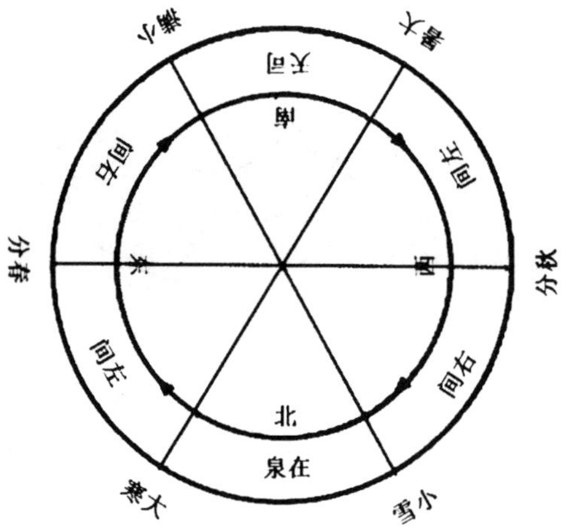

客气时序图

少阴子为首顺行，又常为太过。司天太过不及亦间数，则与十干起运图上下相合也。故经曰“岁半以前，天气主之。岁半以后，地气主之”者，此也。天之六气，客也。将此客气，布于地之六气步位之上，则有气化之异矣。经曰“上下有位，左右有纪”者，谓司天曰上，位在南方，则面北立，左右乃左西右东也。在泉曰下，位在北方，则面南立，左右乃左东右西也。故上下异而左右殊。《六微旨论》曰：“少阳之右，阳明治之”之绪者，乃南面而立，以阅气之至也。非论上下左右之位，而与“显明之右，君火治之”之意同。谓面南视之，指位而言也。

论天符第十七

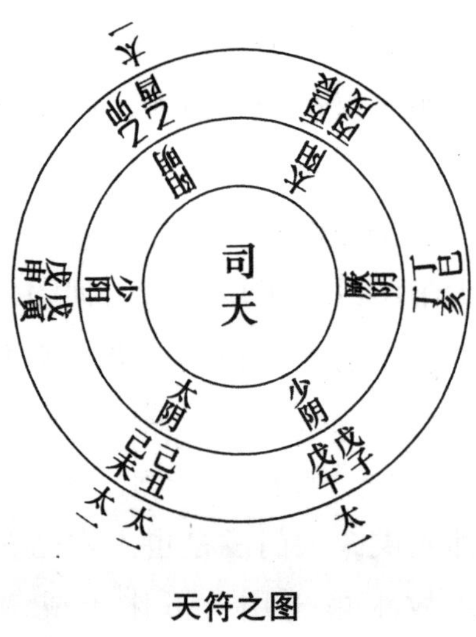

天符之图

阴阳交遘，上下临御，而后有淫胜郁复之变，此大法也。司天者，司之为言，值也。主行天之令，上之位也；岁运者，运之为言，动也。主天地之间，人、物化生之气，中之位也；在泉者，主地之化。行乎地中，下之位也。一岁之中，有此上、中、下三气，各行化令，而气偶符会而同者，则通其化，虽无克复之变，则有中病徐暴之异。是谓当年之中，司天之气与中气运同者，命曰天符。符之为言，合也。天符共十二年，而十二年之中，又有与当年十二律五行同者，又是岁会，命曰太一天符。太一者，所以尊之之号也。谓一者天会，二者岁会，三者运会，上有四年，不论阴年阳年，皆曰天符。故经曰："天符为执法，岁会为行令，太一天符为贵人。邪之中人，则执法者，其病速而危；行令者，其病徐而持；贵人者，其病暴而死。"盖以气令，故中人则深矣。岁会干律同，而非天令，则所以言行令者。注曰：象方伯，无执法之权，故无速害病，但执持而已。

论岁会第十八

夫当年十干建运，与年辰十二律五行相会，故曰岁会。气之主也，则不以阴年阳年，乃是取四时正中之月为四直承岁，子、午、卯、酉是也。而土无正位，各寄王于四季之末一十八日有奇，则通论承岁，辰、戌、丑、未是也。以上共八年。

外有四年：壬寅皆木，庚申皆金，是二阳年；癸巳皆火，辛亥皆水，是二阴年，亦是运与年辰相会而不为岁会者，谓不当四年正中之令故也。除二阳年，则癸巳、辛亥二阴年，虽不名岁会，亦上下五行相佐，皆为平气之岁。物生脉应，皆必合期，无先后矣。岁会八年中，内四年与司天气同，已入太一天符也。余并见前论中。

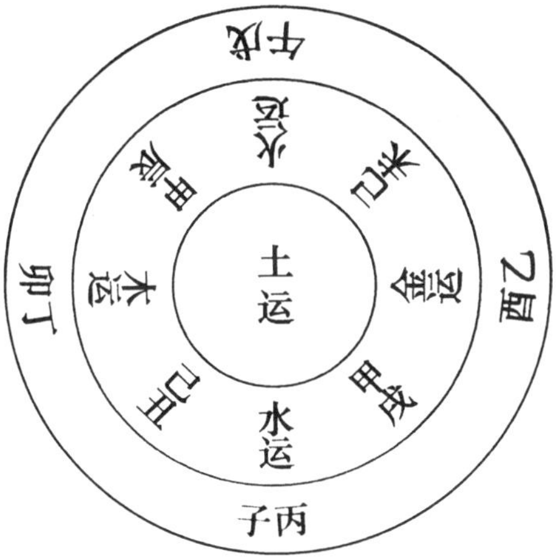

岁会之图

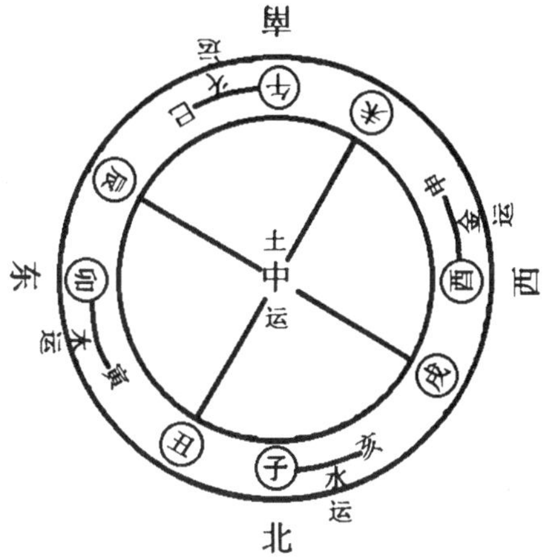

岁支正位图

论同天符同岁会第十九

六气循环，互司天地，太过不及，随于阴阳，制而为准。上中下气，输有符合。天符岁会，前已载之，运气与在泉，合其气化，阳年曰同天符，阴年曰同岁会。故六十年中，太一天符四年，天符十二年，岁会八年，同天符六年，同岁会六年。五者离而言之，共三十六年；合而言之，止有二十七年。经言二十四岁者，不言岁会也。不可不审。如是则通，变行有多少，病形有微甚，生死有早暮，按经推步，诚可知矣。

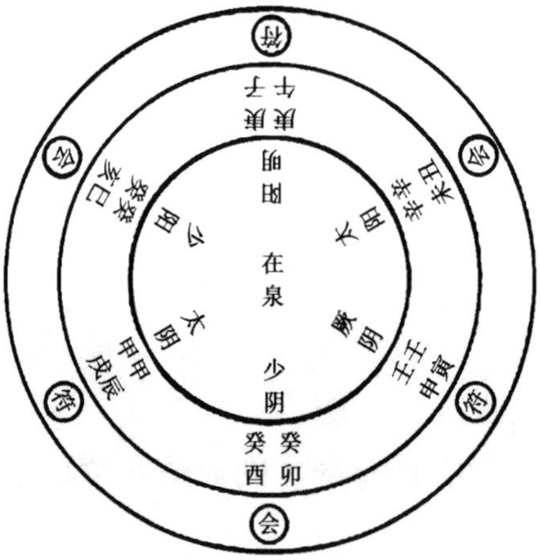

同天符同岁会之图

论南北政第二十

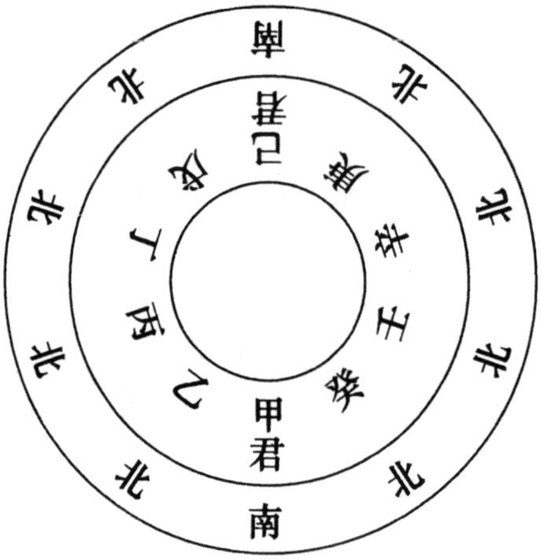

南北政图

运用十干起，则君火不当其运也。六气以君火为尊，五运以湿土为尊，故甲己土运为南政。盖土以成数，贯金、木、水、火，位居中央，君尊南面而行令。余四运以臣事之，面北而受令，所以有别也。而人脉应之。

甲己之岁，土运，南面论脉，则寸在南，而尺在北。少阴司天，两寸不

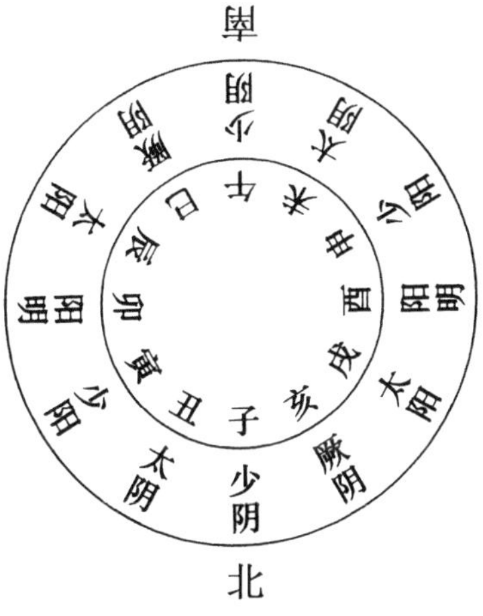

六气之位图

应。少阴在泉，两尺不应。

乙、丙、丁、戊、庚、辛、壬、癸之岁，四运面北论脉，则寸在北而尺在南。少阴司天，两尺不应；少阴在泉，两寸不应。乃以南为上，北为下。正如男子面南受气，尺脉常弱；女子面北受气，尺脉常盛之理同，以其阴气沉下，故不应耳。六气之位，则少阴在中，而厥阴居右，太阴居左，此不可易也。

其少阴则主两寸尺；厥阴司天，在泉当在右，故右不应；太阴司天，在泉当在左，故左不应。依南政而论尺寸也。

若复其手诊之，则阴沉于下，反沉为浮，细为大。

又经曰：尺寸反者死，阴阳交者死。

先立其年已知其气，左右应见，然后乃可言死生之顺逆者，更在诊以别其反，详其交，而后造死生之微也。

卷　下

论大少气运相临同化第二十一

天地遘醇，物我备化，则寒暑燥湿风，共主乎一岁之内。生长化收藏，咸备乎万物之中。非只一岁也，虽一时一刻之短，而五行之气莫不存；非特一物也，虽一毫一芒之细，而五行之化莫不载。

然司其运，布其气，或大或少，乃输主岁时，而更盛更衰也。上达于天，则有五星倍减之应；下推于地，则有五虫耗育之验。其五谷、五果、五味、五色之化类，岂有一岁而无者，惟成熟有多少，色味有厚薄耳。盖金、木、水、火、土并行其化，互有休、囚、王、相不同之目而已。

直其运者，独以为之主；当其时者，专以为之客。共行天令。

遇阳年则气王而太过，遇阴年则气衰而不及。太过已胜，则欲齐其所胜之化；不及已弱，则胜者来兼其化。

太过岁谓：木齐金化，金齐火化，火齐水化，水齐土化，土齐木化也。

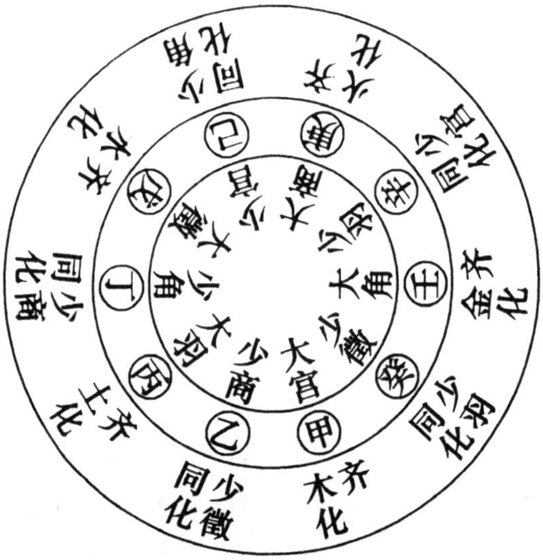

大少气运相临之图

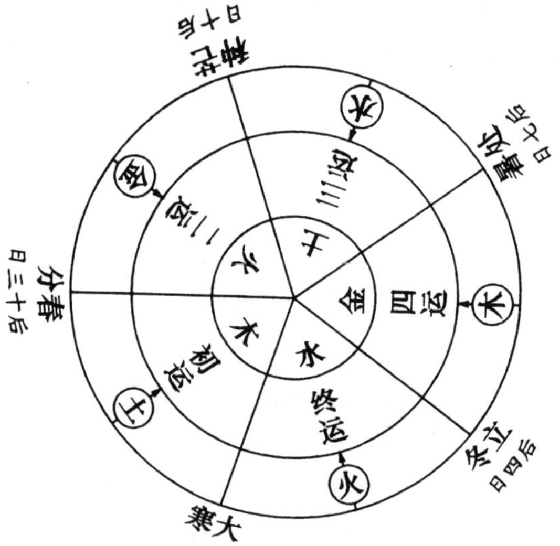

甲子年大运（中运）、主运、客运图

不及岁谓：木兼金同化，金兼火同化，火兼水同化，水兼土同化，土兼木同化也。

其司天与运相临，间有逆顺、相刑、相佐，司天则同其正，抑运则反其平，如是五气平正，则无相陵犯也。

太过之岁，五运各主六年，乃五六三十阳年也。

大角，谓六壬年。逢子午、申寅二火司天，则木运为逆者，火，木之子也，居其上为逆。

大徵，谓六戊年。内逢寒水司天，正抑其火，复为平气之岁。“上羽与正徵同”也。

大宫，谓六甲年也。

大商，谓六庚年也。内逢子午、寅申二火司天，正抑其金，复为平气之岁。“上徵与正商同”也。逢辰戌水，司天为逆者，水，金之子也，居上为逆。

大羽，谓六丙年也。

不及岁，五运各主六年，乃五六三十阴年也。

少角谓六丁年也。逢巳亥木，司天与运气得助，“上角同正角”也；逢卯酉金，司天与运兼化，“上商同正商”也；逢丑未土司天，以木不及，金兼化，则土得其政，“上宫同正宫”也。

少徵谓六癸年也。内逢卯酉金，司天以火不及水，兼化则金得其政。“上商同正商”也。

少宫谓六己年也。内逢丑未土，司天与运合，得其助，“上宫同正宫”也；逢巳亥木，司天与运兼化，“上角同正角”也。

少商谓六乙年也。内逢卯酉金，司天与运气合，得其助。“上商同正商”也；逢巳亥木，司天以金不及火，兼化则木得其政，“上角同正角”也。

少羽谓六辛年也。逢丑未土，司天与运兼化，“上宫同正宫”也。

内言上者，乃司天之令。其五大、五少岁，所纪不同者，盖遇不遇也。如君火、相火、寒水常为阳年司天；湿土、燥金、风木常为阴年司天。然六十年中，各有上下临遇。或司天胜运，或运胜司天，或运当太过，不务其德，而淫胜其所不胜，或运当不及，而避其所胜，而不兼其化。及太一天符、岁会、同天符、同岁会，更按文推之，此不再书也。

论纪运第二十二

十干之中，五阴五阳也，立为五运。太过不及，互相乘之。其不及之岁，则所胜者来克，盖运之虚故也。则其间自有岁会、同岁会，亦气之平。外有年辰相合及交气日时干相合，则得为己助，号曰平气。乃得岁气之平，其物生脉应皆必合期，无先后也。圣人立名以纪之。

假令辛亥岁水运，当云平气何也？辛为水运阴年，遇亥属北方水，相佐则水气乃平。

假令癸巳年火运，亦曰平气何也？癸为火运阴年，巳属南方火，相佐则火气乃平。

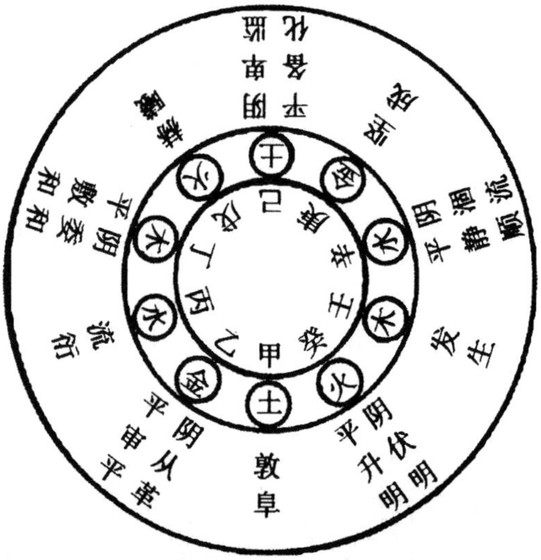

纪运之图

又每年交初气于年前大寒日。假令丁亥交司之日，遇日朔与壬合，名曰干德符。符者，合也，便为平气。若交司之时遇壬，亦曰干德符。除此交初气日时之后，相遇皆不相济也。余皆仿此。

所谓合者，甲己合，乙庚合，丙辛合，丁壬合，戊癸合是也。又阴年中若逢月干，皆符合相济；若未逢胜而见之干合者，亦为平气。若行胜已后行复已毕，逢月干者，即得正位。则太过、不及、平气纪岁者，当推而纪之，故平气之岁，不可预纪之。十干之下，列以阴阳年而纪者。此乃大概设此，庶易知也。平气纪，须以当年之辰日时干依法推之。

是以木运，太角岁曰发生太过，少角岁曰委和不及，正角岁曰敷和平气；火运，太徵岁曰赫曦太过，少徵岁曰伏明不及，正徵岁曰升明平气；土运，太宫岁曰敦阜太过，少宫岁曰卑监不及，正宫岁曰备化平气；金运，太商岁曰坚成太过，少商岁曰从革不及，正商岁曰审平平气；水运，大羽岁曰流衍太过，少羽岁曰涸流不及，正羽岁曰顺静平气，各以纪之也。

气之平则同正化，无过与不及也。又详太过运中，有为司天之气所抑者，亦为平气。则赫曦之纪，寒水司天二年，坚成之纪，二火司天四年，皆平气之岁也。

论岁中五运第二十三

地之六位，则分主于四时，天之五运，亦相生而终岁度。在《素问》篇中，止见于《六元正纪大论》，每十岁一司天，文中云初、终、正而已。此则是一岁主运也。

每运各主七十三日零五刻，总五运之数，则三百六十五日二十五刻共成一岁。盖将当年年干起，一岁中通主三百六十五日，大运为主。

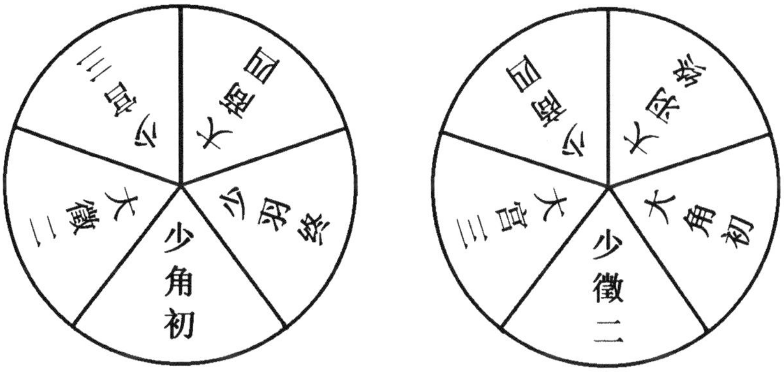

岁中五运图

将岁之主运，上下因之，而名太少五音也。若当年是木，合自大角而下生之，故曰初正。大角木生少徵火，少徵火生大宫土，大宫土生少商金，少商金生大羽水，则为终亦以大过不及随之也；若当年少宫为大运，则上下因之，少宫土上乃见火，故曰大徵，大徵火上乃见木，故曰少角，则主运自少角起故初，而至少羽水为终矣。

木为初之运，大寒日交。火为二之运，春分后十三日交。土为三之运，小满后二十五日交。金为四之运，大暑后三十七日交。水为五之运，秋分后四十九日交。此乃：一岁之主运，有太少之异也。

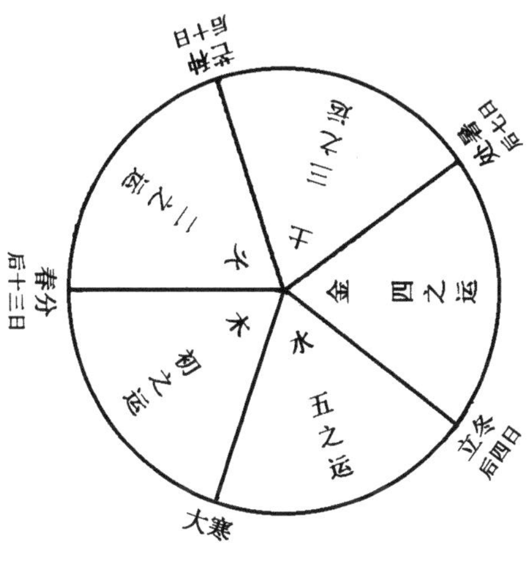

主运图

按《天元玉册》截法中，又有岁之客运，行于主运之上，与六气主客之法同。故《玉册》曰：岁中客运者，常以应干前二干为初运。

申子辰岁，大寒日寅初交；

亥卯未岁，大寒日亥初交；

寅午戌岁，大寒日申初交；

巳酉丑岁，大寒日巳初交。

此五运相生而终岁度也。然于经未见其用，以六气言之，则运亦当有主客，以行天令。盖五行之运，一主其气，岂四而无用，不行生化者乎？然当年大运乃通主一岁，如司天通主上半年之法。《玄珠》指此以谓六元环周，言《素问》隐一音也。按《天元玉册》截法，言五运之客，互主一岁，则经所载者，乃逐年之主运也。明当以《玉册》为法，则其义通。《玄珠》之说，补注亦不取之。

论手足经第二十四

夫人禀天地冲和之气，受五行生化之形，阴阳刚柔，萃于一身，为万物之灵，通上下而谓三才者也。故经言，生气根于中，命曰神机，是以藏府表里各相配合，然后致其和，而宅神气以为机发之主也。非见于黄帝、岐伯精微之论，则莫能知之，唯圣为能践行者，诚哉妙言也。

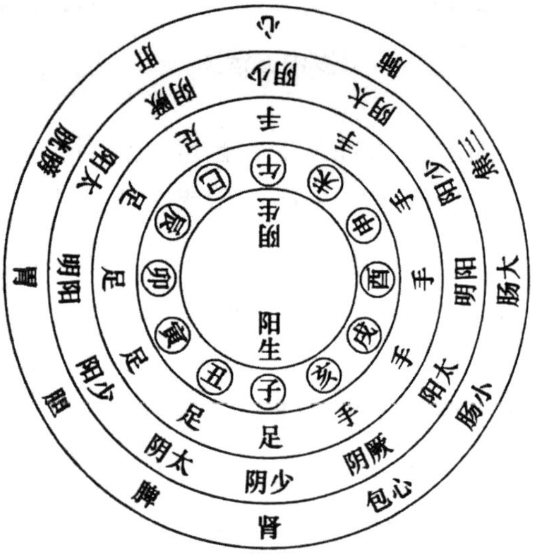

手足经图

故经曰：“上古圣人，论理人形，列别藏府，端络经脉，会通六合”，又曰：“五脏、十二节，皆通乎天气”者，乃论手足经三阴三阳也。其十二经，外循身形，内贯藏府，以应十二月，即十二节也。五藏为阴，六府为阳，一阴一阳，乃为一合，即六合也。

夫少阴之经，主心与肾二藏者，盖心属火，而少阴冬脉，其本在肾。又君火正司于午，对化于子，是以肾藏亦少阴主之。肾非金水，右属命门火。五藏为阴，不可言阳，水随肾至，故太阳为府，则手太阳小肠、足太阳膀胱也。

太阴之经主脾与肺二藏者，盖脾属土，而太阴阴脉在肺，又土生金，子随母居，故肺太阴主之。金随肺至，故阳明为府，则手阳明大肠、足阳明胃也。

厥阴之经主肝与心包络二藏者，盖肝属木，又木生火，子随母居，故心包厥阴主之。火随心包而至，故少阳为府，则手少阳三焦、足少阳胆也。

其手足经者，乃手经之脉，自两手起，足经之脉，自两足起。以十二辰言之，盖阴生于午，阴上生故曰手经。阳生于子，阳下生，故曰足经，手足经所以纪上下也。又心、肺、心包在上，属手经；肝、脾、肾在下，属足经，亦其意也。

藏府同为手足经，乃一合也。心包非藏也，三焦并非府也。经曰：膻中者，臣使之官，喜乐出焉。在胸主两乳间，为气之海，然心主为君；“三焦者，决渎之官，水道出焉”。三焦有名无形，上合于手心主，下合右肾。主谒道诸气，名为使者，共为十二经。

是以经曰：“阴阳者，数之可十，推之可百，数之可千，推之可万，万之大不可胜数，然其要一也。”虽不可胜数，然其要妙以离合推步，悉可知之。

论胜复第二十五

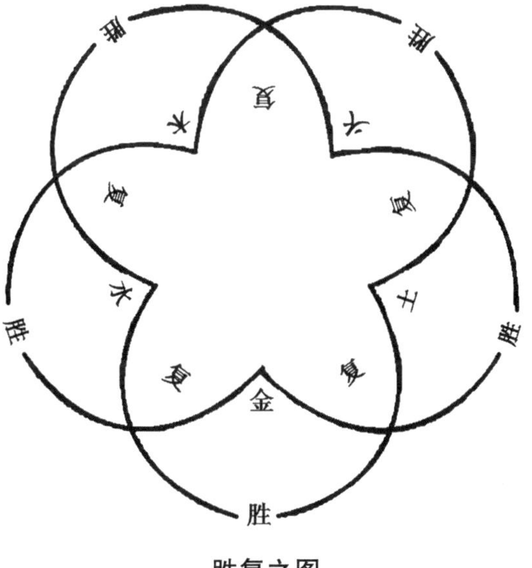

胜复之图

运有盛衰，气有虚实，更相迎随，以司岁也。故经曰“有余而往，不足随之，不足而往，有余从之”者，此也。故运互有大少，胜复之变作矣。

太过则先天时化，以气胜实，故不胜者受邪；不及则后天时化，以气衰虚，故胜己者来克，被克之后，必待时而复也。行复于所胜，则己不可前，故待得时，则子当王，然后子为母复仇也。如木运少角岁，金清化来胜，则子火为复，反热化胜金。火运少徵岁，水寒化来胜，则子土为复，反湿化胜水。土运少宫岁，木风化来胜，则子金为复，反清化胜木。金运少商岁，火热化来胜，则子水为复，反寒化胜火。水运少羽岁，土湿化来胜，则子木为复，反风化胜土。故言胜复同者，此也。

《玄珠》论六气，有正化、对化之司，若正司化令之实甚，则胜而不复。对司化令之虚微，则胜而有复。胜甚则复甚，胜微则复微，所谓邪气化日也，如是气不相得，则邪气中人而疾病矣。

然天地之气亦行胜复。故经曰：“初气终三气，天气主之，胜之常也。四气尽终气，地气主之，复之常也。”盖胜至则复，复已而胜，故无常气乃止。复而不胜，则是生气已绝，故曰伤生也。

又岁气太过，则不胜者受邪，若得其实，而又欺侮其所不胜已者；运不及，所胜者来克，乘气之虚，又为不胜已者凌侮，如是终必受邪，以原非胜已之气，必自伤也。故经曰：“侮反受邪”，此之谓也。五行之变，如是不一，则在气候以别之矣。

论九宫分野第二十六

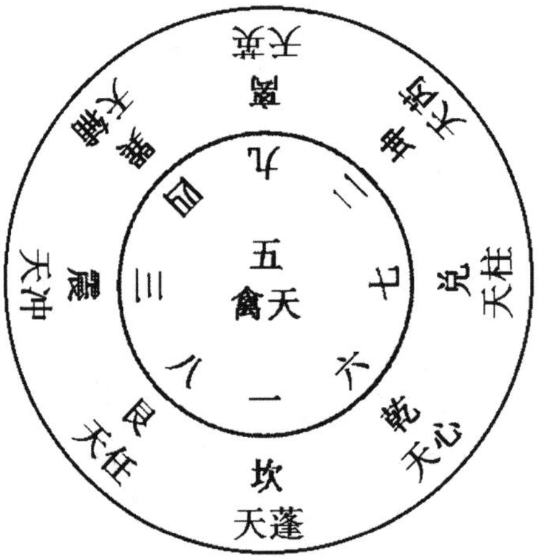

九宫分野所司之图

论曰五运不及之岁，则有灾宫所向之位，故不可一概而论灾也。

经曰“九星悬朗，七曜周旋”者，乃天之九星所主之分野。

故少角岁云灾三宫，东室，震位，天冲司也；少徵岁云灾九宫，南室，离位，天英司也；少宫岁云灾五宫，中室，天禽司也，寄位二宫坤位；少商岁云灾七宫，西室，兑位，天柱司也；少羽岁云灾一宫，北室，坎位，天蓬司也。皆以运气不及之方言之。

按《天元玉册》曰：天蓬一，水正之宫也。天芮二，土神之应宫也。天冲三，木正之宫也。天辅四，木神之应宫也。天禽五，土正之宫也。天心六，金神之应宫也。天柱七，金正之宫也。天任八，火神之应宫也。天英九，火正之宫也。下以应九州之分野，谓冀、兖、青、徐、扬、荆、豫、梁、雍也。

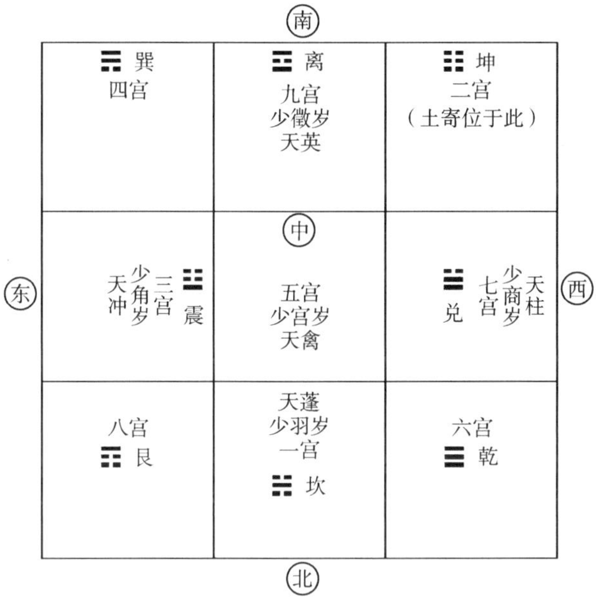

九宫分野灾变图

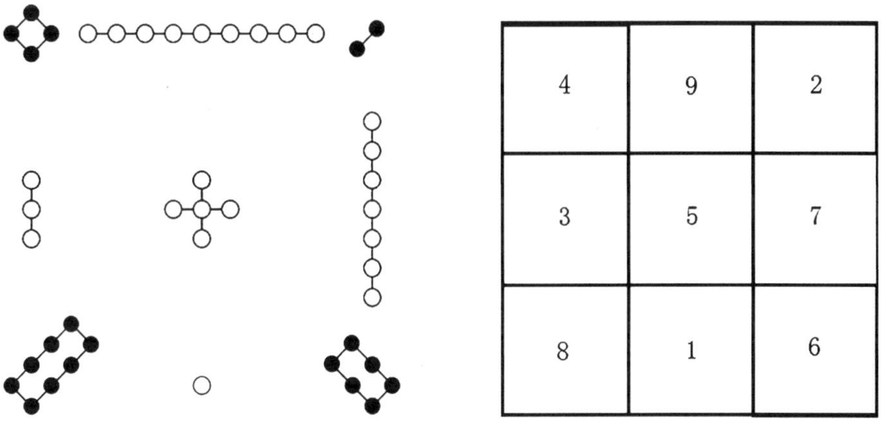

洛书九宫数图

九星九宫九州表

九星	天蓬	天芮	天冲	天辅	天禽	天心	天柱	天任	天英
九宫	一宫 水正	二宫 土神	三宫 木正	四宫 木神	五宫 土正	六宫 金神	七宫 金正	八宫 火神	九宫 火正
九州	冀	荆	青	徐	豫	雍	梁	兖	扬

六十年客气旁通图（表）

			厥阴初气居之			少阴二气居之			少阳司天三气			太阴四气居之			阳明五气居之			太阳在泉终气	
少阴	子午	太阳	寒气切冽	霜雪水冰	厥阴	为风湿雨①	雨生羽虫	少阴	大暑炎光		太阴	大雨霪霪		少阳	温风乃至	万物乃荣	阳明	燥寒劲切	
太阴	丑未	厥阴	大风发荣	雨生毛虫	少阴	天下疵疫	以正得位	太阴	雷雨电雹		少阳	炎热沸腾	零雨雷电②	阳明	大凉燥疾		太阳	大寒凛冽	
少阳	申寅	少阴	热风伤人	时气流行	太阴	时雨		少阳	其热暴至，草萎河干	大暑炎光，湿化晚布	阳明	清风雾露		太阳	早寒		厥阴	寒风飘扬	雨生鳞虫
阳明	卯酉	太阴	风雨凝阴	不散	少阳僭逆	大热早行	疫疠乃行	阳明	凉风间发		太阳	寒雨害物		厥阴	凉风大作	雨生介虫	少阴	蛰虫出现	流水不冰
太阳	辰戌	少阳	为瘟疫至		阳明	温凉不时		太阳	寒气间至	热争冰雹	厥阴	风雨摧拉	雨生倮虫	少阴	秋风湿热	热病时作	太阴	凝阴寒雪	地气湿
厥阴	巳亥	阳明	清风	雾露蒙昧	太阳	寒雨间热		厥阴	热风大作	雨生羽虫	少阴	热气反用	山泽浮动，暴雨溽蒸③	太阴	时雨沉阴		少阳	冬温蛰生④	流水不冰

① 为风湿雨：一作“为风温”，认为“湿”为“温”之误，“雨”为衍文。

② 零雨雷电：据文义及参考《疫疹一得》，疑为“雾雨雷电”，接上行“大雨霪霪”后。

③ 暴雨溽蒸：一作“暴雨溽湿”。

④ 蛰生：一作“蛰出”，蛰虫出现之义。

论六十年客气第二十七

司天、在泉、四间气、纪步，各主六十日八十七刻半，客行天令，居于主气之上。故有温、凉、寒、暑，曚、暝、明、晦，风、雨、霜、雪，电、雹、雷、霆不同之化。其春温、夏暑、秋凉、冬寒，四时之正令，岂能全为运与气所夺，则当其时自有微甚之变矣。

布此六十年客气旁通，列于主位之下者，使知其气所在之大法也。其天符、岁会、平气、支干、逆顺、气与运、相生相克、客胜、主胜、灾化、分野、交时先后、淫胜、郁复、嘉祥、灾变，各个不同，则《经》与《玄珠》皆备见之。

审天时，占气候，若符契之相合也。而六气，极则过亢，灾害生矣。故气极则反，由是所乘之气居下以乘之。经所谓“相火之下，水气乘之”者是也。又有中见之气从之，经所谓“少阳之上，火气治之，中见厥阴”是也。盖阳极则阴生，阴极则阳生。斯五行相济之妙用也。其中见者，乃手足经六合藏府相乘之化者是也。在天地间，则气自应之矣。

论六病第二十八

厥阴所至，为里急，筋缓，缩急，支痛，软戾，胁痛，呕泄。

少阴所至，为疡胗，身热，恶寒，战栗，惊惑，悲笑，谵妄，衄衊血污也。

太阴所至，为积饮，痞膈，中满，霍乱吐下，身重，胕肿，肉泥按之不起。

少阳所至，为嚏呕，疮疡，喉痹，耳鸣，呕涌，溢食不下，惊躁、瞀昧，目不明，暴注，瞤瘛，恶病，暴死。

阳明所至，为鼽嚏，浮虚，皴揭，尻、阴、股、膝、髀、腨、胻、足病。

太阳所至，为屈伸不利，腰痛，寝汗、痉、流泄、禁止。

此六气之为病也。

按经旨则淫胜郁复，主客大少，皆至其疾，则邪之中人有浅深矣。又在人禀受冲冒，畏避而已。温疫时气，或一州一县无问大小皆病者，分野山原，丘谷向背，斯气运自然耳。

原夫人禀五行之气生，亦从五行之数尽。内有五藏六府，为生气之源；外有百骸四肢，为神机之用。若起居调养而能避邪安正，则于寿域之中，无横夭殃矣。然为忧、愁、思、虑、喜、怒牵于内，寒、暑、燥、湿、风、火干于外，由是众疾作而百病生。又何况趋逐利名，贪迷嗜欲，劳役辛苦，饥渴醉饱，冲涉寒暑，凌冒风雨，触犯禁忌，残贼真灵；如是论之，夭伤之由，岂数之尽也，归咎于己而已。经曰“不知持盈，不时御神，务快其心，逆于生乐”者，此之谓也。

“盖天之邪气，感则害人五藏；水谷之寒热，感则害人六府；地之湿气，感则害人皮肉筋骨。”又“喜怒伤气，寒暑伤形”。又“风为百病之长，至其变化，乃为他病也。病无常方，致有风气也”。又“百病生于气”，如是论之，病生之变亦由乎我也。良犹内外相感然后入。故经曰：“所谓感邪而生病”，外有其气内恶之，中外不喜，因而遂病，是谓“感”。“乘年之虚，失时之和，遇月之空，则邪甚矣。重感于邪，则病危矣”，此之谓也。

虽气运交相临遇，相得则和，不相得则病。运太过则不胜者受邪，运不及则所胜者来克。主客胜复郁发，其病作矣。

若我之真元气实，起居有时，动作无相冲冒，纵使温疫之作亦微。是故圣人有养生修真之术也，或者以谓天地五运六气如何人病。盖人之五藏，应天地之五行，阴阳之气，随其卷舒衰王故也。王冰以谓：“苍天布气，尚不越于五行，人在气中，岂不应于天道。”盖人之呼吸，天地氤氲之气，以食饮五行造化之物以养，共保其形，岂不随气运阴阳之盛衰。经曰：“天食人以五气，地食人以五味”，此之谓也。

夫人之胸膈者，盖饮食之所纳，呼吸之所经，若寒热失节，禁忌相干，阴阳不和，疾疫邪气，交至于胸中，内舍五藏六府，乃有凶之兆也，故谓之胸。

然圣人论资取化源，补不足，泻有余；食岁谷以安其气，食间谷以去其邪，如是则病可避也。但以五运六气为疾，而感之者多矣。

又经曰：“冬伤于寒，春必病温；春伤于风，夏必飧泄；夏伤于暑，秋必痎疟；秋伤于湿，冬必咳嗽。”伤四时之气，皆能为病。方冬之时，阳为主于内，寒虽入之，势未能动；及春阳出，而阴为内主，然后寒动而搏阳为温疫之疾矣。方夏之时，阴为主于内，暑虽入之，势未能动；及秋，阴出而阳为内主，然后暑动而搏阴，为疟寒之疾矣。

又有四方之气不同，而为病各异。故经有“异法方宜”之论，以得病之情者是也。又或当岁有病，而非岁气者，亦须原其所感形证脉候，未必尽为气运所作，在工以明之。言之及此者，免居于气运粗见补泻之误与不误也。

论六脉第二十九

明阴阳运转之六气，辨南北岁政之尊卑，察主胜客胜之由，审淫胜郁复之变，须在脉，然后为工矣。五运不及，则所胜者来克，五运太过，则不胜者受邪。天地六气，互相临遇，应则顺，否则逆。气相得则和，不相得则病。唯天地胜复之气不形于证者，乃初气终三气，天之胜；四气尽终气，地之复。盖以气不以位，故不以形证观察也。

余则当知六脉。故经曰："厥阴之至，其脉弦；少阴之至，其脉钩；太阴之至，其脉沉；少阳之至，其脉大而浮；阳明之至，其脉短而濇；太阳之至，其脉大而长。至而和则平，至而甚则病，至而反则病，至而不至者病，未至而至者病，阴阳易者危"，此之谓也。

然人之生也，虽五行备于一身，生气根于内，亦随天地之气卷舒也。何以明之，谓如春脉弦，夏脉洪，秋脉毛，冬脉石是也。则五运六气，亦皆应之而见于脉，但以气运深奥，罕有论者故也。

夫人之肢体，被其寒暑之化，外保身形；呼吸天地之气，内养府藏。若上下和，而节令时气运调而寒热顺，则无疾苦也。然岁运更移，气令交遘，盈虚相随，逆顺交作，变而生病者，亦阴阳之常理也。经曰：逆之则变生，变生则病。物生其应也，气脉其应也。此之谓也。当立岁气，以诊别之。

运有南北政，经言：尺寸反者死，阴阳交者死。谓如北政，两寸当沉细不应，而反浮大，移于两尺，脉沉细不应是谓交，如此者死；谓如南政，两寸当沉细不应，而反浮大，移于两尺，沉细不应是谓反，如此者死。若寸独然，或尺独然不应，非交非反也，止病而已。举此为例，余岁同法。

故经曰："必先岁气，无伐天和。"粗工不识不知，呼为寒热。攻寒令热，脉不变而热疾已生。制热令寒，脉如故而寒疾又起。欲求其适，安可得乎，夭枉之来，率由此也。

原本经《平人气象论》曰："太阳脉至，洪大而长；少阳脉至，乍数乍疏，乍短乍长；阳明脉至，浮大而短。"《难经》引此，亦论三阴三阳之脉者，乃以阴阳始生之深浅而言之也。此六脉者，盖言运与气，胜复临遇，正当行令，当其司化之时而应，故脉之动不相同。以诸论考之，则大同而小异也。若交气交运时日，及期而见，无相先后，不及太甚，方谓之平。若差之者，当知其病也。

经曰："食气入胃，浊气归心，淫精于脉，脉气流经。经气归于肺，肺朝百脉，输经于皮毛。毛脉和精，行气于府，府精神明，留于四藏，气归于权衡。权衡以平，气口成寸，以决死生。”又曰：“五藏六府之气味，皆出于胃，变见于气口”，气口即寸口也。故秦越人深达其旨，作《难经》云：“独取寸口，以决五藏六府死生”也。正谓平人安乐之脉。故漏水下一刻，复会于手太阴，可诊五藏六府之气，以辨盛衰，详五十动中之止，别死生者也。本经自有《平人气象论》皆论呼吸脉之动者也。

次论“寸口脉平而死”及“上部无脉，下部有脉，虽困不为害”者，谓已病之人气或疾或涩，不能及期而至于寸口。将何为准，故取尺脉为凭。前后所论，理各不同，又何惑哉？若能精通脉要、三部九候、七表八里九道、十二经、参之运气脉法，可谓大医之士也。

论治法第三十

木位之主，其泻以酸，其补以辛。厥阴之客，以辛补之，以酸泻之，以甘缓之。

火位之主，其泻以甘，其补以咸。少阴之客，以甘泻之，以咸收之。少阳之客，以咸补之，以甘泻之，以咸软之。

土位之主，其泻以苦，其补以甘。太阴之客，以甘补之，以苦泻之，以甘缓之。

金位之主，其泻以辛，其补以酸。阳明之客，以酸补之，以辛泻之，以苦泄之。

水位之主，其泻以咸，其补以苦。太阳之客，以苦补之，以咸泻之，以苦坚之，以辛润之。

此六气主客之补泻也。客胜则泻客补主，主胜则泻主补客，应随当缓当急，以治之也。

而本经论，又有六气司天、在泉淫胜之治法，有司天在泉反胜之治法，有岁运、上、下所宜药食之治法。如是不一，各依疾苦，顺其运令，以药石五味调治之。

盖五运六气，胜复淫郁，其亦灾眚不同。司天居阳之分，在泉居阴之分，主客逆顺之理不一，由是百疾交作。故圣人备述其状，副以辛、酸、甘、苦、咸、淡之味，补、泻、平治佐宜之法者，可谓备矣。为工者，当明其岁令，察其形证，诊其脉息，别其阴阳，依经旨而拯救之，何患疾之不瘥邪。

论其用药性味之不同者，或顺其性，则逆其情，或以所胜，或以所不胜，或以上下子母相益相伐之味，以补以泻，皆其妙用，以互相见之也。其疾病要妙，载于经篇论之中，最详而多法。

然此五运六气，药石补泻之宜，亦当顺其四方之人，禀受所养不同。故经有“异法方宜之论”及其施用针药，则气有虚实，病有盛衰，治有缓急，方有大小，有正治之法，有反治之法。以寒治热，以热治寒，名曰正治。以寒治寒，以热治热，名曰反治。寒因寒用，热因热用，通因通用，塞因塞用。

发表不远热，攻里不远寒。形不足者，温之以气；精不足者，补之以味。

有取本而得者，有取标而得者，有取中气而得者，有取标本而得者。有逆取而得者，有从取而得者。

木郁达之，谓吐令其调达也；火郁发之，谓汗令其疏散也；土郁夺之，谓下令无壅碍也；金郁泄之，谓渗泄解表利小便也；水郁折之，谓抑其冲逆也。通其五法，气乃平调，复视其虚实而调之。此非所谓郁法也，乃止郁而病者也。

然病有久新，方有大小，有毒无毒，因宜而制矣。此皆经旨治法之略文也，可详审而施用。

其药之五味，大抵不过于五藏所入之味，而为补泻。甘入脾，酸入肝，咸入肾，苦入心，辛入肺，而所入之味，亦不过因其性而调治之。辛主散，酸主收，甘主缓，苦主坚，咸主耎①。辛甘发散为阳，酸苦涌泄为阴，淡味渗泄为阳，此用药之大法也。

五运之中又有“必折其郁气，先取化源”之法也。《玄珠》以谓：“太阳司天，取九月泻水之源；阳明司天，取六月泻金之源；少阴司天，少阳司天，取三月泻火之源；太阴司天，取五月泻土之源；厥阴司天，取年前十二月泻木之源，乃用针迎而取之之法也。”故曰“无失天信，无逆气宜，无翼其胜，无赞其复，是谓至治”者，此也。

盖用药之制，有法存焉。故经曰：“君一臣二，奇之制也；君二臣四，偶之治也；君二臣三，奇之制也；君二臣六，偶之制也。近者奇之，远者偶之。汗者不可以奇，下者不可以偶。补上治上制以缓，补下治下制以急，急则气味厚，缓则气味薄。各适其主，此之谓也。”又曰：“君一臣二，制之小也；君一臣三，佐五，制之中也；君一臣三佐九，制之大也。寒者热之，热者寒之，微者逆之，甚者从之。”又曰：“主病之谓君，佐君之谓臣，应臣之谓使”，非

---

① 耎：同“软”。

上中下三品也。

三品者，明善恶之殊贯也，此乃论用药之妙者也。《神农本草》药有三品，上药为君，中药为臣，下药为佐使，所以异善恶之名，服饵之道，不必皆然。

以主病者为君，余为臣使，以赞成方论也。故五运六气之补泻，五味各异者，大法正如此。诸为方者，不必尽用之，但一佐二佐，病则止矣。谓如以酸泻之，岂有一方尽用本草味酸者为泻药，盖主病者得一二味可也。余则皆然。

或者以谓岁运大角，木王土衰。迎取之，当使泻肝经而益其脾胃。人人如此，何病之有！此非通论也，何哉？岂有人人藏府皆同者。假如肝元素虚，脾气素盛，遇此大角之运，肝木稍实，脾气得平，方获安和。若便泻肝补脾，此所谓实实虚虚，损不足益有余，如此而死者，医杀之耳。故在工以详之，余气同法。

然药之治病对其标本，可谓神圣也；针之去疾，对其俞穴，可谓工巧也。用之要妙，去其疾势若鼓之应桴，机之发矢。其验也如是而速，失而害人亦如是矣。是不容其误，盖害人增疾，则尤甚也。何哉？盖天下事物之理，益之则迟，而损之则速。若服一药，取其效则缓而微；若食一发病之物，俄顷而知。由是观之，成难毁易，理之常也，可不慎哉。上圣垂示妙旨，愍念黎元，丁宁开论，递相问难，唯恐人之不至。后世医士之流，智识蒙昧，为学褊浅，不悟其旨，犹言隐法，甚可咤也。其错简断文，去圣遥远则有之。盖素问之书，先于五经，论天文、地理、人事、五行要妙，为阴阳之宗师，作医术之渊薮。意造精微，交演敷畅，自上古至于今，得其旨趣，唯王冰一人而已。

五行胜复论

《素问》之书，载黄帝与岐伯、雷公、鬼臾区答问。其间论太虚之寥廓，纪五运回薄，并包该贯，微妙精密。天地之数，不可得而逃，鬼神之情，不可得而遁。世之学者，往往伏而读之，每患其不能通也。

客有好其书者，指五运六气之疑，诣澶渊胡源，而问曰：元丰之四年，岁在辛酉，阳明司天为上商，少阴在泉为下徵。天气燥，地气热，运得少羽，岁水不及，是谓涸流之纪。而河决大水，盖与涸流之名纪异矣。请试为我言之。胡源喟然叹曰：深乎哉问也。此非不敏之所能及也，然昔尝侍坐于先生，而得闻先生之绪余。

先生之论五行也，成象而丽乎天，为五星；成形而镇乎地，为五岳；其精而藏乎内为五藏；其神而运乎外为五官；以至德为五常；和为五味，彰为五色，发为五声；其植物五谷、五果为异宜；其动物五畜、五虫为异类。

盖天数五，地数五，五位相得而各有合，变化之所以成也，鬼神之所以行也。是故天一地六，合于北方而为水，而丙辛主之；地二天七，合于南方而为火，而戊癸主之；天三地八，合于东方而为木，而丁壬主之；地四天九，合于西方而为金，而乙庚主之；天五地十，合于中央而为土，而甲己主之。此五者或以叁天，或以两地。两地者，火也，金也，生于阴而成于阳；叁天者，水也，木也，土也，生于奇而成于偶。

错综其数，则五者虽不同，及其立岁纪运，则要之气常均平，而不相害也。是以木之平气，贵乎和风生发，而无飘荡振拉；火之平气，贵乎炳明光显，而无炎烁燔燎；土之平气，贵乎埃云润泽，而无霖霪骤注；金之平气，贵乎雾露清凉，而无惨凄残贼；水之平气，贵乎严凝整肃，而无雨水霜雹。

然阴阳之相荡，寒暑之相推，升降有序，休王有时。一消一长，不能无进退；一损一益，不能无盛衰。是故运行先天，而气或为有余；运行后天，而气或为不及。有余，则制己所胜，而侮己所不胜；不及，则己所胜轻而侮之，己所不胜侮而乘之。夫惟有所不胜，故强者有时而兼弱，弱者有时而畏强，此物之自然，而理之必至者也。

请试言之：少角之运，岁木不及，侮而乘之者金也。金不务德，故以燥胜风时，则有白露早降，收气早行。其变为肃杀，其灾为苍陨，名为少角，而实与大商之岁同；少徵之运，岁火不及，侮而乘之者水也。水不务德，故以寒胜热时，则有寒雰凝惨，地积坚冰。其变为凓冽，其灾为霜雹，名为少徵，而实与大羽之岁同；少宫之运，岁土不及，侮而乘之者木也。木不务德，故以风胜湿，时则有大风飘暴，草堰沙飞。其变为振发，其灾为散落，名为少宫，而实与大角之岁同；少商之运，岁金不及，侮而乘之者火也，火不务德，故以热胜燥，时则有火延焦槁，炎赫沸腾。其变为销烁，其灾为燔焫，名为少商，而实与大徵之岁同；少羽之运，岁水不及，侮而乘之者土也。土不务德，故以湿胜寒，时则有泉涌河衍，涸泽生鱼。其变为骤注，其灾为霖溃，名为少羽，而实与大宫之岁同。

通乎此，则知岁在涸流之纪，而河决大水，固可以类推之也。非徒如是而已，万物扰扰，凡呼吸俛仰，滋蕃长育乎天地之间者，或得其冲气而生，或触其乖气而夭，未有能逃乎五行者也。

所谓冲气者，不相胜复而已；所谓乖气者，胜复更作而已。方其乖气之争，狼戾已形，忿怒已萌，处乎此而求胜乎彼也。虽有强刚勇悍之气，又岂能常胜哉？固已有复者，伺乎其后矣。是故：木胜，则金复以救土，而名木不荣；火胜则水复以救金，而冰雹乃临；土胜则木复以救水，而倮虫不育；金胜则火复以救木，而流水不冰；水胜则土复以救火，而黅谷不登。

夫暴虐无德者，灾反及之；侮而乘之者，侮反受邪。出乎尔者反乎尔，未有胜而不复者也。胜之微者，复亦微，胜之甚者，复亦甚。其犹空谷之响乎尔，疾徐疏数，小大高下，惟其声之所召，未尝不相似也。

盖天地之间，气有偏胜，而无以救之，则万物之所以存者几希矣。是故风、热、燥、湿、寒，五者各司一气；生、长、化、收、藏，五者各司一时。以顺相承，然后能循环以相生。以逆相胜，然后能循环以相救。故曰：五运之气，犹权衡也，高者抑之，下者举之，化者应之，胜者复之。化者应之，气之平也，五气之相得也；胜者复之，气之不平也，五气之相贼也。气平而相得者，所以道其常。气不平而相贼者，所以观其变。古之明乎此而善摄生者，何尝不消息盈虚，以道御神也。无失天信，无逆气宜。抑其有余者，而不翼于胜；助其不及者，而不赞其复。

是以喜、怒、悲、忧、恐有所一，而莫能乱；精、神、魂、魄、意有所养，而莫能伤；春风、秋雨、冬凉、夏暑，虽天道之屡变，如凶、荒、札、瘥，不能成其患。呜呼！安得圆机之士，而与之共论五行哉！

运气略

明·张三锡　撰
于峥　吴新明　孙萌　主校

《医学六要》序

余讲性命学，每究心生生之理，检校方书古逸新凿，莫适准也。于是物色韩康辈，又不能效世俗眼，以鲜裘怒马者当之。惟游白下获偶医曹张叔承氏，容与书生也，风流骚客也，倜傥剑侠也。名山幽壑间有叔承焉，五侯七贵座上有叔承焉，平康小曲有叔承焉，杏仓橘井董奉之门有叔承焉。第见征歌选伎，刻烛裁诗，叵罗流金，麈尾捉玉，而青囊伎俩敛尽若无及。叩四气五味六化七方，殆若倾天河而东注，入琅嬛而纵观，悬秦镜以毕照。颐指仓公淳于意诸人，供吐咳而左右奔走也。余始肃然而兴曰：叔承壶隐哉！想其容与之致，风流倜傥之襟，总属自性妙明，自然疏通百脉。所谓诵而能解，解而能明，明而能彰。足以治群寮，足以佐王侯，足以补造化之偏，端属若人哉。交欢久之，出《医学六要》示我，且自谓：每从短檠棐几，苦心三十年而竣。余何幸得从安期羡门游，且僭发金匮玉函之秘也。受而卒业，复肃然而兴曰：叔承医圣哉！想其自性妙明，疏通百脉。因具知考经络之为要，《素》《难》《灵枢》表章羽翼，铎醒蒙聋，俾不夭人于针砭。至于四诊有法，病有机，治法有汇，本草有选，运气有传，望闻问切，原百病之愈，河间、东垣融一偏之倚；如兵有律，据汤液之胜场；若注无讹，称羲轩之良辅。直令人于天地如鱼于水，岂不参赞两间，握玄工之第一乎！噫嘻！宝陈言者燕石十袭，矜世传者敝帚千金，益觉博中之要，谈何容易。医道，相道也，仙道也，得一万毕，谈何容易。叔承三十年之苦心，人寰千百世之仁寿也。厥功懋哉！得《六要》而悬肘后。嗟嗟叔承，予其弦韦子耶！嗟嗟若叔承者，岂第余之弦韦子耶！

万历己酉七月朔日

念西居士王肯堂书

重订《医学六要》叙

嗟呼！先大父讳三锡，字叔承，别号嗣泉。游神杏圃，系留都医林望者，垂三十年。而今奄弃三世。藩等恨不能亲承提命。所可幸者，潜窥羲黄蕴奥，勒成一帙，其名曰《医学六要》。凡我同志，靡不朝吟而夕诵焉。惜乎罹天之变，火其版烬其半，至今抱遗恨焉。赖有朱君号敬桥者，出所藏书付之剞劂氏。补残缺，订讹讹，而依然复行矣。是集也，于先人遗编，用是阐明而绍绎之，而亦可补于后学之指南云。

时

崇祯岁在甲申仲秋之吉

直　　太医院医士孙男张维藩尔德甫同

圣济殿承德郎上林苑监左监丞管院判事

孙男张维翰述泉甫谨述

眷晚生邓林材子章甫顿首填讳

六要说

夫医，上自炎黄秦汉，下迄唐宋金元，其书汗牛充栋不为不多。第纯驳不同，繁则嫌其泛杂，简又失之缺略，且义例乖违，篇章纰缪。遵行不易，披会亦难。锡，家世业医，致志三十余年，仅得古人治病大法有八，曰阴、曰阳、曰表、曰里、曰寒、曰热、曰虚、曰实，而气血痰火尽该于中。医学大旨有六，曰诊法、曰经络、曰病机、曰药性、曰治法、曰运气。盖诊法不明，安知病情，故首刻四诊法。经络不分，安知病根；病机不察，安知传变，故次经络考，次病机部。药性不熟，何以处方，纲目虽备，切要惟紧，故次本草选。治病无法，何以取效，且不知天地阴阳五行生化之源，何以明经，故次治法汇，次运气略。匪敢妄附己见，实博采群书，各萃其要焉。耳即间效一得，亦已试之，良规不刊之大法也。其言详而尽，其法简而易学者，诚一究心焉。则诊法谙矣，经络分矣，而病机，而本草，则又精且察矣。施治有方，运气默会，则又体生化之理，而随投随应矣。有不一一中的，而登轩岐卢扁之堂奥者乎？虽曰六要，实为医学之全书，具目者当自得之。

叔承张三锡谨识

运气略序

张三锡曰：运气有阴阳，时候有寒暑，平则为正，亢则为邪。人在气中，因虚而感，随感而变病矣。又久晴阳亢，燥热过极，治以润剂，忌行燥药。天久霪雨，湿令大行，宜燥脾土，润剂乃忌。故《素问》曰：不知年之所加，气之盛衰，虚实之所起，不可以为工。今搜采《素》《难》各名家要言，为运气略。

运气略一卷

盱江　张三锡　纂
金坛　王肯堂　校

五运起例诀
甲己化土乙庚金，丁壬化木尽成林。
丙辛水运分清浊，戊癸南方火运成。

十干属阴阳
甲丙戊庚壬属阳，乙辛己丁癸属阴。

十二支属阴阳
子寅辰午申戌属阳，丑卯巳未酉亥辰阴。

十干合
甲己合　乙庚合　丁壬合　丙辛合　戊癸合

每年交运日时
申子辰年，大寒日寅初交，亥卯未年，大寒日亥初交。
寅午戌年，大寒日申初交，巳酉丑年，大寒日巳初交。

五运要略

经曰：不知年之所加，气之盛衰，不可以为工也。又曰：先立其年，以明其气，左右应见，乃可以言死生之逆顺也。夫先立其年者，每年先立其运也。盖运者，动也，主行乎天地之间，管一年之化令也。故甲己二年为土运，乙庚二年为金运，丙辛二年为水运，丁壬二年为木运，戊癸二年为火运也。且夫土运太过，则雨湿流行，湿病乃生，肾水受邪，治当除湿以补肾。如金运太过，则燥气流行，燥病乃生，肝木受邪，治当清燥以补肝。如水运太过，则寒气大行，寒病乃生，而心火受邪，治当逐寒以补心。如木运太过，则风气大行，而风病乃生，脾土受邪，治当平木以补脾。如火运太过，热气大行，则热病乃生，而肺金受邪，治当降火以补肺也。凡五运不及，淫胜郁复，而能为病者，皆不出五行生克之理也。

《内经》曰：未至而至，此谓太过，则薄所不胜，而乘所胜也，命曰气淫。至而不至，是谓不及，则所胜妄行，而所生受病，所不胜薄之也，命曰气迫。所谓求其至者，气至之时也。王注曰：凡候于立春前十五日以候之，如春气未应至而至者，来气太过也。立春已得甲子，春气应至而不至者，来气不及也。余三时，以此而推之也。凡五行之气，我克者为所胜，克我者为所不胜，生我者为所生也。假令肝木有余，是肺金不足，金不能制木，故木无所畏，其气有余，反薄肺金，而乘其脾土也。故曰：薄所不胜，而乘所胜也。此五脏之气，内相淫并为疾也。又如：肝木气少，不及则不能以制土，土无所畏，而遂妄行，乃凌其肾水矣。故曰：所胜妄行，而所生受病也。肝木之气不平，则肺金之气自薄，故曰：所不胜薄之也。盖木气不平，土金交薄，相迫为疾，故曰：气迫也。余皆仿此而推之。

夫人在天地中，得冲气而和，触乖气而病，未有逃于五行者。然冲气者，乃岁运之气平和也。乖气者，胜复之气更作也。所以侮而乘之者，侮反受邪，出乎尔者，反乎尔，未有胜而不复者也。盖天地之气，有时而遍有时而胜，若无以救之，万物所存者几希矣。《内经》曰：亢则害，承乃制，此之谓也。夫亢者，过极也，物恶其极则害矣。制者，克胜也，制其胜则能生化也。经曰：木位之下，金气承之。土位之下，木气承之。金位之下，火气承之。火位之下，阴精承之。水位之下，土气承之。盖承者，随也，袭也。此皆五行生克制化之理，凡为太医，不可不知也。

六　气

风火暑湿燥寒，是天之六气也。

子午少阴君火，午属离为正化，子为对化。

丑未太阴湿土，土属申而奇坤以未为正化，丑为对化。
寅申少阳相火，火生予寅，以寅为正化，申为对化。
卯酉阳明燥金，金属酉为正化，卯为对化。
辰戌太阳寒水，水行地中以戌为正化，辰为对化。
司天在泉，主客胜负。
主气，以其年年不移，故谓之主。
厥阴风木初气，主大寒至春分。
少阴君火二气，主春分至小满。
少阳相火三气，主小满至大暑。
太阴湿土四气，主大暑至秋分。
阳明燥金五气，主秋分至小雪。
太阳寒水六气，主小雪至大寒。
客气，以其逐年迁转，故谓之客。
子午少阴君火司天，卯酉阳明在泉。
初气太阳加厥阴，寒风交作。
二气厥阴加少阴，风火相生。
三气少阴加少阳，火暑加临。
四气太阴加太阴，潦气流行。
五气少阳加阳明，火胜克金。
六气阳明加太阳，金水相生。
丑未太阴湿土司天，辰戌太阳在泉。
初气厥阴加厥阴，风淫太胜。
二气少阴加少阴，一火相炎。
三气太阴加少阳，湿热相蒸。
四气少阳加太阴，热生溽暑。
五气阳明加阳明，燥淫太胜。
六气太阳加太阳，寒极水冰。
寅申少阳相火司天，巳亥厥阴在泉。
初气少阴加厥阴，风热早行。
二气太阴加少阴，湿热相搏。
三气少阳加少阳，伏暑肆虐。
四气阳明加太阴，清燥胜湿。

五气太阳加阳明，寒气早来。

六气厥阴加太阳，风寒相袭。

卯酉阳明燥金司天，子午少阴在泉。

初气太阴加厥阴，寒雨时作。

二气少阳加少阴，暑气早行。

三气阳明加少阳，清气间作。

四气太阳加太阴，寒雨霖淫。

五气厥阴加阳明，清风萧瑟。

六气少阴加太阳，湿气流行。

辰戌太阳寒水司天，丑未太阴在泉。

初气少阳加厥阴，风热早发。

二气阳明加少阴，凉风间作。

三气太阳加少阳，寒雨时作。

四气厥阴加太阴，风淫胜湿。

五气少阴加阳明，火夺金权。

六气太阴加太阳，寒雨阴沉。

巳亥厥阴风木司天，寅申少阳在泉。

初气阳明加厥阴，萧气害生。

二气太阳加少阴，寒雨妨物。

三气厥阴加少阳，风火交作。

四气少阴加太阴，湿热相蒸。

五气太阴加阳明，凉雨杀物。

六气少阳加太阳，湿气流行。

论曰：一定而不可易者，四时也。万变而莫测者，五气也。春温夏热秋凉冬寒，四时序而五气调，病安生焉。春暖而反寒，夏热反凉，秋凉反热，冬寒反温，病斯作矣。乃以四时为主，而五气为客者，此也。又土地温凉高下不同，物性刚柔飡居亦异，诚能察天时，审地理，参人事，始可以言医。苟拘于一偏肤见，谬指运气为妄谈，或谓与上古不同，则不可矣。昔医和对晋侯之言曰：天有六气，淫生六疾，故阴淫寒疾，阳淫热疾，风淫末疾即四肢偏枯也，雨淫腹疾即泻痢，晦淫惑疾，明淫心疾即火症。大抵随时占候，不可拘定支干为准。

《内经》曰：天有五行御五位，以生寒暑燥湿风，人有五脏化五气，以生喜怒忧思恐。

五运治政令于内，合于六气之治政令于外者也。五行者，金木水火土也。在天则为天干之五行，如甲乙属木之类是也。在运则为气化之五行，如甲己化土之类是也。在中运则为甲己太宫少宫之类。在地则为地支之五行，如子丑寅卯之类。在岁气则为子午，属少阴君火之类。故云有五行生六气，天之六气又生在地之五行，无非五行之妙用也。五位者，东西南北中央也。寒暑燥湿风火者，即六气也。五脏者，心肝脾肺肾也。五气者，五脏之气也。喜怒忧思恐者，五志也。

五日谓之候如立春初五日东风解冻之类，三候谓之气半月为一气，六气谓之时三月为一时，四时谓之岁。

左右者，阴阳之道路。

左西也，右东也。上见厥阴，左少阴右太阳；见太阴，左少阳右少阴；见少阳，左阳明右太阴；见阳明，左太阳右少阳；见太阳，左厥阴右阳明。所谓面北而命其位，言其见也。帝曰：何谓下？岐伯曰：厥阴在上，则少阳在下，左阳明右太阴；少阴在上，则阳明在下，左太阳右少阳；太阴在上，则太阳在下，左厥阴右阳明；少阳在上，则厥阴在下，左少阴右太阳；阳明在上，则少阴在下，左太阴右厥阴；太阳在上，则太阴在下，左少阳右少阴。所谓面南而命其位，言其见也。王注曰：面北者，面向北而言之也。上，南也。下，北也。又云：主岁者位在南，故面北而言其左右。在下者位在北，故面南而言其左右也。上，天位也。下，地位也。面南，左东也，右西也，上下异而左右殊也。此在天三阴三阳之气，右旋于外以加地也。

水火者，阴阳之征兆。

征，信也，验也。兆，先也。以水火之寒热，彰信阴阳之先兆。

金木者，生成之始终。

木生发在春，春为生化之始。金主收敛应秋，秋为成实之终。

天以六气布其真灵，右旋于外，以加于地；地以五运左旋于内，以临于天。然天包地，而地随天，则乾元之资始，实所以总统坤元之资生也。

此在地五运之形，左转于内以临天也。天上之气有多少，地下之形有盛衰，故天上多少之气，与地下盛衰之形，相召而损益彰，以为物极之变也。其气之盛与形之盛相召者益，益为变之盛也。气之少与形之衰相召者损，损为变之虚也。盖上生之化者，天地之常气，在五运曰平气，在六气曰常化也。物极之变者，天地之变气在五运曰太过、不及，在六气曰淫胜、反胜、相胜。其变之盛者，则五运之太过，六气之淫胜也。其变之虚者，则五运之不及，六气之反胜、相胜也。此五运六气变化盛虚之大旨也。

五 煞

黄气横于甲己，故甲己为土运，而甲己之岁，土运统之。白气横于乙庚，故乙庚应金运，而乙庚之岁，金运统之。黑气横于丙辛，故丙辛应水运，而丙辛之岁，水运统之。青气横于丁壬，故丁壬应木运，而丁壬之岁，木运统之。赤气横于戊癸，故戊癸应火运，而戊癸之岁，火运统之。然子午之岁，上见少阴热气；丑未之岁，上见太阴湿气；寅申之岁，上见少阳相火；卯酉之岁，上见阳明燥金；辰戌之岁，上见太阳寒水；巳亥之岁，上见厥阴木气。故天真元气分为六化，以统坤元生成之用，征其应用，止是真元之一气，故曰六元也。须知天地之数五，而火热居三，可见天地间热多于寒，火倍于水，而人之病化又可推也。

五运平气太过不及

五运平气，木曰敷和敷布其和气也，火曰升明火升而显明也，土曰备化土以化物为德，化及群品而周备也，金曰审平气至金而平定，水曰静顺水性本顺而气又沉静也。

木岁不及曰委和和气委屈也，火岁不及曰伏明明显有所伏也，土岁不及曰卑监则气之卑者得以制之也，金气不及曰从革则从彼气以变革也，水气不及曰涸流水少而流涸也。

岁木太过曰发生木盛则发生也，岁火太过曰赫曦曦乃日光，而其气尤烜赫也，岁上太过曰敦阜土本高厚，而其气尤敦厚也，岁金太过曰坚成金以成物为德，而气盛则坚也，岁水太过曰流衍水盛则泮衍洋溢也。

委和之纪：丁卯　丁酉　丁巳　丁亥　丁丑　丁未

是谓胜生，生气不政，化气乃揭，长气自平，收令乃早，凉雨时降，风雨并兴，草木晚荣，苍干凋落，物秀而实，肤肉内充，其气敛，其用聚，其动软戾拘缓，其发惊骇，其病摇动，注恐，从金化也。

热气者，木气也。化气者，土气也。长气者，火气也。收气者，金气也。木不及金乃胜之，是谓胜生，而生气失其政也。木不能制土，则化气扬。木衰则火不盛，故长气自平，木衰则金盛，故收令早。其动软戾拘缓。软，缩短也。戾，缭戾也。拘，急也。缓，不收也。木象屈伸而金胜之，故惊骇。

伏明之纪：癸卯　癸酉　癸丑　癸未　癸巳　癸亥

是谓胜长，长气不宣，藏气反布，收气自政，化令乃衡。寒清数举，暑令乃薄，承化物生，生而不长。成实而推，遇化已老。阳气屈伏，蛰虫早藏。其气郁，其发痛，其脏心，其病昏忽悲忘。

火不及水得以胜之，故长气失政，而水气反布也。寒清数举暑乃薄，水胜火也。物有生而不长，故有成实而犹有稚者。正遇土化之候，而物已老矣，故阳气屈伏而蛰虫早藏。其气郁，火不显明也。心为水伤，故发痛。阴胃阳火，故昏忽，而心气不足，故善悲善忘也。

卑滥之纪：己巳　己亥　己卯　己酉　己丑　己未

是谓减化，化气不令，生政独彰，长气整，雨乃愆，收气平，风寒并兴，草木荣美，秀而不实，成而秕也。其气散，其动疡涌分溃痈肿，其发濡滞，其病飧泄，邪伤脾也。

甲己为土运，而己乃土之不及，故木得以复之。其化气不令者，火失其令也。生政独彰者，木政独行也。木与火金无犯，故长气整而收气平。化气减，故雨愆期也。风为木，寒为水，土少则木胜土，土不胜水，故风寒并兴，而草木荣美，但化气不令，虽秀而不成实，纵成而亦秕也。其动为疮疡，呕涌，为裂溃，为痈肿，肉被风动也。邪伤脾，故为留滞痞塞，而为飧泄也。

从革之纪：乙丑　乙未　乙巳　乙亥　乙卯　乙酉

是谓折收，收气乃后，生气乃扬，长化合德，火政乃宣，庶类以蕃。其动铿禁瞀厥，其发咳喘，其嚏咳鼽衄，从火化也。

乙为金之不及，故火得以胜之。故失其政而收气后。金不能制木，故生气扬。火不犯土，故长化合德，火政乃宣。惟长化合德，故庶类以蕃。火之为病，则铿然而咳，为禁止而二阴不通，为瞀闷，气逆而厥，其发喘咳，乃嚏咳鼽衄，比从火化也。

涸流之纪：辛未　辛丑　辛卯　辛酉　辛巳　辛亥

是谓反阳，藏令不举，化气乃昌，长气宣布，蛰虫不藏，土润水泉减，草木條茂，荣秀满盛。其气滞，其用渗泄，其病痿厥坚下，从土化也。

阴水不及，阳反代之，故失其政而不藏。土胜水泉减。惟化气昌而宣布，故草木茂胜。其气凝滞，从土化也。其动为病则为坚止，以水少不濡，则便干而且止也。肾主骨，故痿厥。

太　过

发生之纪：壬寅　壬申　壬午　壬辰　壬戌

是谓启敕古陈字，起发陈物也，土疏泄，苍气达，阳和布化，阴气乃随，生气淳化，万物以荣。其化生，其气美，其动掉眩巅疾，其病吐痢，不务其德，其收气复，秋气劲切，甚则肃杀，清气大至，草木凋零，邪乃伤肝。

木色苍，故气上达而施布万物，所以荣盛也。诸风掉眩，皆属肝木。掉摇，旋转也。巅疾，巅顶有疾也。木气胜，克脾土，所以吐或泻也。惟木不务其德，则金来复之。收气反胜生气，故反见清肃，草木凋零，而肝受伤矣。

赫曦之纪：戊辰　戊戌　戊子　戊午　戊寅　戊申

是谓蕃茂，阴气内化，阳气外荣，炎暑施行，物得以昌。其动炎灼妄扰，其病笑疟，疮疡血流，狂妄目赤。暴烈其政，藏气乃复，时见凝惨，甚变则雨水霜雹切寒，邪伤心也。

万物蕃盛而茂，笑狂火之象也。疮疡、目赤，心火盛也。暴烈其政，水乃复之。反见寒象，而心受伤矣。

敦阜之纪：甲子　甲午　甲辰　甲戌　甲寅　甲申

是谓广化，厚德清静，顺长以盈，至阴内实，物化充成，烟埃朦郁，见于厚土，大雨行时，湿气乃用，燥政乃避，其病四肢不举，腹满。大风迅至，邪伤脾也。

土德敦厚，广布其化，而湿气盈满，故腹胀。脾主四肢，脾湿盛，故不举。胜极则木气来复，故大风迅至而脾受伤也。

坚成之纪：庚子　庚午　庚寅　庚申　庚辰　庚戌

是谓收引，天气洁，地气明，阳气随阴治化，燥行其政，物以司成，收气繁布，化洽不终。其病喘咳，胸凭仰息，咳，政暴变则大火流，炎烁且至，蔓将槁，邪伤肺也。

收引者，阳气收敛而阴气引用也。燥气专政，至此时而有成也。肺主皮毛与声，故病则折暴，疡疰而发咳也。金气暴变而克木，火来救之，当七月流火之时，火转炎灼而乘金，肺受邪也。

流衍之纪：丙午　丙子　丙寅　丙申　丙辰　丙戌

是谓封藏，寒司物化，天地严凝，藏政以布，长令不扬。其化凛，其气坚，其病胀，政过则化气大举，而埃昏气郁，大雨时降，邪伤肾也。故曰：不恒其德，则所胜来复，政恒其德，则所胜同化。

封藏者，阴气以上，阳气以下，天地之化，至此而藏也。水气有余则胀，若暴政已过，土来复仇，则化气大举，而埃昏大雨，土邪伤肾也。

凡五气恃已有余，凌犯不胜，是谓不恒其德，则所胜来复。如不肆威刑，政有恒德，则所胜同化，如木胜而金土同化之义也。

按运气类注云：五运属阴，守于地内；六气属阳，周于天外。其化生于人也，五运化生五脏属内，六气化生六腑十二经属外。其变疾于人也，五运内变病于五脏，甚则兼外；六气外变病于六腑十二经，甚则入内，内外变极，然后死也。五运有平气、太过、不及之殊，六气有常化、淫胜、相胜之异。五运平气者，其岁化生皆当本位，如木平气敷和之纪，其色苍，其味酸之类是也。其变病皆在本脏，如木平气之病在肝也。太过者，岁变平气为太过，其化生皆兼非位。如太过发生之纪，其色青白黄，其味酸甘辛，如兼非位之土金是也。其变病皆在己所胜之脏，如木太过则木胜脾土而脾病也。其胜乃本气有余而胜，故不为他气报复，间有复者，是不务其德，暴虐失常也。不及者，岁变平气为不及，其化生亦兼非位。如木不及委和之纪，其果枣李，其味酸辛，亦兼非位之土金是也。其变病皆己所不胜者，乘虚胜之而本脏病。胜极则己所生者，报复其胜，而胜者之脏亦病。如木不及则金胜之而肝病，胜则火复金仇而肺亦病也。其胜乃乘我之虚而胜，胜之根本不固，故为他气报复。凡此五运之气，皆有定纪者也。

六气常化者，天地六位之化，各守常位，生病各当本处。其天地之常化，如厥阴司天，少阳在泉之岁，风化居上，火化居下，风病行于上，热病行于下之类，而不出他位也。其六位之常化，如厥阴司天之岁，初之气化风燥，民病寒于右之下；二之气化寒热，民病热于中之类，而不杂他气也。凡此六气之常化，皆有定纪，犹五运平气也。淫胜者，天地之气变常，内淫而胜也。天气内淫而上胜于下，则己所胜之脏，经受邪而病甚。如厥阴司天，风淫所胜，其病足太阴脾经也。地气内淫而外胜于内，其病在足阳明胃经也。凡此六气之淫胜，犹五运太过，皆有胜无复。其胜之胜，虽有定纪，其胜之动否，则无定纪，而不可必也。反胜相胜者，六位之左右变常，乘虚而胜也。其乘天地之虚而胜者，为反胜。左右自有相胜，乘虚而胜者，为相胜。皆视所虚之气，侮不胜己者胜之，胜极则仍为虚者之子复之。如所虚之气属太阴，则所胜之气属厥阴，而病在脾胃经。所复之气属阳明，而病在肝胆经。盖天地岁气犹王也，左右步气犹诸侯。左右胜天地，犹诸侯僭乱，故曰反胜。左右自相胜，犹诸侯自相攻伐，故曰相胜。凡此六气之反胜、相胜，五运不及，故皆有胜有复。其气其动皆无定纪，但随虚而胜，随胜而复也。诸五运皆有定纪者，阴静有常也。六气少有定纪者，阳动多变也。五运之平气之常化为常，其化生为常之常，变病为常之变。五运之太过、不及，与六气之淫胜、反胜、相胜为变。其化生为变之常，变病为变之变。太过、淫胜，为变之胜，不及、反胜、相胜，为变之虚。察其常变以定生死，详其虚实以断补泻。

王注不得经旨，不分常变，释六气胜复，无定纪之变为有定纪之常；不分胜虚，释左右乘虚之相胜为司天之淫胜。是则运气之义不明，自此始矣。后虽有林氏校正，孙氏考误，与夫托名所著《玄珠密语》《天元玉册》及诸家运气图说之类，然皆不能出王氏之右而救其失，反使运气之义愈晦而书愈繁。至于河间所注《病机》，其形容病化之情状，推究火热之众多，真有发前人未发之妙。奈何又以运气之所属皆为胜，而不察其所属各有胜虚；以胜虚所兼非位之化皆为似，而不察其所兼之胜者，似虚者，是为重失矣。

夫王氏释变气为常气，相胜为淫胜，则人不识变，而占运气不应年辰。河间释运气之所属，皆为胜，所兼非位之化皆为似，则人不识虚，而施治法不对病症。遂使世俗皆愀然不信，而弃之也。其不知变者曰：某气司天属阴寒，今反炎热；某运合太过，今反不及，此乃上古之天道，非可占之于今世也。其不知虚者曰：某病属热，投寒剂不痊；某症当泻，施泻法反剧，此乃北方之治法，非可用之于南人也。惟戴人云："病如不是当年气，看与何年气运同，便向某年求活法，方知都在至真中"之歌，似破世之惑，又引而不发。

呜呼！有定纪之年辰，与无定纪之胜复相错常变，今独求年辰之常，不求胜复之变，岂得运气之真哉！六气之胜寒胜热，与虚寒虚热，同其所属，今独求寒热之所属，不求寒热之胜虚，岂得寒热之情哉！苟以常变虚胜，观运气寒热，则古今南北皆可一以贯之，而所谓参天地、赞化育，可知已。

亢则害，承乃制，制则生化，害则败乱，生化大病。

常观阴阳五行之在天地间也，一极则一生，而循环相承，无一息间断。一气过极，则必害作，承气乃生于下，制之使不过也。故经曰：相火之下，水气承之。水位之下，土气承之。土位之下，木气承之。木位之下，金气承之。金位之下，火气承之。君火之下，阴精承之。故制则从微化著，承者自外列胜，极者自外列衰，而生化循环。害作则败坏扰乱，而生大病也。亢者，过极也，物过极则害生。承，犹随也，袭也。制者，克胜之也，制其胜乃能生化也。

相火之下，水气承之者，夏相火极，水生承之，从微渐化，至冬著也。水位之下，土气承之者，冬水极，土生承之，从微渐化，至长夏著也。土位之下，木气承之者，长夏土极，木生承之，从微渐化，至春著也。木位之下，金气承之者，春木极，金生承之，从微渐化，至秋著也。金位之下，火气承之者，秋金极，火生承之，从微渐化，至夏著也。君火之下，阴精承之者，夏火极，阴精承之，从微渐化，至冬著也。其义与阴阳家水胎于午、金胎于卯等说，大同小异，而皆循环相承以为胎也。

五 郁

土郁之发，崖谷雷鸣，雷殷气交，埃昏黄黑，化为白气，飘骤高深，击石飞空，洪水乃从，川流漫衍，田收土驹。化气乃敷，善为时雨，始生始长，始化始成。故民心腹胀，肠鸣而为数后，甚则心痛胁䐜，呕吐霍乱，饮发注下，胕肿身重。云奔雨府，霞拥朝阳，山泽埃昏，其乃发也，以其四气。云横天山，浮游生灭，怫之先兆。

此言土郁之发，有气象，有气化，有民病，有时候，有先兆也。试言甲己土岁太过而不务其德，或不及之岁，皆木胜金复则郁，郁极乃发。其发何如？崖谷雷惊，雷殷气交，天地有声也。埃昏黄黑，天地易色也。化为白气，飘骤高深，击石飞空，土生金色，天地易气也。洪水乃从，川流漫衍，田收土驹，言洪水为灾，而嵬土如驹之牧于田野也。化气乃敷，善为时雨，始生始长，始化始成，言土郁既发，而气化始行也。故民病有为心腹胀，为肠鸣而数去其后，甚则为心痛，为胁䐜，为呕吐，为霍乱，为饮发，为注下，为胕肿，为身重也。然其发郁之候，云奔于雨府，霞拥于朝阳，而山泽埃昏，正六月中气大暑，日交土之四气，乃土郁之所发也。方其始时，云横天山，或浮或游，或生或灭，其气靡常，斯土气怫郁之先兆，后乃因之而郁极耳。

金郁之发，天洁地明，风清气切，大凉乃举，草树浮烟，燥气以行，霜雾数起，杀气来至，草木苍干，金乃有声。故民病咳逆，心胁满引少腹，善暴痛，不可反侧，嗌干面陈色恶。山泽焦枯，土凝霜卤，怫乃发也，其气五。夜零白露，林莽声凄，怫之兆也。

此言金郁之发，有气象，有气化，有民病，有时候，有先兆也。乙庚之岁，或太过而不务其德，或不及之岁，皆火胜，水复则郁，郁极乃发。其发何如？天洁地明，风清气切，大凉乃举，草树浮烟，此气象也。及燥气已行，霜雾数起，杀气乃至，草木苍干。凡物属金者，皆有其声，此气化也。故民病有为咳逆，为心胁满而下引少腹满，为善暴痛，不可反侧，为嗌干，为面尘色恶也。然其发郁之际，山泽焦枯，土凝其霜如咸卤，然正当八月中气秋分，日交金之五气，则怫郁之所发也。方其始时，夜零白露，林莽声凄，斯金气怫郁之先兆也，后乃随之而郁极也。

水郁之发，阳气乃辟，阴气暴举，大寒乃至，川泽严凝，寒雰结为霜雪，甚则黄黑昏翳，流行气交，乃为霜杀，水乃见祥。故民病寒客心痛，腰胁痛，大关节不利，屈伸不便，善厥逆，痞坚腹满。阳光不治，空积成沉阴，白埃昏瞑，而乃发也，其气二火前后。太虚深玄，气犹麻散，微见而隐，色黑微黄，怫之先兆也。

此言水郁之发，有气象，有气化，有民病，有时候，有先兆也。丙辛之岁，或太过而不务其德，或不及之岁，皆土胜，土复则郁，郁极乃发。其发何如？阳气乃避，而阴气猝举，大寒乃至，川泽严凝，其寒雰之气结为霜雪，甚则黄黑昏翳，流行于气交之时，水郁既发，乃为霜杀，水祥亦见，此气变也。故民病为寒所客，当为心痛，为腰椎痛，为关节不利，屈伸不便，为厥逆，为痞坚，为腹满也。然其发郁之际，阳光不治，而沉阴积于空中，白埃之气为之昏瞑。二月中气春分，日交君火之二气，四月中气小满，日交相火之三气。君火之后，相火之前，大约六十日之内，乃水郁之所发也。方其始时，太虚深玄黯黑，气似散麻，色黑微黄，每于寅后卯时候之，此水气怫郁之先兆，后乃因之而郁极耳。

木郁之发，太虚埃昏，云物以扰，大风乃至，屋发折木，木有变。故民病胃脘当心而痛，上支两胁，膈咽不通，食饮不下，甚则耳鸣眩转，目不识人，善暴僵仆。太虚苍埃，天山一色，或为浊色黄黑，郁若横云不起雨，而乃发也，其气无常。长川草偃，柔叶呈阴，松吟高山，虎啸崖岫，怫之先兆也。

此言木郁之发，有气象，有气变，有民病，无定候，有先兆也。丁壬木岁，或太过而不务其德，或不及之岁，皆金胜火复，则郁，郁极则发。其发何如？太虚埃昏，云物以扰，大风乃至，以木郁属厥阴而为风也。屋必发，木必折，致木生状怪而为变。故民病有为胃脘当心而痛，为上支两胁，膈咽不通，食饮不下，甚则为耳鸣，为眩转，目不识人，为善暴死也。然则发郁之候，太虚苍埃，天山一色，或为浊色，黄黑郁若横云，虽不起雨，而乃发也。土郁发于四之气，金郁发于五之气，水郁发于二火前后，火郁发于四之气，发各有时，惟风气无常，不可以时定也。方其始时，长川草偃，柔叶呈阴，松吟高山，虎啸崖岫，此风气怫郁之先兆也，后乃因之而郁极耳。

火郁之发，太虚肿翳，大明不彰，炎火行，大暑至，山泽燔燎，村木流津，广厦腾烟，土浮霜卤，止水乃减，蔓草焦黄，风行惑言，湿化乃后。故民病少气，疮疡痈肿，胁腹胸背、面目四肢䐜愤胪胀，疡痱呕逆，瘛疭骨痛，节乃有动，注下温疟，腹中暴痛，血溢流注，精液乃少，目赤心热，甚则瞀闷懊侬，善暴死。刻终大温，汗濡玄府，其乃发也，其气四。动复则静，阳极反阴，湿令乃化乃成。华发水凝，山川冰雪，焰阳午泽，怫之先兆也。有怫之应而后报也，皆观其极而乃发也。木发无时，水随火也。谨候其时，病可与期，失时反岁，五气不行，生化收藏，政无恒也。

此言火郁之发，有气象，有气化，有民病，有时候，有先兆也。戊癸火岁，或太过而不务其德，或不及之岁，皆水胜土复则郁，郁极则发，其发何如？太虚迷曼，似肿而翳，大明不彰，炎火行，大暑至，山泽燔燎，林木流津，广厦腾烟，土浮咸卤如霜，止水减少，蔓草焦黄，风行惑言，湿气未布。故民病有为少气，为疡疮，为痈肿，为胁腹胸背、面目四肢䐜膹，为胪胀，为疡痱，为呕逆，为瘛疭，为骨痛，节乃有动，为注下，为温疟，为腹中暴痛，为血溢，为流注，为少精液，为目赤心热，甚则为瞀闷，为懊侬，为暴死也。若其发郁之际，百刻方终，而天气大温，汗濡玄府，正当六月中气大暑，日交土之四气，则其郁乃发也。上文言湿化乃后，而至此则动极复静，阳极阴生，湿令为化为成矣。方其始时，华发水凝，山川冰雪，焰阳当午而润，乃怫郁之先兆也，后乃郁久而极耳。故必有怫之应，而后有所报，皆观其极而乃发也。彼木发无时，不与四运同者，以水为阴，火为阳，而水火者为阴阳之征兆，自五行而言，则水生木，木生火，自相胜而言，则水胜火，水火相随。所以木不主时，而风行不常也。谨候五郁之时，而各病可以与合，否则不候其时，是谓先时反岁，五气不行，而凡生化收藏，皆不恒其政矣。

司天在泉歌

子午少阴君火天，阳明燥金应在泉。

丑未太阴湿土土，太阳寒水下联绵。

寅申少阳相火旺，厥阴风木地中连。

卯酉却与子午倒，辰戌即将丑未颠。

已亥乃向寅中转，六气循环上下迁。

盖司天者，司主行天之今，十之位也。岁运者，主天地之间，人物化生之气中之位也。在泉者，主地之化，行乎地中、下之位也。一岁之中，有此上、中、下三气，各行化令，气偶符会而同者，则通其化，其中于人则病矣。

厥阴司天之政，有主气，又加以客气，而天时民病，治法因之也。

凡此厥阴司天之政，则已亥之纪，曰：丁巳、丁亥、癸巳、癸亥、己巳、已亥、乙巳、乙亥、辛巳、辛亥乃不及岁，气化运行之生化成，当后天也。

初之主气，本厥阴风木也，而阳明燥金客气加之，则寒气始肃，杀气方至，民病寒于右之下，金主西方也。

二之主气，本少阴君火也，而太阳寒水客气加之，则寒不去，华雪水冰，杀气施化，霜降草焦寒雨数至，至于阳气复化，则民病当为热中也。

四之主气，本太阴湿土也，而少阴君火客气加之，则溽暑湿热相薄争于左之上，盖厥阴司天之在间，亦少阴热气，故争于左之上，民病当为黄瘅而胕肿也。

五之主气，本阳明燥金也，而太阴湿土客气加之，则燥湿更胜，沉阴乃布，寒气及体，风雨乃行。一云：民病肺受风，脾受湿，发为疟也。

终之主气，本太阳寒水也，而少阳相火客气加之，则畏火司令，阳乃大行，蛰虫出见，流水不冰，地气乃发，草乃生，人乃舒，其病为温疠也。

少阴司天之政，有主气，又加以客气，而天时民病治法因之也。

少阴司天之政，则子午之纪，曰：壬子、壬午、戊子、戊午、甲子、甲午、庚子、庚午、丙子、丙午，皆岁运太过，其气化运行皆先天而至。

初之主气，本厥阴风木也，而太阳寒水客气加之，则地气迁燥将去。盖往年为己亥，己亥之在泉为少阳，则暑往而阳明在地，故燥将至也。去当作至。

初之客气，为太阳，故寒乃始，惟寒又始，故蛰藏水冰，霜复风至也。其阳气既郁，民反周密，民病有为关节禁固，为腰椎痛，至炎暑将起又当为中外疮疡也。

二之主气，本少阴君火也，而厥阴风木客气加之，则阳布风行，春气已正，万物应荣或寒气时至，民病乃和。其病当作淋，为目瞑，为目赤，为气郁于上而热也。

三之主气，本少阳相火也，而少阴君火客气加之，则天政布，大火行，庶类蕃鲜，热气时至，民病当为气厥，为心痛，为寒热更作，为咳喘，为目赤也。

四之主气，本太阴湿土也，而太阴湿土客气加之，则溽暑至，大雨时行，寒热互至，民病为寒热，为嗌干，为黄瘅，为鼽，为衄，为饮发也。

五之主气，本阳明燥金也，而少阳相火客气加之，则火乃金之所畏，故谓之畏火，临暑反至阳乃化，万物乃生长荣茂，民乃康，其有病则为温也。

终之主气，本太阳寒水也，而阳明燥金客气加之，则燥令行，余火内格，为肿于上，为咳，为喘，甚则为血溢也。且寒气数举，则霿雾成翳，外则病在皮腠，内则病舍胁下连小腹而作寒中，以其地气之将易也。

太阴司天之政，有主气，又加以客气，而天时民病，治法因之也。

则丑未之纪曰：丁丑、丁未、癸丑、癸未、己丑、己未、乙丑、乙未、辛丑、辛未，皆气化运行后天者，以太阴司天之岁，皆不及也。司天以湿，在泉以寒。

初之主气，本厥阴风木也，而厥阴风木客气加之，则地气迁寒乃去，春气至风乃来，生气布，万物以荣，民气条舒。风湿相薄，雨湿乃后，民病有为血溢，为经络拘强，为关节不利，为身重，为筋痿也。

二之主气，本少阴君火也，而少阴君火客气加之，则大火正。盖以少阴居君火之位，故大火正也。物承化，民乃和，其病温疠大行，远近皆然。时则湿蒸相薄，时雨乃降也。

三之主气，本少阳相火也，而太阴湿土客气加之，则天政下布，湿气乃降也。气上腾，时雨乃降，寒亦随之，故感于寒湿，则民病为身重，为胕肿，为胸腹满也。

四之主气，本太阴湿土也，而少阳相火客气加之，则畏火临，溽蒸化，地气上腾，天气痞膈，寒风晓暮，蒸热相薄，草木凝烟，湿化不流，则白露阴布，以成秋令。民病为腠理热，为血暴溢，为疟，为心腹满热，为胪胀，甚则为胕肿也。

五之主气，本阳明燥金也，而阳明燥金客气加之，则惨令已行，霜露下降，草木黄落，寒气及体，而君子当周密，民病则在皮腠中也。

终之主气，本太阳寒水也，而太阳寒水客气加之，则寒大举，湿大化，霜积阴凝，水冰阳隐，民病感寒，为关节禁固，为腰椎痛。盖以寒湿持于气交，而为病也。

少阳司天之政，有主气，又加以客气，而天时民病，治法因之也。

凡此少阳司天之政，则寅申之纪曰：壬寅、壬申、戊寅、戊申、甲寅、甲申、庚寅、庚申、丙寅、丙申，皆岁运太过，其气化运行，先天而至，少阳司天，故天气正，风木在泉，故地气优。

初之主气，本厥阴风木也，而少阴君火客气加之，则地气迁，风胜乃摇，寒乃去，候乃大温，草木早荣，寒来不杀，温病乃起。其病气怫于上，为血溢，为目赤，为咳逆，为头痛，为血崩，为胁满，为肤腠中疮也。

二之主气，本少阴君火也，而太阴湿土客气加之，则火反郁，白埃四起，云趋雨府，风不能胜湿，雨乃零，民乃康。其有病者，热郁于上为咳逆，为呕吐，为疮发于中，为胸嗌不利，为身热，为头痛，为昏愦，为脓疮也。

三之主气，本少阳相火也，而少阳相火客气加之，则天政布，炎暑至，少阳临上，雨乃涯。民病有为热中，为聋，为瞑，为血溢，为脓疮，为呕，为衄，为衄，为渴，为嚏，为欠，为喉痹，为咳，为目赤，为善暴死也。

四之主气，本太阴湿土也，而阳明燥金客气加之，则凉乃至，炎暑开化，白露降，民气和平。其有病者，为满，为身重也。

五之主气，本阳明燥金也，而太阳寒水客气加之，则阳乃去，寒乃来，雨乃降，气门乃闭气门者，玄府也，则木早凋。民避寒邪，君子则能周密矣。

终之主气，本太阳寒水也，而厥阴风木客气加之，则地气正，风乃至，万物反生，瞀雾已行。其病为关闭不禁，为心痛，为阳气不藏而咳。

阳明司天之政，有主气，又加以客气，而天时民病，治法因之也。

凡此阳明司天之政，则卯酉之纪曰：乙卯、丁卯、己卯、辛卯、癸卯、己酉、乙酉、丁酉、辛酉、癸酉，皆主不及之气，其气化运行，后天盖六步之气，生长化收藏，皆后天时而至耳。

初之主气，本厥阴风木也，而太阴湿土客气加之，地气迁，阴始凝，气始肃，水乃冰，寒雨化。民病为中热，为胀，为面目浮肿，为善眠，为鼽，为衄，为涕，为嚏，为欠，为呕，为小便黄赤，甚则为淋也。

二之主气，本少阴君火也，而少阳相火客气加之，阳乃布，民乃舒，物乃生荣。民病则厉大至，善暴死也。以其臣位于君故耳。

三之主气，本少阳相火也，而阳明燥金客气加之，天政布，凉乃行，燥热交合，以致燥极而泽，民病为寒热也。

四之主气，本太阴湿土也，而火阳寒水客气加之，寒雨降。民病为暴仆，为振栗，为谵妄，为少气，为嗌干引饮及为心痛，为痈肿，为疮疡，为寒疟，为骨痿，为便血也。

五之主气，本阳明燥金也，而厥阴风木客气加之，春令反行，草乃生荣，民气则和也。

终之主气，本太阴寒水也，而少阴君火客气加之，阳气布，其候反温，蛰虫来见，流水不冰，民乃康平。其有病者，亦为温病耳。

太阳司天之政，有主气，又加以客气，而天时民病，治法因之也。

凡此太阳司天之政，则辰戌之纪，曰：壬辰、壬戌、戊辰、戊戌、甲辰、甲戌、庚辰、庚戌、丙辰、丙戌，皆主太过之岁，其气化运行先天。盖太过者为先天，而六步之气，生长化收藏，皆先天而至耳。

初之主气，本厥阴风木也，而少阳相火客气加之，则往岁卯酉少阴在泉。终之主气，本太阳寒水，而客气乃少阴君火。今之客气，又少阳相火而地气迁，气乃大温，草木早荣。民病乃为疠，为温病，为身热，为头痛，为呕吐，为肌腠中疮疡也。

二之主气，本少阴君火也，而阳明燥金客气加之，大凉反至，民乃惨，草乃遇寒，火气遂抑矣。民病为气郁，为中满，寒气从兹始矣。

三之主气，本少阳相火也，而太阳寒水客气加之，故天政布，寒气行，雨乃降，民病寒热。相火为主，故民病反为热中，为痈疽，为注下，为心热瞀闷。若不治之则死也。

四之主气，本太阴湿土也，而厥阴风木客气加之，故风湿交争，风化为雨，在气候为长，为化，为成。民病为大热，为少气，为肌肉痿，为足痿，为注下。

五之主气，本阳明燥金也，而少阴君火客气加之，阳气复化，草乃长，乃化乃成，民气乃舒。其病为血热妄行，为肺气壅也。

终之主气，本太阳寒水也，而太阴湿土客气加之，故地气正，湿令行，阴凝太虚，埃昏郊野。民病惨凄，及寒风已至，则脾受湿肾衰。其病反者，孕乃死。

厥阴在泉，甲寅、丙寅、戊寅、庚寅、壬寅、甲申、丙申、戊申、庚申、壬申风淫所胜，则地不明，平野昧气色昏暗者，草乃早秀上齐土化也，民病洒洒振寒，善呻数欠，为心痛，为支满，为两胁里急，饮食不下，膈咽不通食则呕木邪乘胃也，腹胀善噫，得后与气谓大便及屁也，则快然如衰，身体皆重木邪乘脾也。

少阴在泉，乙卯、丁卯、己卯、辛卯、癸卯、乙酉、丁酉、己酉、辛酉、癸酉，热淫所胜，则焰浮川泽，阴处反明离明之象，民病腹中常鸣，气上冲胸，喘不能久立，寒热皮肤痛，目瞑齿痛，䪼肿，恶寒发热如疟，少腹中痛，大腹大火邪乘大肠也，蛰虫不藏火邪盛也。

太阴在泉，甲辰、丙辰、戊辰、庚辰、壬辰、甲戌、丙戌、戊戌、庚戌、壬戌，湿淫所胜，草乃早荣，埃昏崖谷，黄反见黑，至阴之交土胜水而湿胜寒，故黄色于北方黑处是至阴之交，合其气色也，民病积饮为心痛，耳聋，浑浑焞焞，为嗌肿喉痹，阴病血见，少腹痛肿，不得小便土邪乘肾也，病冲头痛，目似脱，项似拔，腰似折，髀不可曲，腘如结，腨如别土邪胜膀胱也。

少阳在泉，乙巳、丁巳、己巳、辛巳、癸巳、乙亥、丁亥、己亥、辛亥、癸亥，火淫所胜，则焰明郊野火胜金也，寒热更至忽寒忽热，民病注泄，赤白小腹痛溺赤，甚则便血，少阴同候。

阳明在泉，甲子、内子、戊子、庚子、壬子、甲午、丙午、戊午、庚午、壬午，燥淫所胜，露雾清溟，民病善呕。呕有苦，善太息，心胁痛，反侧不能，甚则嗌干，面尘皮无膏泽，足外反热。皆肝胆之为病也。

太阳在泉，乙丑、丁丑、已丑、辛丑、癸丑、乙未、丁未、已未、辛未、癸未，寒淫所胜，则凝肃惨剽水胜火，寒胜热，凝肃惨剽，寒之象也，民病少腹控睾引腰脊，上冲心痛，血见嗌痛颔肿。皆心与小肠之病也。

天符岁会

按六十年中，太乙天符四年，天符十二年，岁会八年，同天符六年，同岁会六年，五者分而言之共三十六年，合而言之止三十二。经言：二十四岁者，降岁会八年，为平气也。

天符

应天为天符，盖司天与运气相符也。戊子、戍午火运太征，上临少阴。戊寅、戊申太徵，上临少阳。丙辰、丙戌木运太羽，上临太阳，如是太过者二。丁巳、丁亥木运少角，上临厥阴。乙卯、乙酉金运少商，上临阳明。己丑、己未土运少宫，上临太阴。此六者，自司天而论之，故皆名天符。

太乙天符

司天运气在泉，三气相合，为太乙天符，内有己丑、己未、戊午、乙酉，又为火乙天符，如火运上见少阴，年辰临午之类。

岁会

岁运与年辰相合，曰岁会，如木运临卯即丁卯，火运临午即戊午，土运临四季甲辰甲未戊巳，金运临酉即乙酉，水运临子即丙子，此八岁与五运相会。

同天符

在泉与运气相合，太过而加曰同天符，如壬寅、王申、甲辰、甲戌、庚子、庚午。

同岁会

不及而加曰同岁会，如癸卯、癸酉、辛丑、辛未、癸巳、癸亥。

《经》曰：天符为执法，岁会为行令，太乙天符为贵人。凡邪中执法者，其病速而危。中其行令者，其病徐而持。中其贵人者，其病暴而死。

太乙者，至尊无二之称。天符之岁，犹之执法之臣，法不可假，故邪中执法者，其病速而危。岁会之岁，犹之行令之臣，当有主之者在，故邪中行令，其病徐而持。太乙天符，犹之君主之贵人也，故邪中贵人，其病暴而死。

南北政

夫五运以湿主为尊，故甲己二年为南政，其余以臣事之，皆北政也。且人禀天地之气以生，天地之气升，则人之气亦升；降，人之气亦降。其运气太过、不及，淫胜郁复，人感之则病生，而生死应之矣。故经曰：从其气则和，违其气则病。不当其位者病，迭移其位者病，失守其位者危，尺寸反者死。北政之岁，人气面北，而寸北尺南，地左间之气在右寸，右间之气在左寸；天左间之气在左尺，右间之气在右尺。所以少阴在泉，则左间太阴，右间厥阴，而两寸之脉俱不应；"至真要大论"曰：北政之岁，少阴在泉，则寸口不应不应谓脉沉也。厥阴在泉，则左间少阴，右间太阳，而少阴在左，其右寸之脉不应；经曰：厥阴在泉，则右不应。太阴在泉，则左间少阳，右间少阴，少阴之脉在左，则左寸之脉不应。经曰：太阴在泉，则左不应。"至真要大论"曰：北政之岁，三阴在下，则寸不应者此也。少阴司天，则左间太阴，右间厥阴，而两尺之脉俱不应；厥阴司天，则左间少阴，右间太阳，而少阴在左，其左尺之脉不应；太阴司天，则左间少阳，右间少阴，少阴在右，其右尺脉不应也。故"至真要大论"曰：北政之岁，三阴在上，则尺不应者此也。南政之岁，人气面南，而寸南尺北，左间之气在右寸，右间之气在左寸；地左间之气在左尺，右间之气在右尺。所以少阴司天，则左间太阴，右间厥阴，而两尺之脉俱不应；厥阴司天，则左间少阴，右间太阳，而少阴在左，其右寸之脉不应；太阴司天，则左间少阳，右间少阴，而少阴在右，其左寸之脉不应。故《经》曰：南政之岁，三阴在天，则寸不应者此也。少阴在泉，则左间太阴，右间厥阴，而两尺之脉俱不应；厥阴在泉，则左间少阴，右间太阳，而少阴在左，其左尺之脉不应；太阴在泉，则左间少阳，右间少阴，而少阴在右，其右尺之脉不应也。故经曰：南政之岁，三阴在泉，则尺不应者此也。从其气则和者，阴阳各当尺寸本位也。违其气则病者，则阴阳或不当其位，或迭移其位，或失守其位，或尺寸反，或阴阳交也。所谓不当其位者，乃阴阳之见，不当尺寸本位也。所谓迭移其位者，乃阴阳迭皆转移一位也。假如南政少阴司天，阴皆在寸，阳皆在尺。迭皆左转者，则阴皆移左，而左不应；阳皆移右，而右不应。迭皆右转者，则阴皆移右，而右不应；阳皆移左，而左不应之类是也。所谓失守其位者，谓本位他位皆失守不见也。如阴失守则尺寸皆无阴，阳失守则尺寸皆无阳，非如迭移，而相反相交见于他位也。所谓尺寸反者，假如北政少阴司天，阳在寸，阴在尺，而阳反见于尺、阴反见于寸之类是也。所谓阴阳交者，假如北政太阴司天，阳在左，阴在右，而阳反见于右，阴反见于左之类是也。

南政司天脉歌北政在泉同

南政司天北在泉，厥阴右寸不虚言。

太阴左寸休能应，少阴两寸尽沉潜。

北政司天脉歌南政在泉同

北政司天南在泉，厥阴左尺却空间。

太阴右尺不相应，少阴两尺尽萧然。

南北二政司天在泉脉宜应否歌

子午南少北卯酉，两手沉寸口。子午年南政少阴司天，卯酉年南政少阴在泉。

南政甲子、甲午，北政乙卯、乙酉、丁卯、丁酉、辛卯、辛酉、癸卯、癸酉，是少阴司天在泉，主两手寸脉俱不应。

子午北少南卯酉，两手尺欠有。子午年北政少阴司天，卯酉年南政少阴在泉。

北政丙子、丙午、戊子、戊午、庚子、庚午、壬子、壬午，南政己卯、己酉，少阴司天在泉，两手尺俱不应。

丑未南太北辰戌，左手寸不出。丑未年南政太阴司天，辰戌年北政太阴在泉。

南政己丑、己未，北政丙辰、丙戌、戊辰、戊戌、庚辰、庚戌、壬辰、壬戌，太阴司天在泉，左手寸不应。

丑未北太南辰戌，右尺脉无力。丑未年北政太阴司天，辰戌午南政太阴在泉。

北政乙丑、乙未、丁丑、丁未、辛丑、辛未、癸丑、癸未，南政甲辰、甲戌，太阴司天在泉，右手尺不应。

己亥南厥北寅申，右寸脉潜形。己亥年南政厥阴司天，寅申年北政厥阴在泉。

南政己巳、己亥，北政丙寅、丙申、戊寅、戊申、庚寅、庚申、壬寅、壬申，厥阴司天在泉，右寸不应。

己亥北厥南寅申，左尺定无根。己亥年北政厥阴司天，寅申年南政厥阴在泉。

北政乙巳、乙亥、辛巳、辛亥、癸巳、癸亥、丁巳、丁亥，南政甲寅、甲申，亦厥阴司天在泉，左手尺不应。

运气略终

运气商

明·徐亦稺　撰
杨威　孙明杰　赵薇　主校

运气商弁[①]言

或问：风有实乎？田有云有子乎？曰：有，是与冥陵胆、长河藻、白凤胏[②]、苍鸾血同生而共育者也。太乙之所服者，诸帝不得而与之，天游之所服者，地行不得而与之，仙与不相代也，而况于人乎！常人之所服者，沉精巨胜而已。兰香曰：消磨可以愈疾，此救之已败者也。未至而图之，则消磨之不逮，呼吸远矣。此季孺氏独尊五运六气之道。五运六气者各有主有客，莫或淆乱，间气临之则明分野，此不易之经也。故曰：淫则必郁，郁极乃发，以察其源，百不失一。然后燥者润[③]之，伏者升之，结者散之，有不捷于桴鼓者乎！人之迁也，情主之，数之变也；气主之，情与人参[④]；气与数参，稽之以五行，配之以五事，金、木、水、火、土有旺衰也，燥、湿、寒、热、温有征验也，早与暮有时也，而二竖不能遁其情矣。虽然陵阳子春餐朝霞、夏食沆瀣，此剂之极至者也，以视煮石蒸砂、泽芝山蒯，犹其粗[⑤]之者耳，而况紫丸赤药以及神楼振灵之属，其治之不已晚乎！若夫斗酒片脯，冬之枣[⑥]、夏之雪，真儿童乎哉？是岂神农、黄帝之本业也，故曰：蜕气之谓虚，蜕虚之谓道。不见物之保应者，物无能滑。早长此皆制之于未乱者也，得季孺之意而存之，可以长世，可以佐明主，岂独为尸毒之人施汗溭之术哉！

甲戌秋日 东郡 白楹 书于松巅阁

---

① 弁（biàn）：置于前面。弁言，即前言。
② 胏（zǐ）：通“肺”。
③ 润：原作“闰”，从改。
④ 参：原作“叅”，异体字。
⑤ 粗：原作“觕”，异体字。
⑥ 枣：原作“棗”，异体字。

叙[①]运气商

长夏，取《素问》以来诸医家书读之，可谓征变备、能事尽矣，独运气之说，未有大畅岐黄之旨者。吾友徐君季孺，少年英妙，深入理窟，于诸书无所不读，于名贤无所不参。究久之，彻悟阴阳秘密、呼吸与人身流行关切处，时证时验，别主客之势，晰乘除之端，确然信其不诬也。季孺每发前贤未尽发者，比其功于岐黄之门，当在性道一科矣。以余观化榷所合，司天、司泉所分，纪岁、纪步所异，主则有定而客为之权，究以不定之客御不定之主，迁流可畏，造化为人客，人又为造化客，谬认脏腑是我主，岂知已为运气推之而往[②]。天地者，万物之上下，左右者，阴阳之道路。详味斯言，有感而动，即为隔阏[③]，则季孺虽自云尚略于内伤、调摄诸法，然已莫悉于斯矣！

同邑 吴太冲书

运气商叙

《素问》一书，为上根器人作，仍须上根器人读，中材闇[④]于大道，闻见莫承师友，与之言运气、间气、感受诸说，正如爰居骇钟鼓闽、犬惊霏雪，即或窃闻，亦仅仅扪烛揣光、扣槃[⑤]猜日者耳，犹得云医哉！医以三指寄人死生，旋以寸灵通契天地。人受天地之常气以生，感天地之变气而病，变气本能杀物，矧[⑥]昧于变气者乎？且夫变气之中互有胜复，天地不能自权舆，五行颠倒为耦配，浅触则浅病，深触则深病，生死转关，呼吸医手，故圣则仙化，则神仙如郭璞、葛洪、思邈、扁鹊、华佗、陶隐居诸人，种种不能更仆，神如大医王轩辕帝、俞跗、岐伯、雷公诸人，尤未易殚述。

自《素问》书出而运气、间气之说兴，自后贤继起而运气、间气之说阐弗尽阐。季孺乃始割弃举业，研究《内经》而作是商，浅人类以青紫，为季

---

① 叙：序言，序文。
② 往：原作"徃"，异体字。
③ 阏（è）：阻塞。
④ 闇（àn）：愚昧、糊涂，通"暗"。
⑤ 槃（pán）：同"盘"。
⑥ 矧（shěn）：况且。

孺惜，季孺弗顾也，曰：余为诸贤圣善继述云尔。虽然吾道自邹鲁后，仲舒、王通、濂洛、关闽诸子修其绪，医自曩所称诸贤圣后，指不几屈。今天生季孺，质颖心灵，上参碧落，下彻黄泉，中穷性命，风雨、晦冥不知凡几，历阅而《运气商》始成！夫运气既有定位，间气亦可推算，何必更商？噫嘻！此季孺不敢自执以误后人之执，如《商》所云拘司天之说而未明间气之变化者也。今季孺已深悉其变化，后之读季孺《商》者，请更变化季孺之变化，则治验、征应诸说，不过为季孺之刍狗而学人，亦慎弗好叶公之龙，则扣槃扪烛，尽可扫却钟鼓闽雪，时习见闻，何中材不可跻上根器哉！此季孺渡江计也，谓《素问》功臣可矣。至诗哦禅寂，吾直谓：季孺之骈枝，正不必借禅寂悟商，反多一番葛藤。

钱塘沈自成 性之甫 题

凡　例

一　是编惟在发明运气一说，故于内伤、七情、调摄之法全缺，然非无葆持元气之长，盖欲专弘一门，理难两全。且诸书于补益之法阐明殆尽，惟气化之理未明，故今偏举。

一　是编惟撮其要，运气之理在经文甚详，穷天地之玄奥，阴阳之变，合风、火、暑、湿、燥、寒之屈伸摩荡，故其阐扬病机，发明治法，亦宏博而条畅[①]，然学者正以其浩繁而难入玄渺而近迂，使至道不行于世。今明之以至简至易，人皆得而知之，则由浅入深，庶于救世之苦心，少有补云。

一　是编只谭[②]病机，不存方药，盖以仲景、河间[③]、节庵诸书，其立方不啻详备，习是业者固已熟之胸中，奚烦重赘？况用古人成方，尚当揆之以理，参之以时，至辛热之剂更当详审，以客邪热化居二而寒化一也。治寒之剂，以辛温药为当，抑理甚圆而方则局，惟明者自能变通。此不过刍荛之谫[④]陋，高明者勿以狂瞽见诮，幸甚幸甚！

① 条畅：畅达，通畅，达观。

② 只谭：只，原作“秖”，异体字，下同。谭，通“谈”。

③ 间：原作“涧”，按现代用语习惯改。

④ 谫（jiǎn）：浅薄。

运气商提纲（原书目录）

运气商后集

主运图

每运各主七十三日零五刻，总五运之数则三百六十五日二十五刻，共成一岁。谓之主者，年相同故。

甲、丙、戊、庚、壬，阳年起太角。乙、丁、己、辛、癸，阴年起少角。盖主运皆以木为初运，相生为序，以次而推。

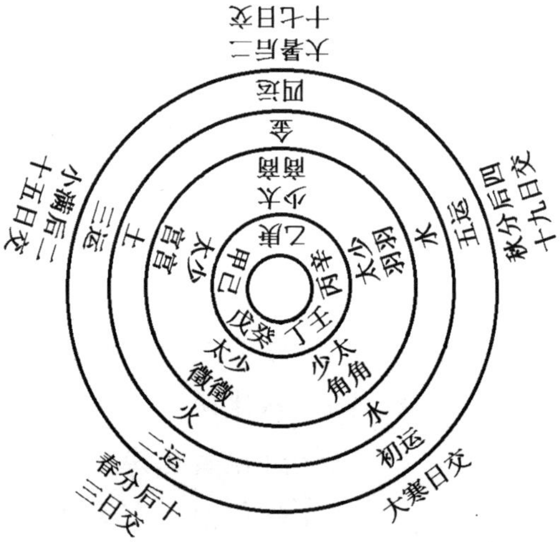

主运图

客运图

客运者，亦以相生为序，如甲己年以土为初运，土生金，则金为二运，以次而推。

南政者，司天之气居北极之上而面南，以东北为左间，西北为右间，以土居中位，有君象故。

北政者，司天之气居南极之上而面北，以西南为左间，东南为右间，以余四傍列，有臣象故。

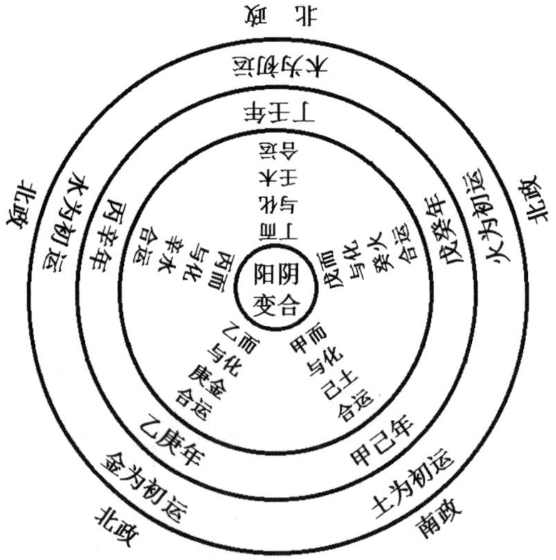

客运图

周子《太极图》云：阳变阴合而生木、土、火、金、水，五气顺布，四时行焉。盖物生谓之化，物极谓之变，变化不测谓之神。甲阳木配己阴土而化土运，庚阳金配乙阴木而化金运等是矣。

主气图

万载不移，故谓之主。逐年迁变，故谓之客。

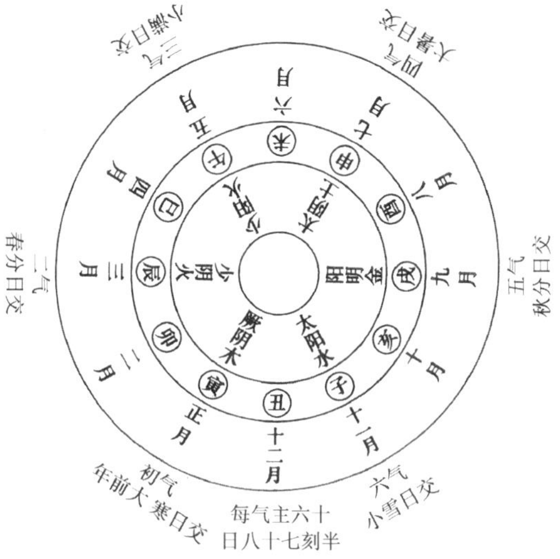

主气图

客气图

客气法：子年从戌上起初气，顺数至亥为二气，逢三气便是司天，至第六卯上为在泉。次年则退一位而推，如丑年则从亥上起初气，寅年则从子上起初气，其司天者即本年岁支，如子年子即司天，丑年丑即司天是矣。

间气之法：以司天为主，如子为司天，则顺数至丑，为司天左间之气，逆数至亥，为司天之右间之气。又卯为在泉，亦顺数至辰戌寒水为在泉左间，逆数至寅为在泉右间。各随其风、火、暑、湿、燥、寒之化而占候也。

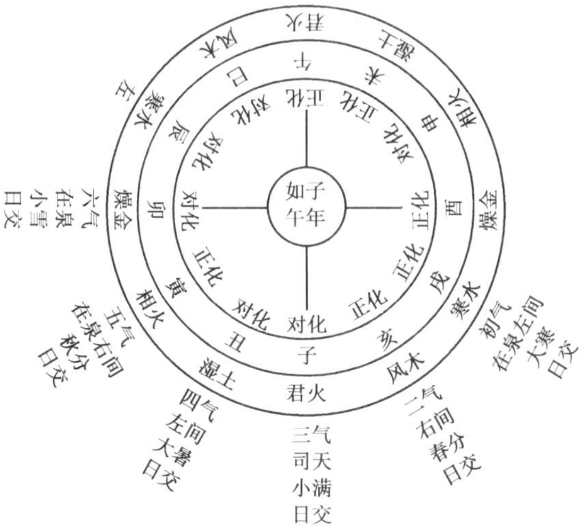

客气图

运气商

武林徐亦穉 季孺甫 著

运气概略说

《素问》一书为医家坟典，自古明哲莫不宗尚以成令名，而其间最吃紧、最神妙者，莫若五运六气诸篇，其阐发天时日月、风雨晦明、阴阳消长之理，及夫气候之盛衰，岁功之丰俭，庶物之生息，民病之繇从，莫不备载，故运气不可一日废讲者，今姑略言之。

盖运气者合十干为五运，配十二支为六气，爰自太极立而阴阳分，阴阳分而五行生，六气顺布而四时成焉。故甲与己合而化土运，丙与辛合而化水运，乙与庚合而化金运，丁与壬合而化木运，戊与癸合而化火运，此合十干而成五运也。子午年君火司天，丑未年湿土司天，寅申年相火司天，卯酉年燥金司天，辰戌年寒水司天，巳亥年风木司天，此配十二支而成六气也。惟运与气错综而成六十年甲子一周。

虽司天有统主一年之说①，其实的主五月、六月第三气而已，今世泥着古语而辄以一年之气全属司天，此实非也。何则？盖每岁仍有六气以循四时，迭为虚实，故初气起自大寒日，二气起自春分日，至小满正属司天三气主之，四气起自大暑，五气起自秋分，至小雪之终气方属在泉所司。每一气各主六十日有奇，以知司天惟主三气也。

然六气中则又有主气、客气之分。主气者，初气属风木，二气属君火，三气属相火，四气属湿土，五气属燥金，六气属寒水，以相生为序，一定而不移者，故谓之主。客气亦有六，但随每年司天之气迁转而无定，故谓之客。而主气之化，如春温、夏热、秋凉、冬寒者是也，客气则或春应温而反凉，夏应热而反寒，秋应凉而反温，冬应寒而反热，此则由逐年客气加临主气之上，而为灾、为祥、为丰、为俭者也。其气运之理虽有成法，其淫胜之变而为病，则在明者察气化端倪，既露之余，以揣摩消息，为之处方调剂，不使有亢害而致夭

① 按《素问》经旨所指：司天统主上半年，在泉统主下半年；司天之气主三之气，为岁内的客气；主年之五运，当为中运，或称岁运、大运。

札者，庶几可言医矣。先贤有云：不明五运六气，检遍方书何济！旨哉言乎！

运气间气说

间气者，即风、火、暑、湿、燥、寒之六气也，但位乎天之上者，名曰司天；位乎地之下者，名曰在泉；其余四气，分布四隅，与司天、在泉之气相间而立，因名间气。

若约分野而言，如子午年北政少阴君火司天，位于穷霄之上，左之间气为太阴湿土，位于西南；右之间气为厥阴风木，位于东南。本岁阳明燥金之气在泉，位于地脉之下，则亦有左之间气为太阳寒水，位于东北；右之间气为少阳相火，位于西北。今聊试举一隅而推之，如本年厥阴风水居东南，下应两浙八闽，故其地多有风雨浸淫之害，此明属间气为祟也。

又约时而论之，亦以子午年为例，而本年司天之气惟主小满后第三气，所云在泉者主小雪后第六气，其余时候皆属间气所司，故初之间气，乃太阳寒水，起自大寒日，至春分止；二之间气，厥阴风木，起于春分日，至小满止；四之间气，太阴湿土，起于大暑日，至秋分止；五之间气，少阳相火，起于秋分日，至小雪止。然则此四气之寒化、风化、雨化、热化之为病，皆属间气主之，故知有以司天之气统主一年之说，是于间气未明也。

尝见有江南亢旱、江北久霖者，岂司天气化能齐四方之气归于一政乎？此予所以明间气加临当随其分野而占旱涝、灾异、民病等变，兼之随时迁代，以稽之斯无忒矣。张子和所云：病如不是当年气，看与何年运气同，便向某年求活法，方知都在至真中。此则拘于司天之说，而于间气未明其变化耳。夫病不求当年之气，顾向某年求之耶？更当参以五运郁复之化，而天时民病之理始备也，明者亟须辨之。

运气病机说

详夫气化之为病，即淫胜郁复之理而求之也。五运之太过曰淫，六气之有余曰胜。然淫则必郁，胜则必复，此天道盈虚消息之理也。察淫胜之常变，明郁复之屈伸，而民生受病之因于斯得矣，今则概而论之。

夫五运以甲、丙、戊、庚、壬为阳，为太过之年；乙、丁、巳、辛、癸为阴，为不及之年。惟太过而不务其德，有淫泆之志焉，故谓之淫。然淫则必郁，郁极乃发，如水发而雹雪，土发而飘骤，木发而毁折，金发而清明，火发而曛昧，皆郁发之象也。六气则有相胜之道焉，或间气反胜司天，或间气互相克胜，故谓之胜。然胜则必复，如木胜侮土，至秋金旺，金为土子，为母复仇。夫亢极之木遭报复强金，而胜气乃平，此亦承制之理也。

其气化之为病，亦略例明之。如岁木太过，风气流行，脾土受邪，民病飧泄、食减、体重、烦冤、肠鸣、腹支满，甚则忽忽善怒、眩冒、巅疾。岁火太过，炎暑流行，金肺受邪，民病疟、少气、咳喘、血溢、血泄、注下、嗌燥、耳聋、中热、肩背热，甚则胸中痛、胁支满、胁痛、膺背肩胛间痛、两臂内痛、身热骨痛而为浸淫。岁土太过，雨湿流行，肾水受邪，民病腹痛清厥、意不乐、体重烦冤，甚则肌肉痿、足痿不能行、饮发中满、食减、四支不举。岁金太过，燥气流行，肝木受邪，民病两胁下少腹痛、目赤痛、眦疡、耳无所闻，甚则喘咳逆气、肩背痛、尻阴股膝髀腨胻足皆病。岁水太过，寒气流行，邪害心火，民病身热、烦心躁悸、阴厥、上下中寒、谵妄、心痛，甚则腹大胫肿、喘咳、寝汗出、憎风。此举五气之太过而例明之也。

夫欲知郁复之详，具见《素问·天元纪大论》等篇，文繁不赘。然《经》亦曰："知其要者，一言而终；不知其要，流散无穷"，此之谓也。惟气运有淫胜之变，而民病因之以生，故予谓即"病机之源"，不可不究心焉者，诚能熟玩《内经》旨趣，则其理自明矣。然予特弄引之言，岂能尽圣贤底蕴哉！尊生者，惟博古而验今，则自有入道之机缘在也。

运气感受说

历考诸名公方书，其论六淫客邪之病机与夫淫胜、郁复之治法，非不详且尽矣。第于感受之旨，犹未发明，即如张仲景《伤寒论》只曰：冬令天道严寒，最成杀厉之气，触冒之者，乃名伤寒。下而刘守真之《直格》，陶节庵之《六书》等，皆仍其说，或稍益之，曰：风寒之初中人也，先入皮毛，以次而及于藏府，不过如斯而已，从未有直指其受病之源，果从何感通、从何承受者，及读《内经》诸篇而恍然有得焉。

《经》曰：天气通于鼻，地气通于口。又曰：人之五脏、十二节，皆通乎天气，故呼出心与肺，吸入肾与肝。由此观之，人得天地之气以生，而呼吸与之相应，故六气之变也，而病从此受之。第人游于气化之中，相忘而不觉也。又《经》云：天食人以五气，地食人以五味。夫既食味于地，宁不食气于天？惟味有形而气无形，或闻者未必能深信耳！然其旨出自岐黄，但前贤未之阐发，遂使后人莫知趋避。设吾侪不究心于此，则于感受处既不悉其源，而于投剂时又乌能中其的耶？使知邪由口鼻而受，则知病多从肺胃而生，故麻黄汤为治寒之剂，然皆泄肺之药，奚必曰：太阳白虎汤为治暑之方，实乃清胃之品，何关于相火？凡同志之士，不以予言为赘而稍留神焉，则思过半矣。惟体薄者遇寒不谨，则有寒伤形之理，不在感通之例也，明者鉴之。

运气合脉说

夫气化感通之理，与夫呼吸受病之源，予固备考经文，而参以臆见，亦辩之详且审矣。今再以六淫为病之脉合而论之，则其理为益明焉。盖尝考诸王氏《脉经》及诸子方书，皆曰左手人迎之脉大三倍于气口，则为外感；右手气口之脉大三倍于人迎，则为内伤。然予之究心是业者，亦几三十年于兹矣，每见六气客邪之脉多旺于右，而与《脉经》之言相违，其故何也？盖由天气通于鼻，地气通于口，而口鼻者肺胃之外侯也，邪既由斯而入，则脉自独现于右，以肺胃之脉候于右关之前故耳。惟感受者如此，则其脉之违于左者，理使然也，又乌足为怪哉！今特表而出之，庶几临症临脉，灼然无疑情矣。大抵客邪之病，以脉浮者为在表，故不必以“左手候外感之说”为拘也。第风、寒、湿症之脉，类多浮弦紧，火、暑、燥症之脉，类多浮洪大，为异耳，高明愿教正焉！

运气明症说

尝推客邪之为病，感通于一呼一吸之间，确乎其不可移易者，故其为症多于肺胃而见焉。盖阳明之脉挟鼻，而肺之脉循胃口，又手阳明与手太阴为表里，故其感邪而为病亦常相因而同时。《经》曰：五气入鼻，藏于心肺，心肺有病而鼻为之不利也。此圣教之有据者，是故客邪之先入于肺者，多鼻塞、咳嗽、喘急、胸满，皮毛振振畏寒，热浮于肤腠之上，而凡先入于胃者，多呕吐、多渴、胀满、饮食不化、舌苔①、斑疹、鼻衄诸症，由此而知邪从太阳经入者什一，从肺胃入者什九。此予考之经文，验之人事，乃于日用操历处得之，盖亦有年矣。能自信而无疑者，其感通之理则有二焉。一则由于气虚，《经》曰：邪之所凑，其气必虚。又曰：不足而往，有余乘之。先儒亦曰“天道常于不足处行去”是也。二者因素有内热者，于热火之气化则有感通之理而受病焉，如阳燧取火，方诸取水，内热与客热相符，同气相求则病，亦从缘而生矣。凡热燥之化盛行，则有热伤风之症及痧疹俗名醋子之疾，皆肺胃同病者

---

① 苔：原作“胎”，按现代用语习惯改。

也。其症多咳嗽、多喘、多噎属肺，多呕吐、多泻、多挟斑属胃，此于症有明验者，今皆治肺而略胃，惟缪仲醇先生始言胃，然又不发明气化，亦阙[①]典也。

夫知邪因气虚而凑泊而知养生者，贵乎调摄矣。《经》谓：虚邪贼风，避之有时，起居有节，不妄作劳，故能形与神俱，而长有其天年。又曰：恬澹虚无，真气从之；精神内守，病安从来！此之谓也。

运气用剂说

夫用剂之道，治寒以热，治热以寒，微者正治，甚者从治，此《内经》之法也。故燥化也，而投润剂；湿化也，而投燥剂；热化也，而投辛凉、辛寒之剂；寒化也，而投辛温、辛热之剂；暑化之制，法类乎热；风化之制，方类乎寒，此治六淫之大纲也。至如燥令也，忽有连宵之雨湿感疾者，不妨用燥剂以袪湿。热令也，俄有浃旬[②]之阴寒受病者，宜远乎寒凉之品矣。故宵旦昼昏之间，风雨晦明之变，亦皆当占候而为方，故曰：雪霜凛冽，总是寒威；酷热炎蒸，皆为暑类。岂必大寒节至方用麻黄，三伏时来而后投香薷者哉？又如六淫者，风、火、暑、湿、燥、寒是也，谓之客邪，则均属外感，故不惟治风、寒二气之疾而与之解表，即治火、热、燥、湿之症，亦当与之解散者也。若惟以苦寒降火之药直折之，则邪得寒凉而冰服留难于藏府，而疾不更甚欤？故客邪之火，非同内伤之火可正治者，惟以辛平、辛凉之剂从治之法与之解散，而病邪自服矣。至于论药，当明五味阴阳之用，论治法当审五脏苦欲补泻，在明者自能察其虚实而为剂量也。

运气治验十二则

庚申金胜木气治验

是岁二月初旬，予邻傅东洲内人分娩后小腹痛者二十余日，医来皆谓血虚，用大剂四物汤，服久不解。予诊其肝脉沉数而弦，知庚岁金运太过，初春之际，木气受抑而不能伸，故肝气郁于下而作痛矣，法当以升麻、柴胡升提开发之，此《内经》“木郁达之”之意也。夫诸友作产后血亏[③]治者，非不近理，

---

① 阙（quē）：空隙，残缺，亏损。
② 浃（jiā）旬：十天。
③ 亏：原作“齡”，文义为“亏虚”，形近“虧”（亏字繁体），疑为形误或异体字，从改。

但地黄、当归、芍药等补血之剂皆味厚质重，为阴中之阴，其性沉而喜降，则所谓抑郁之木气愈觉不能伸，疾痛何由而止？第痛久气耗，须加人参。况病者亦已疲惫，不能起枕，懒于言动，面白脱色及不思饮食，有此数症，非参不可。至用剂时，予筹之曰：第服药后，当身发大热则郁者散矣，慎勿骇。申刻服药，夜分果热，天明热止而痛去什之七，再服而痛止。然何以知金运太过、木气受抑之验？盖彼时以立春后草木方茁而梅始花，脉之沉弦得之矣。

丙寅相火司天治验

丙寅季夏，相火主之而暑最盛。文学陈云飏母，年六旬余矣，以体肥畏暑，喜迎风坐，忽仆地，扶起而病下血者两旬日，医皆作痢治，无验。延予至，已不省人事，面色黧悴，痰声如雷，诊得脉浮如线，予谓：此属相火之气为风邪拂郁，并于肠胃，故下血耳。先贤有云：凡病人日数虽多，但见脉浮者，其邪尚在表，犹当取汗。然夏令表剂，莫妙于香薷饮者，疏原方与之，一剂而已知人事，再服而诸疾脱然矣。脉之不爽也如此。

丁卯阳明燥暑治验

丁卯岁，上见阳明；当季夏时，燥暑最烈。文学孙仲迁内人分娩，由感暑邪，身热，皆作产后治，与焦姜、五灵脂、香附、延胡索等辛温之剂，而致谵语、烦厥、眩惫之极。延予诊视，予谓：此感暑耳。已而转疟，因产后气血大虚，为调理月余而始痊。由是知产后气血多亏，寒暑之邪易于凑泊，惟具眼者自能辨其内伤、外感之异而裁酌焉，慎毋以产后本症为泥滞也。

丁卯二气感寒治验

福建运司副使，下邳宋公，讳维翰者，以御前进香，舟次武林时，丁卯季春也。其子室偶感寒疾，予治以法而愈，因谈及公在部时曾染一疾，无他异症，惟大小便道作疼，及至厕则无物而愈疼，如此者三年许。都下医士有谓火者、痰者、湿者，最后有僚属荐一名医，方作阴虚，治以六味肾气丸得效，然亦竟不能直指其名，曰此何疾也。予即诵北齐尚书褚澄书云：精未通而御女，以通其精，则五体有不满之处，异日有难状之疾，精已耗而复竭之，则大小便道牵疼，愈疼则愈欲大小便，愈便则愈疼。诵甫完，而公则抚掌叹赏曰：此数语逼肖当日病状，且京师为四方名士会集之地，三年之疾竟无语及此者，而子乃琅琅诵《褚氏遗言》，令疑情释然，因嘉予之强记云。

庚午厥阴二气治验

厥阴风木司二气，庚午岁也，主气者为少阴君火。沈得玄文学，方在友人坐间，忽小腹痛如锥刺，急欲小便，及至厕仅滴一二点，色甚赤，解时极痛楚，而腹疼弥急，乃不能竟欢而归，亟为调治。然疑热淋，药惟淡渗，如车前、牛膝、萆薢、淡竹叶、黄柏[①]之类，将十日犹未解。予往视，见脉浮弦，两头角微疼，暮则畏寒，夜有微热。予谓：此正属厥阴风邪为祟也，当急表散，得汗即解。若徒事寒凉，则邪愈冰伏矣。文学将信将疑，乃曰：此实淋也，子作外感治，而或得愈，可为绝倒[②]。果如法服一剂而得汗，二剂则小便清澈而痛止矣。盖少腹者肝之位，小肠者心之府也，直风邪内淫于府而未达于表耳。

庚午暑挟湿寒治验

庚午仲夏之朔，斯时溽暑早来，以岁支属午，君火司天也，故气化先一步至。予偶步河梁间，仰见云气在中，微雨在下，烈日居上，日既酷烈，湿郁乎下矣。因私揣谓人有感斯气而不作疾者乎？及抵舍，大雨如注，从午至申方止，惟雨大而且久，阴寒之气大作，顷刻间炎蒸变而为凄冷，俨然暮秋光景。予时臆逆当有三疾变见，得先一日暑热之气者，宜与香薷、黄连[③]祛暑之剂清之；得湿热郁蒸之气而病者，当与感冒轻解之剂散之；得最后暴寒之气所袭者，直与平胃五苓辛温药矣。次日及门者，一如前三法治之，毫发不爽，惟所感或有浅深，而治法亦因之损益耳。

庚午三气二火治验

庚午三气，二火重见，当季夏时，暑令盛行。时适科考，嘉湖文学俱僦[④]居昭庆寺，然皆挟舟迢递数百里冒暑而来，靡不感暑而病疟者，如桐乡钱、平湖张、嘉兴卜诸文学，咸命予诊治。予惟以香薷、石膏[⑤]、柴、芩等解散暑

---

① 柏：原作“栢”，异体字，下同。
② 倒：疑形误，依文义可作“例”。
③ 连：原作“莲”，按现代用语习惯改，下同。
④ 僦（jiù）：租赁。
⑤ 膏：原作“羔”，按现代用语习惯改。

邪，一投剂而寒热立止。比时有遵古法而用清脾饮及常山、槟[1]榔、半夏诸药，鲜获效者，盖半夏原属辛燥之物，最为暑令所忌。况人当三伏时无病亦渴，岂病暑者而反能以此收功耶？明者当自鉴之。

壬申相火客邪治验

壬申仲夏，谏议凌俊辅尊翁，年几望七，过武林，寓昭庆上方，偶感客邪，夜则身热，自疑体虚，服滋阴药五七日不愈，惟竟日昏睡，不思汤饮，面色带赤而气粗。召予诊视，脉尚浮弦，因疏清解方，以便燥数日不通，再加酒制黄连。是夕即去宿垢，而天明则身热皆净矣。夫药之中的，真如桴鼓相应，其症似难于速效，而药反以平易见功，贵在辨识精明，于脉、形、神、色而求之也。第治高年人疾，剂勿宜猛尔。

癸酉阳明司天治验

癸酉季夏，阳明气旺，疟痢盛行。廉司吴讷如尊翁，因次郎君乡试来省，以感暑得痢症，甫二日。予诊脉甚洪大，知受暑邪深也，遂急与香薷、六一等大剂解散之，一日令进汤药两剂，次日往候，则脉和而痢止矣，因馈香莲丸以清余热。

夫疟、痢皆暑邪为病，今时治痢多遵古法而用大黄及青皮、槟榔等疏气消导，绝不与之发散，使邪热由浅入深，致上逆而攻胃作呕则殆矣。今惟初起即与之解散，故病亦随手而愈，以知医于气化之理，务求悟入而技自精矣。

癸酉四气客寒治验

癸酉夏秋之间，阳明燥金迭旺，而四气适太阳寒水加临，然正暑令炎熇之时，寒化一来，燥金乃郁，其病在手足阳明及手太阴肺，此正“邪由口鼻而入，受病多于肺胃”之说也。

太史吴默置尊翁，病咳嗽、身热者将两旬，初服发汗及降火止嗽等剂而恙终未释然，乃召予治。脉尚浮弦，予以辛凉之剂解散之，使金郁泄而寒化平，服数剂而辄效，因馈清肺款花膏获安。若徒用止嗽方药而忽燥寒之气化，则客邪终不能解，且旷日持久，元气或因之以虚矣，矧暑令汗泄之时，虽有寒邪，不宜大发其汗以重虚之也。

---

① 槟：原作“梹”，按现代用语习惯改，下同。

甲戌初气相火治验

甲戌初气，相火为政。二月初旬，予邻傅与梅公病咳嗽，痰中见血，予作外感治，与解表药而愈。然斯时病此者众，病家多疑弱症，犹豫不定，而予独以理解之，得风邪散即止，若误作阴虚治而投补剂，使风邪不得发泄，则寒热不已，传而为骨蒸矣。

盖君相之火，其化为热，血得热则妄行，故其候多见鼻衄、吐血诸症。即素有阴虚疾者，值此热化之令而其病亦随发，然亦不宜骤与寒凉，致火性拂逆，必先以辛平之剂，如桔梗、前胡、薄荷、苏子、贝母、橘红之类，使气得顺适而调畅，则火邪易伏，然后以滋阴药继之而取效乃神。盖火势慓悍，若违其性而折之，则愈猖厥矣，故曰“火郁发之”也。又气属阳，气有余便是火，今顺其气而使之降，即所以降火也，气降则阳交于阴，坎离既济而人身泰矣，疾，其有不愈者乎！

甲戌风木主气治验

甲戌初春，主气者为厥阴风木，而客气则少阳相火，又适五运湿土太过之化并行，故新正有弥月之雨，仲春朔得迅风大作而雨化乃止，相火乃用。其有感冒者，皆相火为病，多见鼻衄、痰中见血及疮疡等，予参其理而治有验矣。然越十日，则又有浃旬风雨暴寒之变，此无他，乃厥阴风木之主气，至此而郁发耳。然挟湿土、相火二气，其病皆风温、风湿、湿温等外症，多呕吐痰涎，多腹痛，多寒热。盖风木之气郁于中则为痛，淫于上则为吐，盛于表则为寒热，而况挟湿挟火，其势不更尤甚乎？其始也，治以羌活、防风、苍术、川芎、柴胡、黄芩、厚朴等辛温解散之剂，其次则吐甚者以温胆汤，热甚者以小柴胡合解毒汤，腹痛甚者以平胃、越鞠等辛调之矣。惟风与湿、与火有偏盛者，在明者自能辨之也。

运气征应四则

辛未水运不及征应

辛未冬，主气、客气皆太阳寒水主令，意谓必寒大举，湿大化，霜积阴凝，水冰阳隐。然而其候反暄暖燥烈者何也？予意司天之气，岂亦稍有不符者乎？及阅五运涸流之纪，有谓“阴水不及，阳反代之”，故失其政而不藏，以丙辛合而化水，辛为阴水之故，此又舍气而推运，故予谓“向某年求之”之说，未尽善也，是盖不以气运合观而有偏废之失者矣。又“阳反代之”一句，“代”字可玩。

壬申木运太过征应

壬申六月，相火重见，而初伏时大风拔木者三昼夜，然当炎帝①秉权之时，而封姨②肆虐若此者何也？盖五运以丁壬化木，壬居太过，而三气适木运郁发之时，木在天为风，故得斯象。其有中疾者，当以“风淫于上，治以辛凉”法求之。

癸酉吴地蝗虫征应

江北尝闻有蝗虫之害，而吴地绝无者，今秋忽有之，此《内经》火在泉则羽虫育之验也。然本岁虽曰“君火在泉”，而少阳相火又临司天右间之气，位于东南隅，故其事乃见于浙地。且癸为火运，酉属燥化，合而观之，则容有是变矣。《内经》之说，风木在泉则毛虫育，万物始生之象也；二火在泉则羽虫育，火性飞越之象也；湿土在泉则倮虫育，土性敦阜之象也；燥金在泉则介虫育，金体刚劲之象也；寒水在泉则鳞虫育，水体波合之象也。盖物类同本年司天之气则安静，同在泉之气则生育，此物理之自然者。然则蝗虫之验，当于卯酉、巳亥年有之，而又当参之司天，合之间气，随其分野而十方隅，斯无不验矣。

甲戌土运太过征应

大寒后，交司天初间之气，为少阳相火，气当大温，草木早荣。然自元旦以来，霪雨弥月，仲春朔而园梅犹未试花，其故何也？乃五运湿土太过，经文有谓：敦阜之纪，烟埃朦郁。见于厚土，大雨行时，湿气乃用，燥政乃避，胜极则木气来复，故大风迅至而湿化乃止。是夜果有风变，天明方息，则朝暾③出而林霏开，霁色在目矣，孰谓运气之理古今不同耶？

---

① 炎帝：中华始祖，尊为农神、药神、商神，此喻“阳”“热”。

② 封姨：唐以后对传说中的风神的称谓，此喻“风”。

③ 暾（tūn）：初升的太阳。

运气商后集

运气博说

武林徐亦稺 季孺甫著

岁气起大寒说

岁气起大寒者，本后天始艮、终艮之文。杨子建以岁气起冬至者，虽契先天始震、终坤之义，此实非也。盖盈天地间造化之理，惟阴阳二气屈伸消长而已。然气机之阖辟，阳先唱而阴和之，实肇端于艮。虽一阳生于子半，斯时阳气尚稚，正在蒙养之时，故先王以至日闭关葆其微也。至艮则阳气渐旺，而生发之机始充矣。黄帝以岁气起自大寒，而程子谓“终始万物莫盛乎艮”者，千古圣贤同一辙也。

辩主客之异

主气，土居二火之后；客气，土行二火之间。是故风木在冬春之交，北东之维，艮、震也。君火，春夏之交，东南之维，震、巽也。相火，正夏之时，正南之方，离也。湿土，夏秋之交，南西之维，坤、兑也。燥金，秋冬之交，西北之维，兑、干也。寒水，正冬之时，正北之方，坎也。此主气以相生为序，故土居二火之后。客气则子午合化为君火，丑未合化为湿土，寅申合化为相火，卯酉合化为燥金，辰戌合化为寒水，巳亥合化为风木，此客气以正化、对化相待为序，故土行二火之间。

吴雀皋①注《内经》，既以土居二火之间配释。盖主气第四气本属湿土，今误为相火，而以在泉湿土消经文。夫在泉乃第六气，小雪后方交四气，在夏末秋初自难强合，文载《六元正纪论》篇中，明者辩之。

---

① 吴雀皋：应为“吴鹤皋”形误。吴崑（1552—1620），字山甫，别号鹤皋，安徽歙县人，明末著名医学家，以王冰24卷本《素问》为底本，补前注所未备，间有阐发，多擅自改经，著成《内经素问吴注》。另有《医方考》《脉语》《针方六集》传世。

明主客气化先后日期

主客气化，其行有先后时日。盖予独尊运气之理亦有年矣，每静而候之，大约客气居先，主气居后，其先则客气旺者二十日，次则主气旺亦二十日，后二十日则主客之气并旺，或差有重轻耳，共六十日有奇，以终一气。当客气旺，主气未尝无，但其气微弱，不能为权也。客气稍谢，而后主气随旺。运之先后亦同，客运先至，而主运之化随之，其旺亦各以两旬余为准。戾气之来也骤，和气之来也徐，故未至而至者，其政急而残；至而不至者，其政弛而慢；适期而至者，谓之平气。

气候

夫一期之中，言运则有五，言气则有六。每运司七十三日余五刻，每气司六十日有奇，此举五运六气之大纲也。析而言之，则五日为一候，三候为一气，六气为一时，四时成一岁，候凡七十有二，气惟二十有四。所谓气者，即立春、雨水、惊蛰之类，所以纪气化之节目也。候者，即东风解冻、蛰虫始振、鱼陟负冰之类，所以候岁物之成稔也。半月为气，气为变革；五日为候，候有考成，如谓雀入大水为蛤，雉入大水为蜃，乃至鹰化为鸠、田鼠化駕之类，然而气至则化，莫敢或爽，何为其然？盖万物囿于阴阳五行之内，故气化推迁，有莫能逃其鼓铸者，而人居大化之中，与物同感同化，宁不渥然丹者为槁木、黟然黑者为星星耶？奈何以匪金、匪石之躯，而复思其力之不及，忧其智之不能，其为自戕也深矣！《楞严》曰：化理不住，运运密移，甲长发生，气消容皱，日夜相代，曾无觉悟，可慨也夫！

推雨候

民生之为重者，稼穑。稼穑之关系在旱涝，则雨候所当知也。湿土司气运则多雨，以“土在天，为雨化”故也。风木司气运，数有大风，然亦能致雨，以风木之化从震、从巽，东南滨海，湿炁[1]钟聚，风从东方来，能感兆雨至。如寒化，稍雨。君相二火惟热，或亢甚则旱，燥化能胜湿，皆无雨。外此则气运郁发之际，能致暴雨；天地之气适和，能致甘雨，在运气主客中推可知矣。冬月湿寒并化则霏雪，阴之成数六，故雪花六出也。

---

① 炁（qì）：同“气”。

梅雨

江南梅雨之化，每在芒种之候，何气使然？岂一阴生于午耶？抑长夏属湿土耶？盖长夏指未月，属坤土。今芒种在仲夏之初，即一阴始生，何得有此霖雨之化？推之，正主运第三湿土至此而施化耳。稽其数，小满后二十五日交正芒种，后十日湿在天、为雨化，故有斯应，江南地卑，土湿使然也。

阵雨

尝见季夏则有阵雨，余月则无。盖斯时主气者为相火，即暑主运者为湿土，即雨化，惟暑与湿交旺，湿不能胜暑，故每于日晡而作阵，其雨必起自西南、西北两隅。盖西南为坤地，湿土寄旺之乡；西北则为干，阴阳之气相薄于此，即《大易》所谓“战乎乾”之义也。

疟兼暑湿

思疟有暑湿交郁之象，故其始病也，恒发于未申二时，以未属坤土、申属相火之故。观阵雨亦在未申之交，从可知矣。然则暑湿交并而为阵，天地之气为病也，治疟有用泽泻者，不忘湿也。观人之病疟与痢与泄泻，而分暑、湿所感之重轻矣。

暑为寒郁

问：暑为寒郁则病甚，何耶？曰：暑繇渐来，常也，人故相安。寒卒然来，变也，故病甚。如夏月鱼在水中，虽天道极热，水如汤泉之温，而鱼固自若；偶为寒雨所薄，则皆浮出，理可想也。寒暑有渐，苏长公和安一论详矣。

别寒暑

夏月病寒热，人皆作伤寒治而不应，何也？曰：夏月头疼身热，卒皆暑也，投香薷饮热服之，得汗即解。夫寒暑异时，本不相代，观冬至后节为小寒、大寒，夏至后节为小暑、大暑，就名思义而惑可解矣，以知斯时乌得有真寒症哉！

露为疟剂　以治疟药煎成，露一宿者是。

露为治疟要剂，世鲜知者。盖疟惟暑邪，露为金气，阳气升为暑，阴气降为露，理相待也。此以阴阳之气，还治阴阳作疾，其为力不更易欤？古贤用意之微如此，但隐而不发耳。至论方药，则石膏汤之类，近之以石膏气味寒肃而降，得秋之化，用之治暑，故获奇验。且四时之序相代而成功，秋肃之化行，夏暑之炎息，造物自然之理也。

雨露霜雪

尝思雨露霜雪，皆可为药笼中物，陈藏器曰：立春日雨水，夫妻各饮一杯还房，当获有子，取发生之气也。汉武帝作金盘承露，用以和药。又乾象占云：天气下降而为露，清风薄之而为霜，故霜可以除热烦、消瘾疹。腊雪煎茶煮粥，解热止渴。收雷震木藏之，可疗惊疾。至如启牕纳风，可以却暑，而云母犹为服食家所珍。立冬十日后至小雪前，雨名液雨水，凡虫类饮之皆舍蛰，故可煎消虫药。余如二十四气中雨水皆可取用，倘充之以治气化之病，宁无捷效欤？

六化说

尝思气化纪岁、纪步，及时而至，至不失时，有莫知其然而然者语有之，孰主张是？孰纲维是？孰居无事而推移是？虽然可占候而明也，粤自太极之理立，而阴阳之气分，动静之机殊，而五行之变备，两仪既判，形气肇分，故天依形，地附气。天主气，言而风、火、暑、湿、燥、寒，天之阴阳也。地主形，言而木、火、土、金、水，地之阴阳也。形与气交感化生，而有人物之万殊，动静气机循环不息，而还为造化之妙用。风以动之，火以温之，暑以蒸之，湿以润之，燥以干之，寒以固之，此六化之用也。

太极之妙，常以动而生阳，静而生阴，故动之始为风，风以“动之”化之始也。有所抑而不伸，则奋而为雷，动之变也。此春之化以升发、振起为令者矣。其次为君火，为升明之纪，正阳而治，有君之象，故名君火。火以温之，其候暄燠，其德明显。君火来自风木，所谓帝出乎震也。火之后为暑，盖阳气至午而炎暑郁蒸之功著，代君宣化，有臣之象，故名相火，是为三气。湿土旺于未申，得暑以蒸之，其化为溽蒸，为大雨时行，暑蒸湿而浸淫，故燥以干之，燥化继湿而旺也。天地之气至是而变革，故金曰从革，草木凋落，此秋之化以收敛肃杀为政者矣。至六阴盛而为寒，其德阴惨寒雰，其变冰雪霜雹，寒以固之，坚凝之化也。寒之化为藏、为固，夫尺蠖之屈以求伸也，阳气伏藏以养德也。邵子谓：复其见天地之心乎？故知阴阳消长，如环无端，于斯可见。此六化以相生为序，升降阖辟为机，生长化收藏为功用也。然太过则害生焉，故风胜则地动，暑胜则地热，湿胜则地泥，燥胜则地干，寒胜则地裂，火胜则地固。试观其及时而至、至不失时者，特一气机之旋转相倾相成、终始盛衰而已。故诸动为阳，诸静为阴；诸动为火，诸静为水；诸阳为热，诸阴为寒，理可见矣。

风化说

风之为化，肇端于震，托质于巽，乃吹嘘而鼓荡者其用也。然时或未至，寂然不动，声臭俱无。时至而化，行倏①焉、起焉，太虚生摇，大地为动。及其衰也，而复敛用归寂。故风之中人也，为眩运②，为动摇抽掣，为自汗呕吐，其治法宜辛温、辛平之剂调之。夫辛者，金化能平木，制其过也。温者，即风木之本气，就其气而宣发调畅之，盖木郁则达之也。

火化、暑化说

五行各一，而火则有二，君火、相火也。君火以日为体，相火其用也，亦曰暑。然所以为用者，即子中一阳生而上升至巳，六阳升极而炎暑郁蒸之功著，辅日为用，因名相火。且日为至阳之气，与相火不即不离，一而二、二而一者也。日为至阳，故有君象，丹溪谓君火，人火也；相火，天火也。愚意，君相之火特体用之分耳！故在天而论，则日为君火，暑为相火；在人身而论，则心为君火，三焦名相火。以苦寒治火，谓之正治；以辛热治火，谓之从治也。

湿化说

土居二火之后，《经》曰：暑以蒸之。大地为暑所蒸，而湿土之化行矣，故其候为溽蒸，为大雨时行。其病为呕吐，为泄泻，为胀满支肿，在表为寒热，为头身重，敦阜之化也。其治法，宜羌活、防风及平胃、五苓等，审其在表里而施治。大抵湿病宜微汗，不宜大汗。夏月暑湿交旺，故暑病常兼湿，湿病亦常兼暑，此又不可不知者。

燥化说

尝评燥证，“诸涩枯涸，干劲皴揭，皆属于燥”，《原病式》引“燥万物

---

① 倏：原作“倐”，异体字。
② 运：通“晕”，眩晕。

者，莫熯[1]乎火”。然此但明火之用耳，非直论燥。盖一元之气至春而滋生，至夏而长养，燥金为第五气，居酉戌之间。斯时阳气消沮于上，不能蒸润荣养，而遂至于枯燥也。喻如柳条，当春阳煦和时，何其柔润；而于秋金肃杀之际，便尔枯脆而燥，病之因可想见矣。《内经》曰：阳气者，精则养神，柔则养筋。故治燥病宜大剂人参、麦冬养其阳和之气，滋其生化之源，使阳气充盛，自能蒸润荣养，而干劲皴揭之苦可除。此就燥症而论也，至若燥化在表时，则又当清解者矣。

寒化说

寒从水化，正北方坎也。斯时六阴用事，大地皆归于寒，阳气伏藏，蛰虫固密，君子居室。虽至[2]后一阳来复，于时阳气极微，为潜龙勿用，惨杀之令方殷，建寅为三阳，故冰始泮[3]而寒始谢。治寒用麻黄、桂枝之辛热者，助卫外之阳气，使升发于表而寒化自解耳。

主客同化

主客同气，则其化乃倍。故如风木之主气，而又临风木之客气，则风与风同化，而有大风；如火与火同化，则炎热而主旱；湿与湿同化，则淫雨弥月，洪水泛滥；燥化并临，则无雨而燥裂；寒化并临，则天道严肃而倍冷。又如风化加于湿，则有大风雨，能致大水；湿化加于寒，则主雨雪多；如庚申金运太过，木畏金气，而其化乃迟；辛未水运不及，阳反代之，而寒令不藏。此则五行乘除生克之理，在人自神明之可也。

补甲戌气化纪

甲戌三气，即司天寒水主之。小满日交四月二十六日也，越五日，天道忽变而为寒，至五月十八日寒乃谢，暑乃旺，应客气先行二十日之验也。

芒种在五月望前三日，斯时久不雨，农事几废。廿三日有微雨，至六月十五日大雨，十七日又雨，而禾始植完，应第三土运之雨化也。土运在芒种后第十日交，即梅雨也。

六月廿八日大暑，有大风者五昼夜，此应第四气风木之化。然自前十七日

---

① 熯（hàn）：干燥，同“暵”。

② 至：冬至。

③ 泮（pàn）：融化。

后，勿复雨，民方以为忧，至七月十八日风木之客气谢，主气湿土乘旺，大雨信，宿耕者欣然乐于有成也。此征客气先施而主气后至者欤！

八月朔，天道忽极热而瞀闷者三日，予知暑为湿郁之象，当兆大雨。既而霖雨浃旬，十一日晚厉风大作，至十四日早风始息，及暮而雨止。然潦水接天，高下田禾皆为所没，十余日水方退，其损者什五，坏垣圮屋，风景凄然，不减戊辰海啸之变。

八月三十日秋分，交君火之五气。然其病反踰前数日而甚，所谓“未期而至者，其政急而残”，民病多死，其有感冒者，皆见鼻衄、吐血诸症，而寒热之势较常尤甚，此戾气之征也。

闰八月望后十日，见大风雨者三日。然风木为第四客运，当处暑后七日交，今则寒露后始至者，以秋令金旺，主气、主运皆燥金之化，木避金化，其行乃迟耳。

九月十六日立冬，而雨化早行，以本岁有八月之闰，故未交小雪而六气湿土之令先施也。十月初一日小雪，初五日雨化当止，以足客气二十日之期也。又火为第五运，故天道尚暖，雷乃发声，为阳气亢郁之象。此甲戌一期之政，纪之以为同志者商焉。

慱[①] 说

论疟本于少阳相火说

考疟发于盛夏之时，明乎本于暑矣。经文云：夏伤于暑，秋必痎疟。此语为足据也。夫六气中所谓暑者，少阳相火也。相火之旺，其候当小暑、处暑之间，以其政最酷虐，感而病者，因名曰“疟”，故冬令病疟者绝少，或有之，乃少阳相火司间气也。夫暑为阳精之亢甚而极著者，故字后日后著，是以赫曦之纪，三庚皆伏，烁石流金，夏气张大。古之善摄生者，诫令独宿以养柔阴，服生脉散以滋金水，诚有见也。其有触冒而为病者，惟治相火之有余，而于少阳之气求之。盖少阳主半表半里，故疟必寒热相争而后已，明相火为疟之因，其于治法可思而得矣。有分六经而治者，看暑邪并甚于何经耳。其初发时，惟宜香薷、六一及柴胡、石膏之类大剂解散之，无使迁延致气血受伤而疾难

① 慱（tuán）：通“团”，圆，满。

已也。

及考古成方，如清脾饮治食疟，二陈汤治痰疟，平胃散治湿疟，补中益气汤治劳役疟等，皆不言及治暑一节，故于暑疟迥然无功，且其药多辛温、辛燥、辛热，非惟不能治疟，而益助其相火之昌炽矣。尤有初时失治而延及岁月者，皆谓宜用十全大补汤及补中益气汤之类，其意不过欲益其气，以为不截之截，此皆于相火为疟之说未透也。自子中一阳生而上升，历寅卯辰至巳午，则阳气升极而亢甚，相火代君行令，为气最烈，人感之则为重阳，而害乎阴也。其气抟①聚于三阴之分，绵延不已，故治久疟者当大补其阴，兼以清热，则疟自然能止，补阴清热如当归、芍药、麦冬、何首乌、牛膝、鳖甲、知母、贝母之类，皆在所必需者。由此而知，治久疟者，若偏于补气之说，未尽善也。其余药，如青皮、槟②榔、常山、草果③、半夏、干姜、肉桂等，非无疏气、燥痰、温补之功，然于相火之病有大不宜者。今为简之，亦惟明者去取焉。

论痢因于暑说

尝时不透运气之理，其治痢不过仍前人之说，以古成方为法，其效迟。辛酉岁，得聂久吾治痢说，守其四禁，遵其消导一法，其效稍捷。今于气化之理求之，则于治痢也更有进焉，真可万举万全者。考疾作之候，正炎暑肆虐之时，湿土、相火乘旺之际。人于斯时，或冲斥道途，或起居不谨而感焉，故其初发也，宜急为解散之，亦惟以香薷、六一辈为前驱，佐以黄芩、黄连④之清热，当归、芍药之调血，靡不应手而愈。盖暑湿之邪，入于少阳、阳明之经则为疟，人手、足阳明之府则为痢，故其治法亦大同而小异。

夫痢者，古名滞下，盖壅症也。且阳明之经原属多血多气而有余，今暑湿之邪并而乘之，则愈觉其壅滞闷⑤塞而难堪，故其症多后重里急，涩滞而揪敛，服疏气消导药则稍减，服补剂及肉食肥甘则增剧，从可知也。有疑为饮食积滞者，非也，惟相火之气为害耳。至考古方用药，如木香、吴茱萸、官桂、巴豆之辛热，青皮、枳实、牵牛、大黄之峻厉，皆所当深禁者。夫究痢之因，本于

① 抟（tuán）：把散碎的东西捏聚成团。
② 槟：原作“梹”，按现代用语习惯改，下同。
③ 果：原作“菓”，异体字。
④ 连：原作“莲”，按现代用语习惯改，下同。
⑤ 闷：通“秘”，闭塞，便秘。

相火，则其辛热之品自当远矣。若噤口者，邪传足阳明胃也，其症多凶，宜加白扁豆、家莲子，腹痛甚者惟大剂黄连、白芍自止。故予谓：气化之理稍能悟入，则于六淫之为病可游刃而解矣。圆机之士，当不以予言为迂。

亢则害、承乃制说

夫人知五行相生而为寒暑，而孰知五行还相制以成岁功也。尝读《内经》“亢则害，承乃制，制则生化，害则败乱”之言，而深契于心，因为发明之。

夫热火之化至巳午月，阳已亢极，烁石流金，不有水气承而制之，则大地不几于燔乎？寒水之化至亥子月，阴已剧甚，水冰地坼[①]，不有土气承而制之，则化理不几于息乎？故《经》曰：相火之下，水气承之；水位之下，土气承之；土位之下，风气承之；风位之下，金气承之；金位之下，火气承之；君火之下，阴精承之。承之者，承袭而制之也。制之不使亢害，乃为至和而成生生不息之化，故变化而莫穷焉。然古人亦有推其理而制治法者，如张仲景《伤寒论》中，以大黄、芒硝苦寒、咸寒之品，得北方寒水之化者，以之治热火亢烈之阳症，而立诸承气汤之各其□[②]意，盖本诸此。

服药分早晏说

夫剂有气血之分，当以早暮为法；药有甘苦之异，须适饥饱之宜，使阴阳各得其情，即补泻易为之力。故如四君子汤、补中益气汤，皆补气之剂也，其气薄，为阳中之阳，升也，宜于清晨服之，则与人身之阳气俱升，投其生发之机而成功易。又如四物汤、六味肾气丸，皆补血之剂也，其味厚，为阴中之阴，降也，宜于午后服之，则与吾身之阴气俱沉，同其静谧之机，而致大益。此亲上亲下之道也。《经》曰：平旦阳气生，日中而阳气隆，日西而阳气已虚，气门乃闭。观此而知用剂之法，当推阴阳、审蚤[③]暮而始得也。至于太饥勿服苦剂，大饱勿服甘剂，理亦易明者。盖晨起空腹时，胃气尚馁，若骤以苦寒之剂投之，不惟病邪未必能祛，而元气反因之斫削。厌饫之余，食满于胃，若更以甘补之剂饮之，则食物尚不能传化，而药力何由展舒？故知有谓“病在上者饱服，病在下者饥服”之说，未尽善也。矧味甘者增中满，味苦者戕生气，岂曰事细而勿察之欤！

---

① 坼（chè）：原指草木的种子分裂发芽，引申为裂开。

② 原版缺字，文意可能为“制方之意”。

③ 蚤：通“早”。

《运气商》跋[①]

尝谓人生两间，当念民胞物与，即疾痛痒疴相关，不啻孩提入井。穉[②]不知夙生何似，薰得此心，与世界中人如出一母，故每临病者卧榻前，观其呻吟、蹙额之状，即为攒眉心结，第不能以身代之为缺然也。至于研穷病机，较量方药，必殚精竭虑，寝食弗遑，务期人人出汤火、登春台而后即安。东坡老人有言：吾虽非医俦，性喜修[③]药饵，得人疾愈，吾为之体轻。今穉虽谫劣，滥窃[④]医名，得藉此以全好生一念，倘亦庶几老人之愿力欤。

是编乃予平日究心运气诸书，体会阴阳寒暑之变，以之治疾，聊有奇验，第缘孱质绵力，只堪仆仆作应酬计，即药案亦不能多录，偶拈此数则以就。正有道：倘时论以药石去病为实事，而目气化为虚，无使羲皇之道不彰，夫宁不湮没其悯世济人一片苦心耶！故不自揣度，谬陈管见，以公同志。凡诸君子设不以予言为赘，而能恪守圣经，善参微识，俾寰宇之内，咸得遂生生之理，则此书于世道未必无小补云。

时[⑤]崇祯龙飞 岁次甲戌 初之气 立春日 武林徐亦穉 跋于愿寿斋中

眉公愿寿跋

徐季孺老居士，诗中有禅，禅中有诗，董宗伯书“愿寿”二大字赠之，眉道人更拈二语奉祝：“心是西方长寿佛，身如南极老人星”。此米南宫诗句也。陈继儒为下愿寿注脚。

愿寿赠言

吴十无先生讳继志

西湖之侧董仙家，雪剧云春雷碾车。绕[⑥]屋杏花已千树，本来弘誓愿犹

---

① 跋（bá）：文体，写在书籍或文章的后面，多用以评价内容或说明写作经过等。

② 穉：作者自谦，用小字行文。为方便阅读，按现代书写习惯改为平排，下同。

③ 修：原作“脩”，异体字。

④ 窃：原作“竊”，形似窃字繁体“竊”，疑形误，从改。

⑤ 时：原作“旹”，异体字。

⑥ 绕：原作“遶”，异体字。

赊。牛山斤斧嗟童札，八苦交煎日销烁。侵寻二竖入膏肓，翻谓医无对症药。众生稽首大医王，只此慈悲是道场。乞与壶庐方寸匕，扫除热恼作清凉。先生笑许还颠倒，本自无疮勿伤了。愿天生好人行好，大地含灵偕不老。

钱真常先生讳千秋

夸毗争委蜕，混沌凿以工，瞢然夭性灵，而咎天无功。厥有至人手，挥纶振鸿蒙，女子亦知姓，三折道乃崇。餐兮返其孩，举世无顽瘽，济济称寿民，夙愿敦所通。谁谓娲石远，室尔城市中。相对南北峰[1]，嵯峨日曈曨。

冯参之文学讳赟

上寿无过八千万，大椿冥灵养所致。尘情戕尔如拉枯，至道引之若操券。池饮垣视膏肓苏[2]，老安少怀平等愿。斯堂遥跻南极光，应有胡麻为炊饭。

陈公斐太史讳美发

壶公少行市，青霞煮石髓。药湿龙煤寒，丹溶蝌字紫。驭气知长刲，何运亦何死。璚花脍玉麟，金诀芬秋芷。曾图谷城别，云何教儒子。天风荡广寒，已过杏花里。

顾山臣先生讳圤

引舌饶长说，人皆惑有生。佛慈三按指，市价一知名。假手拈茎草，如山富石英。峙仁存静的，等智出平衡。野散闲[3]鸡犬，家怡古性情。水云恒效变，蜎蠕尽推诚。至味根因入，微机踵息行。洞然吾与子，莫逆在分明。

王六宜先生讳尊生

佛说药王品，肯发真实愿。愿获上善人，一切寿无算。良哉居士心，如见药王面。

贺复庵[4]先生讳万一

粉署谁家异市尘，南州高士隐壶天。指挥运气大司命，游戏文章小品禅。仙剂无方休问药，神工有主莫论年。春风犹恐分遐迩，更箸新书到处传。

章无太孝廉讳简

武林多佳山，谁为乐山想。至人解天弢，淡与道相赏。福来无所营，乃为天帝奖。翩美徐夫子，清风良足仰。蚩世昧尊生，方家半卤莽。妙手探玄秘，

① 峰：原作“峯”，异体字。
② 苏：原作“甦”，异体字。
③ 闲：原作“閒”，异体字。
④ 庵，原作“菴”，异体字。

鸿术非细响。济世何劳劳，前身疑药上。誓以百年身，安危世所仗。汉庭重埜[①]贤，应给灵寿杖。

陈白室先生讳裸

借树逃孤影，寻苔补旧踪。坐常方病宦，窑忽下真龙。砭俗开诗箧，搜微备药笼。因为杞人问，剂国竟何从。

顾山臣先生讳圤　不佞四秩见赠

出作孤明下指微，人颐人耄息于机。赤尘远望医门止，白首难忘古道非。固此不坚躯与世，修将如幻法为衣。试揩净眼当清夜，草木何天不可飞。

曹子虚先生讳羲

垂廉隐湖墅，灵寿悬青囊。种德广仁术，好生推愿王。课儿擣玉屑，引鹿啣金光。几度归何晚，春风采药忙。

曹孟弢词长讳有光

秉君好生念，道化欲无穷。三指鉴呼吸，一壶展玲珑。愿将人寿固，期以松年同。神气每安宅，精灵养全功。何时授真饵，门掩杏林红。

徐孟麦先生讳胤翮

采药曾从海上还，烟村久矣寄柴关。一庭朱草长生果，半匕玄霜上寿颜。洒落襟期泉石里，游遨瓢笠水云间。与君共讬南州侣，可有刀圭疗我顽。

吴山子先生讳应升

劳生天地间，谁分贵与贱。日出各有营，智愚交相衒。膏火即相煎，形骸能无变？养生理全亏，人寿安得羡。明哲痛念兹，托术亦云徧。儒貌佩禅心，精艺时巧现。生理挚还人，昏旦恒不倦。愿寿颜其斋，名实融一片。余幸获神交，述言酬深眷。珍重物外情，努力祈自荐。

冯千里先生讳维圻

知君神契崆峒上，云物收来尽是医。岂似参同多注脚，总然胎息也支离。淫胜间气随时变，补泄奇功任尔为。妙理只存章句里，永年今喜诵商贻。

沈无奇先生讳士奇

圣人治未病，药王寿众生。吉凶患恻然，后贤有同情。陡发一弘愿，气数若可更。调驭在物先，物莫与为撄。妙论启奥秘，微机振聋盲。累累千万言，造化任纵横。轩岐揖同堂，近代谁能京？予苦滞宿疴，解厄赖慈明。

郭太希先生讳必声

---

① 埜（yě）：同“野”，郊外。

停舟凝望恠晴霞，红杏春风早放花。争道主人工鸟戏，每教稚子辨蛇车。间来煮石皆成饵，市上悬壶即当家。不惜平分寿无量，只缘金鼎富灵砂。

愿寿赠言

开子法师讳崇端

君愿广且密，君心仁而静。得其寿之源，不虚世所请。一尘落应身，时时发深省。春红布杏光，秋清美月影。发不凝真禅，万热寸衷冷。惟余采芝忙，根茎了妄眚。澄潭夜有蟾，抱道在人境。

心海法师讳广穹

吁嗟寿不齐，赖君发弘愿。匕端平等春，指下神明券。经有阿伽陀，香雪生异苗。采采出笼中，饮世为松乔。君不是浮玉山头徐灵府，手挽疲癃跻太古，耕凿起居长如此，不灾不害不老死。

心宗法师讳大善

愿为长寿佛，朝参西方禅。愿作老人星，日饮南极泉。施此草木精，绵延无病年。示被莲花胎，引领唯心传。神寿同太虚，形寿齐古仙。登兹愿寿堂，尔我形神全。

汰如法师讳明河

吾病顽无赖，君言治有方。一丸小能力，三指神如光。睡验元气在，面分秋花黄。相期道机熟，感念应弥长。

古德法师讳大贤

离离原上草，畏彼雪与霜。挺挺域中士，咸为利欲戕。伟哉耆域师，室中秘青囊。饮彼上池水，杏林发殊香。弱丧欣所赖，多寿安且康。我来忽邂逅，形神两相忘。愿同沉疴辈，携手归空王。细参无量寿，游于无何乡。

觉海法师讳元神

闻乘菩萨戒，行道隐医师。但愿人多寿，宁论礼下为。攒眉逾已病，援手出心慈。更有恒兼逸，因图九咏诗。

愿寿赠言

灵隐开士讳永閴

群情均夭年，胡为见延促。倏忽窦凿开，混元机尽剧。圣古称岐黄，为经于缘督。欣子蕴素奇，玄理知饱沃。仰攀大愿王，和合诸药属。拯彼婴患徒，脱然去涂毒。能无寿者心，兹予最上勗。

文则开士讳范行

古墅沦真隐，春晖驻草堂。暖风吹竹牖，甘露缀花墙。理得秋之月，慈推愿独王。因思董夫子，不易赠斯章。

世躬上人讳际可

山露凝秋清，山木贵无恙。中有拥肿生，忘情脱斤匠。如君多疾门，洞视人肝脏。夭札似云来，相资苦千状。以寿与人延，以术与天抗。膏雨泽寒畊，倏风醒凋丧。下指为有权，推心正无量。

武来上人讳祖绳

人人寿无量，生死海应竭。有涯较无涯，办心徒屑屑。药性亦不齐，医门宁改辙。所秉辛与酸，草木寿同别。夭彼草木年，益人心地血。万物抱一和，医王故不拙。一脉制百病，利器遇根节。君能卖所愿，家喻而户说。宁将苦口利，安坐当禅悦。松栢矜岁寒，新枝更相迭。

群古上人讳性淳

中夜起仰视，老人星煌煌。人皆挟所愿，冀免于穉殇。譬之咸巫辞，祝致皆文章。千岁万岁声，诅作恒满堂。无征一日寿，安得几羲皇。惟君运三指，与佛齐无方。非徒烹草木，对面为医王，期颐终委蜕，浩愿固汤汤。

梦曙上人讳方宜

斯人获其生，慎矣审畴昔。鉴知炎帝心，眉寿宁论百。复展瞿昙籍，钦誉金绳陌。导彼育芙蕖，引彼茹松柏。一以离垢氛，一以固津液。神虑由恬怡，肤腠自光泽。肯逐岁月摧，讵受阴阳易。广被戴天者，均作长年客。殊途无异趋，相期遐龄益。

诺如上人讳严久

铭衷无异祝，愿言龟隺年。玉液有良剂，齿发终牢坚。交臂岂如故，沧来亦变迁。月可使炎热，日能令倒旋。庶类自纷薄，胡能因绵延。羡彼卓欵者，智力回先天。耄耋同孺孩，容貌常娟娟。旷哉永龄术，芬馥春风前。

韵雪上人讳弥高

乌兔如循环，霄壤岂荣槁。山谷蕴丹豁，洪崖发难皓。继迹藉嗣伯，玉罍炼珍草。吾人欣有托，委志能绥保。得驻婴孩时，诚存安足祷。云螭备我乘，瀛莱亦我道。相与视无生，盘桓独不老。矧有点慧人，六微久深讨。更阅养生书，玄虚自幽抱。誓俾彼容光，寒暄恒美好。椿灵冠紫烟，芝彩未云擣，南山虎已驯，杏萼令开早。君子富德楹，永年以为宝。

水一上人讳溥洽

俦能无愿霄壤间，泽人润己自深浅。惟知扰扰学攀龙，谁复虚心问牛喘。锦心电目草野人，满腔热血逾庐扁。青毡不暇暖华堂，秋林在在春风转。一七神楼竟末年，原功不在沉疴免。忽忆先王泣罪心，此心复倩先生显。日可羁兮空可量，洪慈佳愿无能衍。

文谿上人讳大绮

下榻焚香未始闲，偶然锄杏出青山。烟霞泉石真为病，吾也从兹乞一丹。

附：孟庆云先生所作内容提要

《运气商》一卷，明·徐亦穉撰，刻于崇祯七年甲戌（1634）。徐氏生平事迹不详。据书的三篇序文、跋语和诸友对他书斋的赠言，仅知他字季孺，浙江杭州人，是念佛经的居士。他幼习儒学，后割弃举业而修研《内经》，从书中十二则《运气治验》看，其医道高超绝伦，不仅理论精湛，临床更有创悟，脉法、辨证均为上乘。他聪颖治文，夙好养生，又向佛学禅。其友人陈继儒在跋语中赞其"诗中有禅，禅中有诗"。当时杭州书法家董仲伯为他题写"愿寿"两个大字，他以此称书室为"愿寿斋"。诗友眉道人信手拈来宋代书法家米芾"心是西方长寿佛，身如南极老人星"二句诗以示祝愿。此书是他研习《内经》运气之学的商悟之作，故命名为《运气商》。

运气是五运六气的简称。语出《周礼》："察天五运，并时六气"，《素问·六元正纪大论》据此有"五运六气之应见"之语。五运六气是据天人相应之理和对天文、气象、物候等实测为基础，以周期性为可预测的依据，运用术数方法和天干地支为推演格局，建立起系统阐述疾病流行和预测有关灾害的理论。其文出自唐代王冰次注《素问》时，补入的《天元纪大论》等七篇，又称《七篇大论》或《运气七篇》。学者们考证，《运气七篇》的理论渊源可追溯至上古观星纪时之世，但它的文字成书于东汉时代。因其理论之深奥生要，素来被称为"医门之玄机"或"不易之经"。

运气之学以元气本体论为论据的本根，即"太虚寥廓，肇基化元"，元气化为五行阴阳，五行在气交中称五运，阴阳一分为三即三阴三阳，在气交中化为风热火湿燥寒的六气。五运六气在正常情况下之应人也有常见病与多发病之规律可循。五运有太过与不及，六气则有胜与复，五运和六气的主与客之间都有相互影响之客主加临。特别是六气，有客主同气或为相得或有不相得的情况。五运和六气相互作用，二者相合，有运气同化、运盛气衰和气盛运衰三种情况：运气同化有天符、岁会、同天符、同岁会和太乙天符五类；运盛气衰有运生气的小逆与运克气的不和之别；气盛运衰有气生运的顺化与气克运的天刑之异。五运的太过不及，六气的胜复，以及运气相合的各种情况，都可因气化而致病，运气的太过不及和胜复及其承随之应是为病机。五运六气理论把从气象之变到致病和建立治则治法总括为一个可推演的格局。这个格局大体可分四步：第一步由观星象的实测确立值年天干和地支；第二步依天干地支推算其五运六气；第三步由五运六气之变结合物候分析致病情况；第四步按致病模式分立治则治法。五运六气依其天干地支的周期性而符应气象和发病具有周期性，以此使之具有可预测性。五运六气把《内经》理论提到一个新的层次上，使阴阳五行的框架扩展为五运六气，有更大的包容性和内蕴，又据此续演出相火论、五郁论、亢害承制论等。五运六气提出了五运主病和六气为病的病证纲目，以此建立了中医的流行病学。清代吴鞠通著《温病条辨》，其书就以五运六气“原温病之始”。五运六气使气化学说进一步发展，以天人合一及气的运行，阐述造化之因变和人体功能的发生、运行、转化乃至发病。五运六气详论病机并发展为病机学说，其中的“病机十九条”被后世医家称为“经中之经”。特别是其说以洞悉发病，先机知害，未至而图，“顺时气、养天和”而循运气之理养生，成为中国文化中养生理论之龟镜。五运六气理论甫出，即受到医学家们的重视，在宋代曾因皇家的推崇，一度成为医学中的显学。医生的职业考试，五运六气是重点考题。皇家每年颁布运历，要求各州府药局按其司药备物。当时医家有“不知五运六气，检遍方书何济”的流行语。运气之学，对于金元四家理论的形成，有依据和启导的作用。明清以降，有许多医书都把运气内容置于卷首。但是，运气理论莅世后，在古代医家中怀疑否定者也为数不少。或因《七篇大论》非《素问》原初文本，或因其预测不尽应见，或因运气的治则在具体辨证论治尚有分疏，特别是对运气文本的疏注诠释，注家至今各说齐陈，诸如五六是天五地六抑或是天六地五，南北政是指五运还是指六气等问题，诸家各有援据。也有的作者，对迷离之处遇难而默。可以说，运气理论因其深奥性、历史性以及以上述悬而未决之原因，至今还没能完全明白畅晓。在徐亦穉先生著《运气商》的时代更是这样。他认为运气重要，说医家如欲入中医学之门径者，“医而不知运气，如面墙而立”。他精读五运六气，结合临证治验，有所发明和识见。

五运六气理论纳入《素问》以后不断补充和发展，唐代王冰撰《玄珠密语》、北宋刘温舒著《素问入式运气论奥》、申甫著《运气》（在《圣济总录》中）、金代刘完素著《素问要旨论》等，各有创新和发展。大体可分推算派、推理派和推占派三派。在医著中，推算派最多，此派尤重视格局推演，把推演结果用于临床诊治。推理派则侧重从运气原理出发论述病源和诊治，例如金代张子和与本书作者即属此派。推占派是把干支推演进一步发挥，以天干和五行的关系推命，以地支主六气占天气，包括旱涝虫灾等，甚至求雨、占卜寿命，很大程度上是曲意发挥，执此派者多属江湖术士。

《运气商》的主旨是阐发和精解运气理论。正如《凡例》所言：一是惟在发明运气一说，偏举气化之理；二是撮运气之要，阐扬病机治法；三是揆之以理，参之以时，详审变通立方。虽为深奥宏博之学，浩繁而难入，玄渺而近迂，亦令其简要易学，人皆得而知之，则由浅入深而能用之。书分前后两集。前集有运气图四幅，运气说七篇，运气治验十二则，运气征应四则。后集为运气博说，有《岁气起大寒说》等二十四论。书尾有《运气商·跋》和《愿寿赠言》，共有名士、法师、上人三十三家的诗文。

和一些重视推演、繁复串述图表的运气著作不同，作者以自己的见解，深入浅出地论述自己对运气理论的发明，每则都是独立成篇的论文，每句都是至理要言。例如《运气病机说》言道："详夫气化之为病，即淫胜郁复之理而求之"。"五运太过曰淫，六气有馀曰胜。淫胜必郁，胜则必复。此天运盈虚之理。""病机之源是气运淫胜之变。"仅此数语就把"病机"做了鞭辟入里的解读。又如运气定期的问题，作者没有纠葛在南北政和"天地之变无以脉诊"等的芜杂繁论、涵虚又有所牴牾之中，而是据脉理、运气理论和自己的经验，提出"风寒湿者，脉多浮弦紧；火暑燥者，脉多浮洪大"。又如作者在"六气明症说"中，以运气理论阐述六气与六经病的关系，又提出六气之化而致各种证候的机理，其剀切详明，原于卓识，自得于心。诸论中作者的感悟甚多，如他言"天道常于不足处行去是也"，"热火之气化则有感通之理而受病焉"，"内热与客热相符，同气相求"，等等。他以"天主气，地主形"和六气之化解说一年中六个时段气候特征，进而解说季节流行病的病机。如论疟疾，言"疟本少阳相火"，"疟兼暑湿"；痢之病源在于"痢因于暑"，而在病理上"暑为寒邪"，等等，精善而中的。《素问·气交变大论》说："善言天者，必验于人。"作者以自己的十二则治验，作为商讨运气理论可用于临床的初证。在本书中，运气理论还可用于预测和解释气候现象，如"推雨候""梅雨""阵雨"等，是以气化之理，从季节六气亢害胜复之论来阐述的，与现代气象学理论也正相契合。这不仅对于医学，对于农业生产、预测旱涝灾害等也具有实用性。今予影印，供学习和研究运气的学人悉心阅读。

瘟疫发源

清·马印麟　撰

杜松　魏民　储戟农　主校

《瘟疫发源辨论》序

医之为道，盖自上古神圣，参天地阴阳之秘，以跻一世于和平，其功最大。自后世侪于方技之列，痛夫俗子咸托业于其间，以为衣食计，品益杂，技日疏，几以人为费，而医之道隐矣。古人有言“不为良相则为良医”，医岂易言哉？北海马君长公，当代良医也。尝往来历下，与余交甚久。每见其治疗奇验，真所谓“饮上池之水而洞见垣一方”者。其品高行粹，淹博儒雅，盖隐君子者流姑托迹于是，岂与世之碌碌者同乎？一日出其所著《瘟疫发源辨论》二册示余，约而该，微而显，辨析毫芒，治法毕具，至哉书乎！余尝历览古今来所刻方书，于疫疠一途详者或鲜。盖诸症或出于人事，而此症则本乎天行，使非通于阴阳五行之理，而究极其微，或爽毫厘，误人非细。今观是书，五运六气，洞彻条贯，造化根心，调燮在手，能使垂沴之气变为甘雨和风，厥功伟矣。是书之行，诚足以上继古来神圣济世之心，宁仅曰方伎家言而已哉？因乐弁数语于首，以告夫世之读是书者。

时雍正二年岁次甲辰长至日平陵杨瑄序于倩月山房

《瘟疫发源》小引

夫医学源自伏羲，传之神农，注于皇帝。故轩辕与岐伯参酌天地阴阳，化生六气，运行一岁十二月之间。分布在人，为手足三阴三阳十二经，左右要会，作八十一篇，垂为世范，至今用之而为医家绳墨规模者也。粤自黄帝之后，二千五百余年，汉长沙张仲景先生恤于民命多被伤寒瘟疫损害横夭，因而详考古经函微之玄机，气运主客之迁变，以著《伤寒卒病方论》一十六卷，使后之学者有可依据。仲景迄今又千余载，凡著作医书遏往古者八九倍矣。然皆究其末而不求其本。青齐长翁马先生尧善岐黄，洞彻奥秘，千经百论，无不探本穷源。手著《瘟疫发源辨论》上下二卷，发明五运六气之至要，为瘟疫时症之根源。其言简，其理明，易于习诵，使人知所由来，其用心可谓深且大矣。诚灵书之纂要，后学之指迷，瘟疫之秘诀，生人之厚幸耶。桓毫末无知，不自揣其鄙陋，妄笔而志之，幸勿哂其俚劣云。

时雍正三年岁次乙巳蒲月上浣之吉

古燕同学弟余东桓敬远氏识于泺滨倩月斋之西堂

自 序

予年八十岁，幼自数十岁时受祖父之岐黄医业，从师训读数载。父亡之后，各处访求明师贤友，讲究议论。至于前辈如东垣、丹溪、河间、仲景四大明师岐黄，将诸病、脉理、经络脏腑、本草无不注释，详悉明白，惟有瘟疫一门而未尝发明受病之由。诸家虽有数句，至简至约，不甚详细，闷怀心腹二十余年。凡遇瘟疫之症，流行颠倒差乱，误人多多。忽而青州，宗玉张公，亦是世家岐黄，所积之书，赐《类经》一部，四十余册。朝夕昼夜，苦读穷究。黄帝与岐伯，注天文、地理、人事三才，其书理义深远，繁多难读，盖学浅不能便览。吾将瘟疫一门，由博返约，采集一册，名曰《瘟疫发源》，使后人便易入门。至今三十余年，屡验屡效，方敢刊刻济人。所验之年岁，略表一二，开例于下，以使后学诚信。再求高明指示。

雍正三年岁次乙巳古青三世医八十老人马印麟甫纂

凡 例

《瘟疫发源》一书，根源自黄帝与岐伯问答，注《类经》一部。其理其文深远玄妙，人多不录。上古之时，无药无方，按脏腑经络，专以针灸妙用，为古今《素问》，乃岐黄之祖。观者幸勿以其繁而厌之。

《类经》一书，内分阴阳，化生五行，注天干地支，六十花甲，分为五运六气，各有主气、客气，乃五运主气者。春温、夏热、秋凉、冬寒，乃四时之正气也。六气主气者，风火暑湿燥寒是也。凡主气者，年年不移。客气者，每岁而迭迁。若主客之气正化，则天时风雨调和而五谷丰收，则民亦舒而无病。然一岁之中，全在客气之流行变化。若主客之气不和，阴阳不得升降，则五行相制，天时寒热温凉，不应主气，则天有不测之气象，风云雷雨，旱潦不均。五谷亦不能丰收，而民多患灾难疫疠之热症。

原书目录

瘟疫发源

古青世医马印麟长公甫纂
历下漪圃张廷壁赵玉甫校

瘟疫则验

今将瘟疫书内，逢刚柔失守，阴阳升降不前，不迁正不退位，五行相制，运克天气不和，并天刑之年，所验之天时民病，不能尽注，略表数句，以待后人再验可也。

假如崇祯十一年[①]，岁次丁丑，为运克天气不和之年。此年杀气乃行，自北直由山东，大兵荒乱，杀虏黎民无数。至十二年戊寅[②]，亦是刚柔失守，天运失时，其年大旱。十三年己卯[③]，亦是阴阳不得升降，饥歉岁年，饿死者、瘟病死者无数。此乃刚柔失守，天气不和之验也。

康熙七年，岁次戊申，亦是刚柔失守之年。天运失时，其年六月十七日二鼓时地震，由西北而至东南，山东青州、沂州、郯城，一切楼瓦房倒坏，城崩地裂，伤损人亦不少。至八年己酉、九年庚戌，此二年民患瘟疫热症，人多暴死。亦是刚柔失守之验也。

康熙十二年，岁次癸丑，其年民舒无病。惟冬月五之气，主客之气皆燥金，主寒露早下，霜乃早降。终之气，在泉主客之气，皆是太阳寒水用事，天时主严寒大举，霜雪乃积，凝水坚冰，阳光不治，杀令行也。此年一冬大雪大寒，冻死者亦有数人。岂不是客气之流行变迁一验也。

康熙二十五年，岁次丙寅，亦是刚柔失守，天运失时，运克天气不和之年。初之客气君火，而兼相火司天，主春气大温，草木早荣。二之气主气君火，此年君火当降在泉。遇水运承之，降而不下，君火返郁，火不务其德，则炎暑流行，火气太过，热极之变也。火极太甚则水来复之，甚则云趣雨府，洪水冲决。此年主天下大水，青州大桥水崩，亦是此年，民患大疫疠热症。

康熙三十年，岁次辛未，乃天刑之年，阴阳不得升降，土下克水，故曰不

---

① 崇祯十一年：当为崇祯十年（1637 年）。
② 十二年戊寅：当为崇祯十一年戊寅。
③ 十三年己卯：当为十二年己卯。

相得。天时寒暄不时，则田禾亦不能丰收。民病暴热乃生，郁疠乃化，多生热症。陕西省大歉，饿死病死者无数。

康熙三十四年，岁次乙亥，为天气不和之年。山西洪洞县，六月初四日地震，城崩地裂，及一切楼瓦房倒坏，饿死、病死者无数。此乃天刑之年一验也。

康熙四十一年，岁次壬午，为刚柔失守，天运失时之年。此年乃太阴湿土，当升司天，中运遇木，则土不能升天。土郁不升，因木之胜也。人病在脾胃，土郁欲发，必待得位之时而后作，微甚如见。三年化疫，四十二年癸未，四十三年甲申，四十四年，其年稍平，山东六府瘟疫盛行太甚，其人死者无数，遍地尸骸，不知别省何如。医[①]不明五运六气，若多用清解发表之剂，病轻者即重，重者即死，误人多多。吾按五运，土郁治法，用泄黄散，研化五瘟丹，或三消饮，选而用之。轻者立愈，重者即轻，凡照此法治者，百无一失。此其验也。

雍正元年，岁次癸卯，为运克天气不和之年。天时孔府文庙火灾。二年，岁次甲辰，亦是运克天气不和之年，朱夫子文庙火灾。此二年民多患瘟疫热症，惟济南府北七县更甚，病死者无数。三年，岁次乙巳，亦是运克天气不和之年。天时春旱，夏秋多雨，济南：东昌二府，民患水灾大难。以至北直，东三府，青、莱、登，天时多患虫灾，田禾半收。此冬天气大温不寒，皆因在泉之气相火，终之客气亦是相火，二火交炽，畏火司令，故主冬温不寒，阳乃大化。蛰虫出见，流水不冰，地气大发，草乃生，人乃舒。岂不是天气不和，客气流行之验也。

瘟疫治法表其大略

瘟疫受病，皆因五行相克，阴阳不得升降，以致五运五郁，客气流行变迁，人感天地疫疠不正之气。内虚之人，邪由口鼻而入；壮实之人，外邪不能侵害。此疫疠之邪，非若伤寒感冒，邪气由毛孔而入，断不可认为伤寒感冒表症，强发其汗，徒伤表气，病亦不减，反使病轻者重，病重者即危。

一论瘟疫皆是热症。如初举一二日间，发热头晕，头痛身痛，口干发渴，呕泄等症，初用达原饮，调和疏通之剂，其病速愈。此时受病日浅，又不可

① 医：原作“医医”，今据文义改。

下。若下之太早，则成结胸。病至五六日，舌上生苔，其苔各色不同。或咽喉肿痛，汤水不下，或发癍、发疹，或大便干结，或三五日不通。当速用三消饮，轻者二三剂而愈，甚者五七剂而痊。若瘟毒太甚，危在旦夕，而头痛腹痛，紫黑瘟疹，或身目发黄，舌苔，语涩，或不省人事，或谵语，或妄言撮穴，循衣摸床，烦躁不宁，遗溺不知等症。当速用加减运气五运丹①，连进二三服，立可回生。

又论瘟疫俱是热症，宜用清解寒凉之剂，又最宜用大黄。盖大黄乃是流通之物，且能却邪逐秽之妙品。若不用大黄，徒用寒凉，寒则凝滞，但非不能退热，反能郁遏邪气，以至外则身凉，内则壅热，迁延待毙，莫可救援。可不慎欤。

又论瘟症，至五七日之间，当为速下。若日久失下，内结壅闭，以致脉厥。此时若徒用寒凉之味，无大黄流通之性，愈遏其热，其邪愈结，脉愈不行。遇者认脉微欲绝，委而弃之，误人甚矣。或妄投参、芪、桂、附，大补回阳之理，下咽立毙，可不叹哉！病若至此，宜用小承气汤，加槟榔二钱，缓缓下之，六脉自复，诸症渐愈。

又论瘟症下法，病至七八日，舌上生苔，即当速下。或大便结滞不行，更当速下。下过二三次，轻者自愈，重者舌上苔退刺软，热渴减。或又复热，即再下之。凡下不以数计，病有浅深，有是症则投是药。若见理不明，中道生疑，遇此反致耽误，可不惜哉！

瘟疫病按

一武举，年三十余岁，身壮体健，忽患瘟热之症。延迟至七八日间，烦躁不宁，坐卧不安，循衣摸床，妄言撮空，手足战栗，六脉散乱，水饮不下，大便不通，小便赤涩。有作虚症治之，命在旦夕。用五瘟散，每服三钱，新汲凉水调化送下，日进三服。次日诸症全退，饮食调养数日而安。

一男子，年五十余岁，患瘟症延迟数日，失于解利，以至于神昏不省人事，大便结滞，舌上苔刺，目不能视，口不能言，六脉似有似无，或六脉俱脱。皆因疫毒太甚，闭塞经络，以致脉道不行。用过清解通利之煎剂，内加大黄三钱，日进三服，绝然不动。因大黄经过水火煎炼，去其猛烈之性，故用之

---

① 运气五运丹：当为运气五瘟丹。

则不效。举家惊慌，以备后事。吾将用过通利之剂，俱宜生用研末，用新汲凉水调匀灌下，日进二服，大便通利二三次，口亦能言，目亦能视。次日再进一服，则诸症全愈。

若此等瘟疫之毒太甚，其毒结于腹内，熏蒸脏腑经络，以致真气受伤，而疫疠之毒，日日炽盛，则百病生出。必用生大黄，猛烈大将军之势，方能攻结破敌疫疠之毒。不然，其毒不能善退。盖大黄之性，有毒攻毒，其毒亦能解大黄之性，则不损元气，善能逐毒外出，而元气渐复。此乃泄中有补也。如此等症，屡用屡效，百无一损。

黄帝曰：疫疠热症，当何禁之？岐伯曰：热病少愈，余邪未尽，食肉则复，多食则遗，此其禁也。若不戒饮食劳倦，情欲扰乱，然脾胃气虚，未能消化坚食，故热复生。宜清淡饮食，最忌腥膻、油腻、煎炒之物，常待三分饥。戒劳役、怒恼、房事，宜净养数日，其病渐愈，元气渐复，再不复感。

八十老人注验

五运六气瘟疫发源

素问曰：医之道，上知天文，下知地理，中知人事，方可言医。天、地、人，三才地位，阴阳五行之变化，莫不上达于天。如阴阳五星运气，风雨寒暑之应，下推于地，方宜水土、草木昆虫、万物胜衰之应。通于人事之变化，如表里血气、脏腑经络、疾病安危之应。医之源发乎阴阳，然阴阳化生于五行金木水火土，流为十干甲乙丙丁戊己庚辛壬癸，则成五运，以应人之五脏心肝脾肺肾。五行化生，地支十二子丑寅卯辰巳午未申酉戌亥，阴阳对冲，则为六气风寒暑湿燥火，以应人之六腑。今之时医，不知医之源流，阴阳胜衰，五行生克制化，天文、地理、人事不晓，更不知五运六气为何物，则不知四时万物之始终，生死之本也。能觉预防者，上智也。能因几辨理者，明医也。既不能知，而且云乌有者，下愚也。按：五运六气，刚柔失守，阴阳升降不前，不迁正，不退位，各有年岁。大人感之，而成疫疠，小儿受之，多患痘疮。然岁中客气之流行，即安危之关系。或疫气偏行，而一方皆病风温；或清寒伤脏，则一时皆犯泻痢；或痘疹胜行，而多凶多吉，期各不同；或疔毒偏生，是阴是阳，各从其类；或气急喘嗽，一乡并兴；或筋骨疼痛，人皆道苦。或时下多有中风，或盛行瘀火。诸如此者，以众人而患同病，谓非运气之使然欤？张子曰：病若不是当年气，看于何年运气同，只向某年求活法，方知都在至真中。扁鹊曰：阴淫寒疾寒水之令太过，阳淫热疾相火之令太过，风淫末疾风木之令太过，雨淫腹疾湿土之令太过，晦淫惑疾燥金之令太过，久晴不雨当为疫疠、风瘴，明淫心疾君火之火太过。经曰：天运有胜衰，人气有虚实。医不知此，焉得为工？噫！儒之道，博约而已矣；医之道，运气而已。学者可不由此入门，而求其蕴奥耶？

五运详注

阴阳化生五行木火土金水，流为十干甲乙丙丁戊己庚辛壬癸，天干运化于五方位甲乙东方木，壬癸北方水，丙丁南方火，戊已中央土，庚辛西方金，分为五运：木为初运，火为二运，土为三运，金为四运，水为五运。此乃主运，年年不移。

天干阴阳配合，化为五运。

甲与己合，化土之岁，土运统之。

乙与庚合，化金之岁，金运统之。

丙与辛合，化水之岁，水运统之。

丁与壬合，化木之岁，木运统之。

戊与癸合，化火之岁，火运统之。

此乃客运。每岁迭迁。

六气详注

阴阳化生，地支十二。子寅辰午申戌，六阳年；戌丑卯巳未酉亥，六阴年。

阴阳配合五行，运化五方位。

寅卯属春，东方木也。巳午属夏，南方火也。

申酉属秋，西方金也。亥子属冬，北方水也。

辰戌丑未四季，中央土也。

阴阳刚柔对冲，化为六气，风、火、暑、湿、燥、寒也。

子午之岁，少阴君火司天阳，卯酉阳明燥金在泉阴；

丑未之岁，太阴湿土司天阴，辰戌太阳寒水在泉阳；

寅申之岁，少阳相火司天阳，巳亥厥阴风木在泉阴；
卯酉之岁，阳明燥金司天阴，子午少阴君火在泉阳；
辰戌之岁，太阳寒水司天阳，丑未太阴湿土在泉阴；
巳亥之岁，厥阴风木司天阴，寅申少阳相火在泉阳。

六气分主客

主气以其年年不移，故谓之主。
厥阴风木为初之气，主大寒节至春分；
少阴君火为二之气，主春分至小满；
少阳相火为三之气，主小满至大暑；
太阴湿土为四之气，主大暑至秋分；
阳明燥金为五之气，主秋分至小雪；
太阳寒水为六之气，主小雪至大寒。
客气加于主气之上，以其年年迁转，故谓之客。
子午之岁，少阴君火司天，卯酉阳明燥金在泉。
初之客气太阳加厥阴之上；
二之客气厥阴加少阴之上；
三之客气少阴加少阳之上；
四之客气太阴加太阴之上；
五之客气少阳加阳明之上；
六之客气阳明加太阳之上。
丑未之岁，太阴湿土司天，辰戌太阳寒水在泉。
初之客气厥阴加厥阴之上；
二之客气少阴加少阴之上；
三之客气太阴加少阳之上；
四之客气少阳加太阴之上；
五之客气阳明加阳明之上；
六之客气太阳加太阳之上。
寅申之岁，少阳相火司天，巳亥厥阴风木在泉。
初之客气少阴加厥阴之上；
二之客气太阴加少阴之上；

三之客气少阳加少阳之上；
四之客气阳明加太阴之上；
五之客气太阳加阳明之上；
六之客气厥阴加太阳之上。
卯酉之岁，阳明燥金司天，子午少阴君火在泉。
初之客气太阴加厥阴之上；
二之客气少阳加少阴之上；
三之客气阳明加少阳之上；
四之客气太阳加太阴之上；
五之客气厥阴加阳明之上；
六之客气少阴加太阳之上。
辰戌之岁，太阳寒水司天，丑未太阴湿土在泉。
初之客气少阳加厥阴之上；
二之客气阳明加少阴之上；
三之客气太阳加少阳之上；
四之客气厥阴加太阴之上；
五之客气少阴加阳明之上；
六之客气太阴加太阳之上。
巳亥之岁，厥阴风木司天，寅申少阳相火在泉。
初之客气阳明加厥阴之上；
二之客气太阳加少阴之上；
三之客气厥阴加少阳之上；
四之客气少阴加太阴之上；
五之客气太阴加阳明之上；
六之客气少阳加太阳之上。

司天在泉左右间气

去岁在泉之右间，当升今岁司天之左间；
去岁司天之右间，当降今岁在泉之左间。
左间太阴，子午少阴君火司天，右间厥阴；
右间少阳，阳明燥金在泉，左间太阳。

左间少阳，丑未太阴湿土司天，右间少阴；
右间阳明，太阳寒水在泉，左间厥阴。
左间阳明，寅申少阳相火司天，右间太阴；
右间太阳，厥阴风木在泉，左间少阴。
左间太阳，卯酉阳明燥金司天，右间少阳；
右间厥阴，少阴君火在泉，左间太阴。
左间厥阴，辰戌太阳寒水司天，右间阳明；
右间少阴，太阴湿土在泉，左间少阳。
左间少阴，巳亥厥阴风木司天，右间太阳；
右间太阴，少阳相火在泉，左间阳明。

司天在泉解

司天在泉四间气者，乃客气之六步也。凡主岁者为司天，位当三之气。司天之下相对者，为在泉，位当终之气。司天之左，为天之左间，右为天之右间。在泉之左，为地之左间，右为地之右间。每岁客气，始于司天前二位乃天之右间，是为初气，以至二气、三气，而终于在泉之六气，每气各主一步。然司天主行天之气令，其位在上。自大寒节起，以主上半年。在泉主地之气化，其位在下。自大暑节为始，通主下半年。岁运居上下之中，主气交之化。故天气欲降，则运必先之而降；地气欲升，则运必先之而升也。又论曰：初之气、二气、三气尽，天气主之；四气、五气、终气尽，地气主之。此即上下卦之义。然则三气、四气，则一岁之气交也，乃天地气交之时，故自四月始，至八月终，总计四个月，一百二十日之间。而岁之旱潦丰俭，物之生长收成，皆系乎此，故曰气交之分。人气从之，万物由之也。岐伯曰：上而司天，下而在泉，中而气交，人之居也。言天者求之本，言地者求之位，言人者求之气交。本者，天之六气，风、火、暑、湿、燥、寒也；位者，地之六步，木、火、土、金、水、火是也。言天者，求之本，谓六气之胜衰，而上可知也；言地者，求之位，谓六步之终始，而下可知也。人在天地之中，故求之于气交，则安危亦可知矣。又论曰：上者谓天，天气下降；下者谓地，地气上升。一升一降，气交于中也，而人居之，则生万易，无非气交之使然。盖天无地之升，则不能降；地无天之降，则不能升。故天地互相为用，升降乃天运循环之道也。天气不足，地气随之；地气不足，天气从之，运居中而当先也。如司天生、克中运为顺，中运生、克司天为逆，在泉亦然。顺分生克之殊，逆有大小之别，此古人举运气之端倪耳。若其二气相合，象变迥异，千变万化，何有穷尽？如四时有非常之化，常外更有非常。四方有高下之殊，殊中又分高下。百步之内，晴雨不同；千里之外，寒暄非类。故察气候者，必因诸天；察方宜者，必因诸地。圆机之士，又当因常以察变，因此以察彼，庶得古人未发之玄，而尽其不言之妙欤。

五运详注原病

岁运有余属先天，为太过之年，甲丙戊庚壬五阳刚之年是也。

六甲年甲己化土，甲为阳刚之土也。土之太过，是谓敦厚也阜高也，万物之化无不赖土以充成。土本高厚，在山川烟埃朦郁，土之气也。雨湿流行湿生则燥避，土之化湿，土胜则克水，故肾脏受邪，治当以除湿补肾。

脾属土，甚则土邪有余，脾经自病。脾主肌肉，外应四肢，肌肉痿行善瘛抽掣也，脚下痛。脾太过，则令四肢不举。脾虚则腹鸣，飧泄不化。其德厚重，故其政安静，其动柔润重淖淖者泥湿也，其变震惊、飘骤、崩溃飘骤乃雷廷暴风也，崩溃乃洪水冲决也，此以土极而兼木复之化。

其谷稷麻。稷，土谷；麻，木谷，土齐木化也。

其畜牛犬。牛，土畜；犬，木畜，其育齐也。

其果枣李。枣，土果；李，木果。

其虫倮毛。土气有余，倮毛齐化。

太溪，肾脉也。土亢则肾绝，故死不治。

六丙年丙辛化水，丙为阳刚之水也。水之太过，为流衍之纪。水胜则阴气大行，天地闭而万物封藏。岁水太过，寒气流行，寒病乃生，邪害心火。水化寒，水胜则克火，故心脏受邪，治当以逐寒补心。

民病身热烦躁，心悸，阴厥上下中寒，谵妄心痛。甚则水邪有余，肾脏自病，肾病则腹大，胫肿，喘咳，身重，寝汗。

其德凝惨寒雰，寒之化也。寒雰，雨雪貌。

其动漂泄沃涌。漂，浮于上也；泄，泻于下也；沃，灌也；涌者，溢也。其变冰雪霜雹非时而有故曰变。

其病胀，水气胜也。其象冬，凡寒气霜雪冰，皆冬气之化。其气坚，凛烈坚凝，寒之胜也。

其谷豆稷。豆，水谷；稷，土谷，水有余，则齐土化也。

其果栗枣。栗齐枣实也。

其畜彘牛。彘，水畜；牛，土畜，彘齐牛育也。

其虫鳞裸。水有余，故鳞齐倮育。

神门，心脉也。水亢则心绝，故不治。

六戊年戊癸化火，戊为阳刚之火也。火之太过，乃赫曦之纪赫，音黑；曦，音希，阳光炎盛也。阳胜则万物俱盛，阴气内化，阳气外荣，阴降于下，阳升于上也。

民病火邪伤阴，寒热交争，故为疟；火克肺金，令人喘咳；火逼血妄行于上，故口鼻出血；下泄于二便，故水泄注下；火炎上焦，则咽干耳聋，肩背皆痛。

论曰：心病者，胸中痛，胁支满，胁下痛，膺背肩胛间痛，两背内痛。

太渊，肺脉也。火亢则肺绝，故死不治。

其动炎灼妄扰，火盛之害也。

其德暄暑郁蒸，热化所行，其应夏也。

其变炎烈沸腾，火气太过，热极之变也。

其病笑疟、疮疡、血流、狂妄、目赤，皆火盛也。

若火不务其德，暴烈其政，甚则雨水霜雹，则金气受伤，水必复之，故其为灾如此，而寒邪反伤心也。

其谷麦豆。麦，火谷；豆，水谷，麦齐豆也。

其果杏栗。杏，火果；栗，水果，其实同也。

其畜羊彘。羊，火畜；彘，水畜，其育齐也。

其虫羽鳞。羽，属火；鳞，属水，羽齐鳞化也。

六庚年乙庚化金，庚为阳刚之金也。金之太过，乃坚成之纪，万物收引，而退避也。岁金太过，燥气流行，燥病乃生，肝木受邪，治当以清燥补肝。

民病两胁下少腹痛，目赤嘴疡，耳无所闻，皆肝胆经病。金气太过，则肃杀甚，故伤及肝经。若肝不及，则令人胸痛，引背下则两胁胠胀，甚则不可反侧，金伤于肝也。

金邪有余，肺经自病，故喘咳气逆，肩背痛。金病不能生水，以致肾阴以病，故尻阴、股膝、髀腨、胻足皆痛。

其德雾露萧瑟，清肃之化也。其变肃杀凋零，杀令行也。

其动暴折疡疰。暴折者，金气有余；疡疰者，皮肤之疾。

金不务德，而暴害乎木。火必报复，而金反受伤。故其为病，则邪害于肺。其病喘喝，胸噫仰息，火乘肺金，故其病咳。

其谷稻黍。黍，火谷，金齐火化也。

其畜鸡马。金火二畜，孕育齐也。

其果桃杏。金齐火实也。

其虫介羽。介齐羽化也。

太冲者，肝脉也。金亢则肝绝，故死不治。

六壬年丁壬化木，壬为阳刚之木也。布散阳和，发生万物之象也。木和相生，则阳和布化，则阳气日进，而阴气日退。

岁木太过，木之化风，风气流行，风病乃生。木胜则克脾土，故脾脏受邪，治当平肝木，以补脾土。木太过，不务其德而侮土，则金必复之，故乘秋令而为灾如此。至其为病，则邪反伤肝矣。

民病飧泻食减，体重烦冤，肠鸣，腹胁支满，皆脾虚气衰所致。木胜肝强，故善怒，眩冒巅疾，甚则反胁痛而吐甚。肝脉布于胁肋，木强则肝逆，故胁痛。吐甚者，木邪伤胃也。

其动掉眩巅疾。掉者，颤摇也；眩者，旋转也，风木太过，故有此病。

其德鸣靡启坼。鸣，风木声也；靡者，散也；启坼，即发陈之义。

其变振拉摧拔。振，怒；拉，谓败折；摧，谓仆落；拔，谓出本。

其谷麻稻。麻，木谷；稻，金谷，齐其化也。

其果桃李。李，木果；桃，金果，李齐桃也。

其畜鸡犬。鸡，金畜；犬，木畜，犬齐鸡也。

其虫毛介。毛齐介育也。

冲阳者，胃脉也。木亢则胃绝，故死不治。

岁运不及属后天，为不及之年，乙丁己辛癸五阴年是也。

六丁年丁壬化木，丁为阴柔之木也，木气不及，是谓委和之纪。阳和委屈，发生少也。木气衰，土气无制也。火无所生，故长自平。木衰金胜，故收气乃早。

岁木不及，燥乃大行，燥病乃生。木不及，则金乘之，故燥大行，生气不政，物秀而实，草木晚荣，凉雨时降，风云并兴。

民病中清，胠胁满，少腹痛。金气乘木，乃肝之病也。肠鸣溏泄，木不生火，乃脾之寒也。

其病肢废，痈肿疮疡。木被金伤，肝筋受病，风淫末疾，故为肢废，痈肿疮疡，所由生也。

其主飞蠹蛆雉。飞而蠹者，阴中之阳虫也。蛆者，蝇之子，蛆入灰中，蜕化为蝇，其性喜暖畏寒，火运之年尤多也。雉，火禽也。凡此皆火复之礼。

其气敛，其用聚。木兼金化，收气胜也。

其谷稷稻。土之稷，金之稻，木不及，二谷当成也。

其果枣李。枣，土果也；李当作桃，金果也。木不及，则土金二果盛。

其畜犬鸡。犬，木畜；鸡，金畜，有胜衰也。

其虫毛介。毛，木虫；介，金虫，盛衰同上。

草木晚荣，苍干凋落。木不及，故草木晚荣。金盛之，故苍干凋落。物秀而实，肤肉内充，生气虽晚，化气速成故也。

阳明上临，金气清肃，故为白露早降。金胜者，火必衰。火衰者，土必弱。虫蚀甘，甘黄属土，而阴气蚀之，故虫生焉。观晒能除蛀，则虫为阴物可知矣。

胜复皆因于木，故灾眚在三，东方震宫也。

六乙年乙庚化金，乙为柔阴之金也。金气不及，是谓从革之纪。岁金不及，而火气乘旺，故灾大乃行，热病乃生，治当以清肺降火。

民病肩背瞀重瞀者，闷也，鼽嚏鼻流清涕也，血便注下，金受火邪，故为此诸症。

金衰火亢，水来复之，故寒雨暴至，乃令冰雹、霜雪。灾伤万物，寒之变也。是谓无根之火，故为头脑户痛，延及脑顶，发热，口疮，心痛等症。

炎光赫烈，则冰雪霜雹，乃火盛金也。

其病咳喘鼽衄，火有余而病及肺也。

其谷麻麦。麻，木谷；麦，火谷，二谷成也。

其果杏李。李，木果；杏，火果，金不及，故二果成也。

其畜鸡羊。鸡为金畜，当衰；羊为火畜，当盛。

其虫介羽。介，金虫；羽，火虫，有盛衰。

胜复皆因于金，故灾眚在七，西方兑宫也。

六己年甲己化土，己为阴柔之土也。土气不及，是谓卑监之纪。岁土不及，则木气乘旺，故风气盛行，治当以益脾平肝。化气失令，木专其政，则草木荣美。发生在木，而成实在土，土气不冲，故秀而不实，成而粃也粃，音比，糠比也。

土德衰，故两愆期。金无所生，故收气平也。

民病飧泻霍乱，体重腹痛，筋骨繇复繇复者，摇动反复也，肌肉瞤、酸，善怒，蛰虫早附。凡此飧泄等症，皆因脾弱肝强所致。

土衰木亢，金乃复之。其为胸胁暴痛，下引少腹者，肝胆病也。

其土脏病，则为涌呕；肉理病，则为疮疡、溃烂痈肿。其病胸满痞塞，土气不足而脾不运也。其病飧泄，土衰风胜也。

其谷豆麻。豆，水谷；麻，木谷，二谷成也。

其果李栗。李，木果；栗，水果，土不及，二果成也。

其畜牛犬。牛为土畜，当衰；犬为木畜，当盛。

其虫裸毛。倮属土，毛属木，有胜衰也。

胜复者，皆因于土。故灾眚见于四维，土位中宫，而寄旺于四隅，辰戌丑未土也。

六辛年丙辛化水，辛为柔阴之水也。水气不及，是谓涸流之纪，则源流干涸也。六辛阴水之年，阳反用事，水不及而湿土乘之，故湿病乃生，治当以补肾除湿。水衰则火土同化，故气反用，其化乃速，暑雨数至。

民病腹满，身重，濡泄，寒疡流水，腰股痛，足痿清厥，脚下痛，甚则胕肿。藏气不收，肾气不衡，土湿太过，伤及肾阴，故为此诸症。寒疡流水，阴蚀阴疽之类也。清厥，乃寒厥也。胕肿者，浮肿也。藏气者，水气也。衡者，平也。

不政不冲，水气衰也。

火无所畏，故蛰虫不藏也。

草木条茂，荣秀满盛，长化之气，丰而厚也。

埃昏骤雨，则振拉摧拔。埃昏骤雨，土胜水也。振拉摧拔，木复土也。

其病癃闭，肾气不化也。水不及，故邪伤肾也。

其谷黍稷。黍，火谷；稷，土谷，二谷当成。火谷曰黍而《本经》作麦。

其果枣杏。枣，土果；杏，火果，水不及，则二果成也。

其畜彘牛。彘，水畜，当衰；牛，土畜，当旺。

其虫鳞裸。鳞，水虫；裸，土虫，盛衰亦然。

盛复皆因于水，故灾眚在一，北方坎宫也。

六癸年戊癸化火，癸为阴柔之火也。火气不及，是谓伏明之纪。阳德不彰，光明伏也。岁火不及，而水乘之，故寒乃大行，寒病乃生，治当以补心逐寒。

火不及，生物不长，承实而稚，遇化已老。物之成实者，惟稚而短，及遇土化之令，而气已老矣。阳气屈伏，蛰虫蚤藏，阳不施于物也。

民病胸中痛，胁支满，两胁痛，脊背肩胛间及两臂内痛。郁冒朦昧，心痛暴瘖，胸腹大，胁下与腰背相引而痛。郁冒朦昧：冒，若有所蔽也，又曰，目无所见也。

凝惨栗烈水胜火也，暴雨霖霪土复水也，雷霆震惊火郁达之也，沉阴淫雨乃阴云蔽日也。淫，久雨也，此皆湿复之变。

其主冰雪霜寒，水反胜也。

其病昏惑悲忘，乃火不足，而心神溃也。

其谷豆稻。豆，水谷；稻，金谷，二谷成也。

其果栗桃。栗，水果；桃，金果，火不及，二果成也。

其畜马彘。马火畜，当衰；彘，水畜，当旺。

其虫羽鳞。羽属火，鳞属水，有胜衰也。

胜复皆因于火，故灾眚在九，南方离宫也。

六气天时民病

子午之岁壬子、壬午、戊子、戊午、甲子、庚子、庚午、丙子、丙午、甲午，少阴君火司天，岁气热化之候。司天者，天之气也。阳明燥金在泉，在泉者，地之气候也。

君火者，手少阴心经也。心者，君主之官，神明出焉。君火乃人身之主宰，阳气之本余，象主土，乃发生万物之源。

少阴司天，其化以热，凡炎蒸郁燠，庶类蕃茂，皆君火之化，而阳光明耀，温养万物。热淫于上，故火行其政，君火之下，阴精承之，故大雨且至。

民病胸中烦热、嗌干等症，皆君火上炎，肺金受伤也。金气主右，故右胁满。按：“经脉篇”：以溺色变，肩臂背臑及缺盆中痛，肺胀满，膨膨而喘咳，为手太阴肺经病。鼽衄，肩前臑痛，为手阳明大肠经病。盖肺与大肠为表里，金被火伤，故诸病皆主于肺也。

尺泽穴，手太阴肺脉也。在肘内廉大纹中，动脉应手。金不胜火，则肺气竭，而尺泽绝，故死不治。

羽虫属火，同天之气故安静；介虫属金，同地之气故育。金气在地则木衰，故毛虫胎孕不成。

阳明燥金在泉。在泉者，地之气候也。金气燥淫胜于下，霜雾清瞑。

民病喜呕，呕而苦，善太息，心胁痛，不能转侧，甚则嗌干面尘，身无膏泽，足外反热，为足少阳胆经病。嗌干面尘，为厥阴肝经病。此以金邪淫胜，故肝胆受伤，而为病如此。

介虫属金，同其气故育；毛虫属木，受其制故耗。金火之气不相合，故羽虫不成。

燥金在泉，燥在地中，故湿毒之物不生。

子午之岁

壬子　壬午

上少阴君火司天，中太角木运，下阳明燥金在泉。运生天气曰小逆，木上生火也，故病亦微。

子午之岁，当少阴君火迁正司天，而太阴湿土，以上年在泉之右间，当升新岁司天之左间，故畏天冲，木星胜之也。土遇升天，木运抑之。遇壬子、壬午，木运之年，壬为阳木有余，其气先天而至。岁运遇木，乃能胜土，故太阴湿土升天不前，则为土郁，木之胜也。人病在脾，土郁欲发，必待其得位之时而后作。

壬午年刚柔失守，微甚如见。三年化疫，微至乙酉，甚在甲申，土疫发也。药宜泄黄散，煎汤量冷，研五瘟丹，不拘时，空心送下。

木强，民病则脾胃受抑，为黄疸满闭等症。

其运风鼓，其化鸣紊启坼。

其变振拉摧拔。

其病支满，肝木强也。

戊子天符　**戊午**太乙天符

少阴君火司天，中太徵火运，下阳明燥金在泉。运于司天之气相同，曰天符。运与气皆火。戊午年，运临本气之位，曰岁会，火运临之，午火位也。

其运炎暑，其化暄曜郁燠。

遇太阳司天曰热，少阳司天曰暑，少阴司天曰炎暑，皆兼司天之气，而言运也。

其变炎烈沸腾，太徵之变也。

其病上热血溢，阳火盛也。

戊子、戊午二年，多热症而无瘟疫。

甲子　甲午

少阴君火司天，中太宫土运，下阳明燥金在泉。

天气生运曰顺化，火下生土也当年病少。

其运阴雨，其化柔润时雨。

其变震惊飘骤，太宫之变也。

其病中满身重，土湿之滞也。

子午之年，阳明燥金当迁正在泉。而太阳寒水，以上年司天之右间，当降为新岁在泉之左间，故畏地阜，土胜窒之也。水运降地，而土运抑之。遇土运太过，先天而至。

甲子、甲午年，阳土有余之岁也。土运承之，降而不入，即天彰黑气，暝暗凄惨，才施黄埃而布湿，寒化令气，蒸湿复令。久而不降，伏之化郁，寒郁于上，而湿制之，则脾肾受邪。故民病寒厥，四肢重怠，阴痿少力。天布沉阴，蒸湿间作也。

甲子、午，刚柔失守，如此三年变而为大疫也。水气被抑，至三年后，必发而为水疫也。

甲子至丙寅，三年首也，至丁卯，三年后也。药宜泽泻、知母、青黛、玄参、童便、连翘各一钱，煎汤量冷，研化五瘟丹，并青黛末调服。

庚子　庚午天刑之年，俱同天符

上少阴君火司天，中太角金运，下阳明燥金在泉。

庚子、庚午二年，运同司地，曰燥金。太过之运，加地气曰天符。天刑之年，火下克金也，故曰不相得则病。虽有杂症，而无瘟疫。本年金运太过，而君火司天制之，则金得其平，所谓坚成之纪。

其运凉劲，其化雾露萧瑟。

其变肃杀凋零。

其病下清，即二便清泄，及下体清冷也，金气之病。

丙子岁会　**丙午**天气不和之年

上少阴君火司天，中太羽水运，下阳明燥金在泉。

丙子年，运临本气之位，曰岁会。子，水位也。

运克天气，曰不和。水上克火，故病甚也。杂病虽多，而无瘟疫。

其运寒，其化凝惨栗冽。

其变冰雪霜雹。

云驰雨府，湿化乃行，时雨乃降，此即阳明司地，燥极而泽之义。

民病咳喘，血溢血泄，鼽嚏，目赤眦疡，寒厥入胃，心痛，腰痛腹大，嗌干肿痛等症。

初之气，客气太阳寒水，加厥阴用事，地气迁，热将去。上年巳亥，少阳终之气，至此已尽，当云热将去。寒乃始，蛰复藏，水乃冰，霜复降，风乃至，阳气郁。寒水之气，客于春前，故其为候如此。

民反周密，关节禁固，腰脽痛。炎暑将起，中外疮疡，此皆寒气之病。然少阴君火司天，又值二之主气，故炎暑将起，中外疮疡。脽，音谁，即尻臀骨也。

二之气，阳气布，风乃行，春气以正，万物应荣，寒气时至，民乃和。风木之客，加于君火之主，故阳气风行春气，万物荣也。司天君火未盛，故寒气时至。木火应时，故民气和。

其病淋，目瞑，目赤。气郁于上而热，君火为病也。

三之气，客气君火司天，加于相火之主，故大火行，庶类蕃鲜。火极水复，热极寒生，故寒气时至。

民病气厥心痛，寒热更作，咳喘目赤。二火交炽，故病如此。

四之气，客主之气，皆湿土用事，故为溽暑，大雨时至。寒热互作。

民病寒热，嗌干，黄瘅，鼽衄，渴饮，湿热之病也。

五之气，畏火临，暑反至，阳乃化，万物乃生、乃长、乃荣，民乃康。畏火者，乃相火也。时当秋收，而阳气化，故万物荣，民乃康。

终之气，燥令行，燥金之客，加于寒水之主，金气收。故五之气，余火内格，而为病咳喘，甚则血溢。寒气数举，则雾霿翳，皆金水之化也。

丑未之岁丁丑、丁未、辛丑、辛未、癸丑、己丑、己未、乙丑、乙未、癸未

太阴湿土司天，岁气湿化之候。司天者，天之气也。

太阳寒水在泉，在泉者，地之气也。

湿土者，足太阴脾经也。脾主中央戊己土，每季寄旺十八日，合为七十二日，以应一岁，六六三百六十之成数也。

太阴司天，土气在天，为湿化，凡云雨滋润，津液充实，皆土之化也。湿淫于上，故沉阴旦布。沉，深也。沉阴雨变，则浸渍为伤，故物枯槁。

民病胕肿痛等症，皆土旺克水，肾经病也。按“经脉篇”云：以腰脊头项痛，为足太阳膀胱病。以饥不欲食，咳唾则有血，心如悬，为足少阴肾经病。肾与膀胱为表里，水为土克，故诸病皆本于肾也。

太溪绝，死不治。足少阴肾经脉也，在足内踝后根骨上，动脉应手。水不胜土，则肾气竭，而太溪绝，死不治。

丑未之岁，倮虫属土，同天之气，故安静无损。鳞虫属水，同地之气故育。在泉水盛则火衰，故羽虫胎孕不成。

太阳寒水在泉，丑未岁也，寒淫所盛于下，则凝肃惨栗。

民病少腹，控睾引腰脊，上冲心痛，嗌痛，颔肿血见。

寒淫于下，自伤其类，则膀胱与肾受之。膀胱居腹，故少腹痛。肾主阴丸，故控睾。太阳之脉，挟脊抵腰中，故引腰脊。肾脉络心，故上冲心痛。心主血而寒逼之，故血见。嗌痛颔肿，为小肠经病，亦水邪侮火而然。

麟虫属水，同其气故育。羽虫属火，受其制故耗。

水土之气不相合，故裸虫不育。

太阳寒水在泉，寒在地中，故热毒之物不生。

丑未之岁　丁丑、丁未：

上太阴湿土司天，中少角木运，下太阳寒水在泉。

运克天气，曰不和，水上克土也，故病甚。

灾三宫。三者，东方震宫也，木气不及，故灾及之。

丁丑、丁未二年，杂症甚多，而有微疫，作杂症治之。

癸丑、癸未：

上太阴湿土司天，中少徵火运，下太阳寒水[1]在泉。

运生天气，曰小逆。火上生土也，故病亦微。

火运不及之年，热病亦微，而无瘟症。

灾九宫。九，南方离宫也。火运不及，故灾及之。

己丑、己未：俱太乙天符，凡此日得病主危。

上太阴湿土司天，中少宫土运，下太阳寒水在泉。

运临本气之位，曰岁会。土运临之，辰戌丑未土也，其病危，运与气相同，曰天符。

灾五宫。五，中宫也。土运不及，故灾及之。

土运不及，而有司天之助，其病亦少。

乙丑、乙未：

上太阴湿土司天，中少商金运，下太阳寒水在泉。

天气生运曰顺化，土下生金也。

顺化之年，民舒无病。

灾七宫，西方兑宫也。金运不及，故灾及之。

丑未之岁，太阳当迁正在泉。而厥阴风木，以上年司天之右间，当降为今

---

① 太阳寒水在泉：原文作“太阳寒在泉”，据文义补。

岁在泉之左间，故畏地晶，金气窒之也。以上年子午岁气有余，司天少阴不退位，则右间厥阴亦不能降下也。金运承之，降之不下，抑之变郁。即乙丑、乙未岁也，亦能制抑厥阴，郁而为病，木郁金胜，故苍埃见而杀令布。久而不降，抑之化郁。

乙丑、乙未二年，厥阴风木当降，在泉遇金运承之，降而不下，则木郁于上，发为木疫，药宜龙胆泻肝汤加羌活、防风，研化五瘟丹送下。

辛丑、辛未天刑之年：

上太阴湿土司天，中少羽水运，下太阳寒水在泉。辛年水运不及，而湿土司天胜之，所谓流涸之纪。

天刑之年，土下克水也，故曰不相得则病。

灾一宫。一，北方坎宫也。水运不及，故灾及之。

丑未之年，太阴湿土当迁正司天。而少阳相火，以上年在泉之右间，当升新岁司天之左间，故畏天蓬，水胜之也。

丑未阴年不及，故太阴司天未迁正，则少阳左间，亦不得其位。遇辛丑、辛未，天蓬之年，则少阳相火被抑，故升天不前，则为火郁，水之胜也。火郁不升，则人病在心，皆心之包络。

天时则寒雰反布，凛冽如冬，水复涸，冰再结，暄暖乍作，冷复布之，寒暄不时。

民病伏阳在内，烦热于中，心神惊骇，寒热间争。其气令民病，较巳亥年君火不升者尤佳。火郁既久，暴热乃生，郁疠乃化，伏热内烦，痹而生厥，甚则血溢，此相火郁发为病。

辛丑、辛未之岁，少阳相火，当升司天，遇水运升之不前，则为火郁。药宜凉膈散加知母，煎汤量冷，研化五瘟丹服之。

阳气退避，大风时起。

司天之气，乃湿气下降，地气乃寒气上升，故原野昏霿，白埃四起。

司天主南，而太阴居之，故云奔南极，雨湿多见于南方。夏尽入秋，谓之差夏。

民病寒热腹满，身胀满，腑肿，痞逆，寒厥，拘急，皆寒湿所化之病。

故阴凝于上，寒积于下，寒水胜火，则为冰雹。阳光不治，杀气乃行，杀气者，即阴气也。

本年寒政太过，故谷气有余者，宜高宜晚，以其能胜寒也。不及者，宜下宜早，以其不能胜寒也。民之强弱，其气亦然。

初之气，地气迁，寒乃去。春气至，风乃来，生布万物以荣，民气条舒，风湿相薄，雨乃后。客主之气，皆厥阴风木用事。寒去物荣，以太阴湿土司天，故风湿相薄，风胜湿，雨乃后时而至。民病血溢，筋络拘强，关节不利，身重筋痿。

风病在筋，湿病则肉，故为此病。血溢者，风胜于肝也。

二之气，大火气正，物承化，民乃和。客主之气，皆少阴君火用事，故大火气正，物承其化，民亦和也。

其病瘟疠大行，远近咸若。湿蒸相薄，雨乃时降。

三之气，天政布，太阴湿土司天，故湿气降地，气腾而为雨。三气之后，则太阳在泉主之，故寒乃随之。感于寒湿，则民病身重胕肿，胸腹满，寒凝湿滞，故其为病如此。

四之气，少阳相火用事，其气尤烈，故曰畏火，皆相火也。客以相火，主以湿土，火土合气溽蒸上腾，故天气否隔。然太阳在泉，故寒风随发于朝暮。湿蒸相薄，草木凝烟，以湿遇火，故湿化不流。惟白露阴布，以成秋令也多阴雨。

民病腠理热，血暴溢，疟痢，心腹满热，胪胀，甚则胕肿，湿热并行，故为是病。胪者，皮腹也。胕肿，肉浮肿也。

五之气，惨令已行，寒露下霜乃早降，草木黄落。客主之气，皆阳明燥金用事，故其政令如此，民舒无病。

终之气，寒大举，湿大化，霜乃积，凝水坚冰，阳光不治。

在泉客主之气，皆太阳寒水用事，故其政令如此。

感于寒则病，令人关节禁固，腰脽痛。关节在骨，腰脽属肾与膀胱，皆寒水同类为病。

以上十年，上湿下寒，故寒湿持于气交。然太阴司天则水郁，太阳在泉则火郁。郁化源详义见太阳之政。

寅申之岁戊寅、戊申、甲寅、甲申、庚寅、庚申、丙寅、丙申、壬寅、壬申

少阳相火司天，岁气火化之候。司天者，天之气也。

厥阴风木在泉，在泉者地之气也。

少阳相火，乃三焦浮流之火，火邪炎上，主克肺金。金受克，则肾水失母，上盛下虚，上攻变生诸疾，疾至伤元气。

其化以火，少阳属相火，亦曰畏火。凡炎暑赫烈，阳气盛极，皆相火之化。而为炎光赫烈，燔灼焦然。

相火淫胜，则金受其制，故温气流行，金政不平。

民病头痛发热，恶寒而疟，热上皮肤痛，色变黄赤，传而为水，身面胕肿，腹满仰息，泄注赤白，疮疡，咳唾血，烦，心胸中热，甚则鼽衄，病本于肺火克肺金。相火用事，金气受伤，客热内燔，水不能制，故为此诸病，皆本于肺也。

天府绝，死不治。天府，手太阴肺脉也，在臂臑内廉，腋下三寸，动脉应手，金不胜火，则肺气竭，而天府绝，死不治。

羽虫同天之气，故静；毛虫同地之气，故育。在泉木盛则土衰，故裸虫不成。

厥阴风木在泉，寅申岁也，风淫于地，则木盛土，风盛湿。尘埃飞扬，故地气不明，平野昏昧。木气有余，故草乃早秀。

民病洒洒振寒，数欠，为阳明胃脉；自食则呕，身体皆重，为太阴脾病。且厥阴肝脉，贯膈布胁肋，故又为心痛支满等症。皆木邪淫胜，脾胃受伤之病。毛虫属木，同其气故育。木克土，故裸虫耗。木郁于下，火失其上，故羽虫虽生而不育。

厥阴风木在泉，风行地中，故清毒之物不生。

寅申之岁 壬寅、壬申：运同司地，曰天符[①]。

上少阳相火司天，中太角木运，下厥阴风木在泉。

运生天气，曰小逆。木上生火也，故病亦微。

运于四孟月同，曰支德符。壬寅年木运临之，寅属木，春孟月也。太过之运加地气，曰天符。壬寅、壬申二年，运同司地，曰风木。

其运风鼓，其化鸣紊启拆。此壬年太角之政化。

其变振拉摧拔。

其病掉眩，支胁，惊骇。风木相火合病也。

治司天之火，木运太过。

壬寅、壬申二年，病少无瘟。

戊寅、戊申：

上少阳相火司天，中太徵火运，下厥阴风木在泉。

运与司天之气相同，曰天符。

其运暑，其化暄嚣郁燠。暄嚣，火盛之象。此戊年太徵之政化。化，作

---

① 天符：当为“同天符”。

德；嚣，作暑。

其变炎烈沸腾，太徵之变。

其疫上热郁，血溢，血泄，心痛，火之为病，内应于心。

寅申之年，少阳相火当迁正司天。而阳明燥金，以上年在泉之右间，当升新岁司天之左间，故畏天英，火星胜之也。遇戊申、戊寅，戊为中运，阳火有余。其气先天而至，金欲升天，火运抑之，故升之不前，金郁不升。人病在肺，金郁欲发，必须待得位之时而后作。

戊申年刚柔失守，如此天运失时，三年之中，金疫发也。速在庚戌，迟则辛亥，即瘟疫热症，药宜泄白散，煎汤量冷，研化五瘟丹送下。

天气时雨不降，西风数举，咸卤燥生。民病上热，喘嗽，血溢。燥金气郁于地，故时雨不降。硝咸白见而燥生。火胜于上，故肺金受伤而咳嗽，血溢。金郁之发，肃杀气行。

民病胁满，悲伤，金邪伐肝也。金气寒敛而燥，故为嗌干，手足折，皮肤燥等症。

甲寅、甲申：

上少阳相火司天，中太宫土运，下厥阴风木在泉。天气生运，火下生土也，曰顺化。

其运阴雨，其化柔润重泽。

其变震惊飘骤。

其病体重，胕肿，痞饮。

甲寅、甲申，顺化之年，而民无病。

庚寅、庚申：

上少阳相火司天，中太商金运，下厥阴风木在泉。天刑之年，火下克金也，故曰不相得则病。

运于四孟月曰同，支德符。庚申年，金运临之，申属金，秋孟月也。

其运凉，其化雾露清切。此庚年，太商之正化，其德雾露肃瑟。

庚寅、庚申二年，虽有病而微，亦无瘟症。

其变肃杀凋零，其病肩背胸中痛。火邪在肺也。

丙寅、丙申：

上少阳相火司天，中太羽水运，下厥阴风木在泉。运克天气，曰不知。水上克火，故病甚也。

其运寒肃，其化凝惨栗冽。

其变冰霜雪雹。

其病寒，浮肿。

丙寅刚柔失守。

寅申之岁，少阴降地，厥阴当迁正在泉。而少阴君火，以上年司天之右间，当降为今岁在泉之左间，故畏地玄，水胜窒之也。遇丙寅、丙申，水运太过，先天而至，亦能制抑君火，使之不降。君火欲降，水运承之，降而不下，即彤云才见，黑气反生，暄暖如舒，寒常布雪，凛冽复作。天云惨凄，皆寒水胜火之化。久而不降，热郁于上，伏之化郁，寒胜复热，赤风化疫。民病面赤心烦，头痛目眩，多温热之症。

丙寅年，刚柔失守，天运失时，三年之中火疫发也。早至戊辰，晚至己巳。气微则疫小，气甚则疫大，故至有迟速。

丙寅、丙申二年，少阴君火当降在泉。遇水运承之，降而不下，人病在心，则为火郁。火郁欲发，必须待得位之时而后发，故当因其势而解之、散之、扬之。药宜五瘟丹之类，以解利之。竹叶导赤散煎汤，研化送下。

民病寒中，外发疮疡，内为泄满。火盛于外，故民病寒中。外热故为疮疡，内寒故为泄满。

其病寒热，疟泄聋瞑，呕吐上怫音佛，心郁不舒也，肿色变。热盛寒复，则水火交争，故为诸病。

初之气，地气迁，风胜乃摇，寒去大温，草木早荣，寒来不杀。初气君火用事，而兼相火司天，故气候大温也。

温病乃起。其病气怫于上，血溢目赤，咳逆头痛，血崩胁满，肤腠生疮。君相二火合气，故其为病如此。

二之气，火反郁，白埃四起，云趋雨府，风不胜湿，雨乃零，民乃康。太阴湿土用事，故主气君火，反郁而埃起，湿胜雨零也。然主客相生，民乃康。其病热郁于上，咳逆，呕吐，疮发于中，胸嗌不利，头痛，身热，昏愦愦，音贵，心乱也，脓疮，皆湿热所化之病。

三之气，天政布，炎暑至。少阳上临相火专令，故炎暑至，雨乃际。民病热中聋瞑，血溢脓疮，咳，呕，鼽衄，渴，嚏欠，喉痹，目赤，善暴死。主客之火交炽，故为热病如此。

四之气，凉乃至。燥金之客，加于湿上之主，故凉风至，而炎暑间化。间者，时作时止之谓。土金相生，故民和平。

其病胸满，身肿。燥盛者，肺自病，故胸中满。湿胜者，脾自病，故身体重。

五之气，寒水之客，加于燥金之主。水寒金敛，暑去寒来，雨乃降，气门乃闭。气门，乃腠理空窍也。所以发泄荣卫之气，故曰气门。

刚木早凋，民避寒邪，君子周密。金肃水寒，当畏避也。

终之气，厥阴在泉，风木用事。主气以寒水生之，地得正气，而风乃至，万物反生，霜雾以行。地气不应，曰雾。

其病关闭，不禁心痛，阳气不藏而咳。时当闭藏，而风木动之，风为阳，故其为病如此。

卯酉之岁丁卯、丁酉、癸卯、癸酉、己卯、乙卯、乙酉、辛卯、辛酉、己酉

阳明燥金司天，岁气燥化之候。司天者，天之气也。

少阴君火在泉，在泉者，地之气也。

阳明燥金者，手阳明大肠之气象。庚辛，金也，其化以燥。凡清明干肃，万物坚刚，皆金之化。而为清凉劲切，雾露萧瑟。

燥金淫胜于上，则木受其克，故草生荣俱晚。

在于人，则肝血受伤，不能荣养筋骨，故生内变。且金气太凉，能革发生之气，故草生之应如此。然阳明燥金在上，则少阴君火在下，故蛰虫来见。

阳明司天，介虫同司天之气，故静，羽虫同在泉之气，故育。

民病左胁胠痛等症，皆肝经病，肝木主左也。

按“经脉篇”云：以心胁痛，不能转侧，面微有尘，为足少阳胆经。腰痛不可俯仰，丈夫㿗疝，妇人少腹痛，嗌干面尘，飧泄，为足厥阴肝经病。此以肝与胆为表里，木被金伤，故诸病本于肝也。

太冲脉绝，死不治。太冲，足厥阴肝脉也，在足大指本节后二寸，动脉应手。木不胜金，则肝气竭而太冲绝，故死不治。

少阴君火在泉，在泉者，地之气也。

君火淫胜于下热淫所胜，故焰浮川泽，阴处反明，蛰虫不藏。民病腹中常鸣者，火气奔动也。气上冲胸者，火性炎上也。喘不能久立，寒热皮肤痛者，火邪乘肺也。目瞑者，热甚阴虚，畏阳光也。齿痛䪼肿，热乘阳明经也。恶寒发热如疟，金水受伤，阴阳交争也。热在下焦，故少腹中痛。热在中焦，故腹胀大。䪼音拙。

燥结不通，则邪实于内，以苦下之，宜承气汤。

羽虫属火，同其气故育；介虫属金，受其制故耗而不育。

少阴在泉，热在地中，寒毒之物不生。

卯酉之岁

丁卯、丁酉：

上阳明燥金司天，中少角木运，下少阴君火在泉。

天刑之年，金下克木也，故曰不相得则病。

岁运不及，而司天燥金胜之，则金兼木化，反得其政，所谓委和之纪。阳和委屈，发生少也。

丁卯年，运临本气之位，曰岁会，木运临之。卯，木位也。其病不死，但执迟而缓。

卯酉之年，太阴降地，少阴当迁正在泉。而太阴湿土，以上年司天之右间，当降为今岁在泉之左间，故畏地仓，木胜窒之也。如上年寅申岁气有余，司天少阳不退位，则右间太阴亦不能降下，遇木运以至。丁卯、丁酉年，木运承之，降而不下，即黄云见而青霞彰，郁蒸作而大风，雾翳埃胜，折损乃作，皆风木胜土之化。久而不降，土气郁久，故天为黄气，地为湿蒸，人病在脾胃，故为四肢不举，昏眩，肢节痛，胸腹作满，填臆等症。木运不及，故本方受灾。阳年太过，不言灾宫也。

丁卯、丁酉二年，太阴湿土当降在泉，岁运遇木，则太阴湿土降而不下，则为土郁。人病在脾，土郁欲发，必待得位之时而后作。药宜泻黄散，煎汤量冷，研化五瘟丹，服之而愈。

癸卯、癸酉：

上阳明燥金司天，中少徵火运，下少阴君火在泉。

癸年阴火不及，上见燥金，则金得其政，所谓伏明之纪。

运克天气，曰不和，火上克金也。故病甚，虽杂病多，无瘟疫之症。不及之年，加地气曰同岁会。

癸卯、癸酉二年，运临司地曰君火。

己卯、己酉：

上阳明燥金司天，中少宫土运，下少阴君火在泉。二年金与土运虽相得，然子临父位，为逆。

运生天气，曰小逆，土上生金也，故病亦微。

卯酉之年，阳明燥金当迁正司天。而太阳寒水，以上年在泉之右间，当升新岁司天之左间，故畏天芮，土胜之也。

卯酉阴年，气有不及，司天阳明未得迁正，而左间太阳亦不得其位。水欲升天，土运抑之。己卯、己酉皆土运，为天芮之年，亦能制抑。太阳寒水，升之不前，水郁不升，人病在肾，水郁为害，待得位之时而发也。升之不前，湿而热蒸，寒生两间，民病注下，食不及化。湿胜于上，寒胜于下，故气令民病如此。久而成郁，冷来克热，冰雹卒至。药宜连翘青黛饮，煎汤量冷，研五瘟丹送下。

乙卯、乙酉岁会、太乙天符：

上阳明燥金司天，中为少商金运，下少阴君火在泉。运同天气曰天符，运与司天皆金。卯酉年，运临本气之位曰岁会。金运临之，酉，金位也，其病危。乙年金运不及，得阳明司天之助，所谓从革之纪。

辛卯、辛酉：

上阳明燥金司天，中少羽水运，下少阴君火在泉。天气生运曰顺化，金下生水也，顺化之年，民舒病少。

初之气，太阴用事，时寒气湿故阴凝，燥金司天故气肃。水冰者，气肃所成。寒雨者，湿土所化。

其病中热胀，面目浮肿，善眠，鼽衄，嚏欠，呕，小便黄赤，甚则淋。主气风木，客气湿土。风为阳，湿为阴，风湿为患，脾肾受伤，故为此诸症。

二之气，阳乃布，民乃舒，物乃生荣。少阳相火用事，于春分之后，故其应如此。

疠大至，民乃暴死。主君火，客相火，二火交炽，臣位于君，故疠疫大至，民善暴死。

三之气，天政布，司天阳明燥金用事也，故凉乃行。然主气相火当令，故燥热交合，至三气之末，以交四气，则主以太阴，客以太阳，故燥极而泽矣。民病寒热，以阳胜之，时行金凉之气，故民病寒热。

四之气，寒雨降，太阳用事于湿土之时，故寒雨降也。

民病暴仆，振栗，谵妄，少气，嗌干引饮，及为心痛，痈肿，疮疡，寒疟之疾，骨痿，便血。四气之后，在泉君火所主，而太阳寒水临之。水火相犯，故为暴仆振栗及心痛等症。

五之气，春令反行，草乃生荣，厥阴风木用事，而得在泉君火之温，故春令反行，草乃生荣，民气和。

终之气，阳气布，候反温，蛰虫来见，流水不冰。少阴君火用事，故其气候如此。

民乃康平，其病温。其病为温火之化也。

然燥金司天，则岁半之前，气过于敛，故宜汗之、散之。君火在泉，则岁半之后，气过于热，故宜清之也。

辰戌之岁壬辰、壬戌、戊辰、戊戌、甲辰、庚辰、庚戌、丙辰、丙戌、甲戌

足太阳膀胱寒水司天，岁气寒化之候。司天者，天之气也。太阴湿土在泉，在泉者，地之气也。

太阳与足少阴肾经，合为表里，属北方壬癸水也。主冬旺七十二日，主寒水胜，则邪乘心，乃水克火受寒伤，故诸病皆主于心也。

太阳属水，其化以寒，凡阴凝栗冽，万物闭藏，皆水之化。司天之气，寒水是也。寒淫所胜于上，故寒反至，水且冰。若乘火运而火气炎烈，则水火相激，故雨暴乃雹。

民病寒水胜，则邪乘心水克火，故为血变于中心主血，发为痈疡，多生疮疖等症。按“经脉篇”云：以手心热，臂肘挛急，腋肿，胸胁支满，心中澹澹大动，面赤，目黄，为手厥阴心包络病。盖火受寒伤，故诸病皆本于心也。

神门绝，死不治。神门，手少阴心脉也，在手掌后，锐骨之端，动脉应手。火不胜水，则心气竭而神门绝，死不治。

诸动气者，知其藏也。动气者，气至脉动也，察动脉之有无，则脏气之存亡可知矣。

鳞虫同天之气化，故静；裸虫同地之化，故育。太阴湿土在泉，在泉者，地之气候也。

草乃早荣，湿淫所胜土为草木之资生，埃昏岩谷岩谷，土厚之处，黄反见黑黄，土色；水，黑色，土胜湿淫，故黄反见黑。

民病积饮心痛寒湿乘心也，耳聋浑浑焞焞，嗌肿喉痹三焦经病，阴病血见，少腹痛肿，不得小便，以邪湿下流为阴虚肾病。病冲头痛，目似脱，项似拔，腰似折，髀不可以屈，腘音国如结，腨音篆如别，为膀胱经病，此以土邪淫胜克水，而肾合三焦、膀胱俱为脏，故病及焉。

裸虫属土，同其气，故育；鳞虫属水，受其制，故不成。

太阴湿土在泉，湿在地中，土得位也，故其化淳淳者厚也，故燥毒之物不生。

辰戌之岁：

壬辰、壬戌：

足太阳寒水司天，中太角木运，下太阴湿土在泉。司天生运曰顺化，水生木也，顺化之年，民舒病少。

其变振拉摧拔。振者，撼动也；拉，支离也；摧，败折也；拔者，发根

也。壬为阳木，风运太过，则金令承之，故有此变。

其运风，其化鸣紊启坼。风为木化，鸣风，木声也。紊，繁盛也。启坼，明芽发而地脉开也。

其病眩掉目瞑。目运曰眩，头摇曰掉，目不开曰瞑。木运太过，故有此风木之病。

戊辰、戊戌天刑之年，水下克火也：

上太阳寒水司天，中太徵火运，下太阴湿土在泉。火运太过，得司天寒水制之，则火得其平，所谓赫曦之纪。

其运热，其化喧暑郁燠。

其变炎烈沸腾乃火气之熏蒸，火运太过，则寒水承之，故有此变。

其病热郁，火运太过，故有此病。虽生热症，而瘟疫少。

甲辰、甲戌运克天气曰不和，土上克水，故病甚也。虽杂病甚，而瘟疫微：

上太阳寒水司天，中太宫土运，下太阴湿土在泉。太过之运加地气，曰天符。甲辰、甲戌，运同司地曰湿土。

甲辰、甲戌，运临本气之位曰岁会，土运临之，辰戌丑未，土位[①]也。

其运阴埃，其化柔润重泽。埃者，尘也；柔润重泽，皆中运湿土之化。

其变震惊飘骤。土运太过，则风木承之，故有是变。

其病湿下重，土湿之病也。

庚辰、庚戌：

上太阳寒水司天，中太商[②]金运，下太阴湿土在泉。运生天气曰小逆，金上生水也，故病亦微。

中金运太过，又能胜水。

其运凉，其化雾露萧瑟。

其变金运肃杀，万物凋零，火气承金，即阳杀之象。金气太过，其病燥，肺金受伤，故背闷瞀，而胸胀满。

庚辰刚柔失守，如此天运化疫，三年之后，发而为疫。微则徐，三年后。甚则速，三年首也。速至壬午，徐至癸未。木疫发也，药宜羌活、紫苏、薄荷、滑石，煎汤量冷，研五瘟丹服。

辰、戌之年，太阳寒水当迁正司天，而厥阴风木以上年在泉之右间，当升

---

① 土位：原作“上位”，据文义改。
② 太商：原作“太角”，据文义改。

新岁司天之左间，故畏天柱，金星胜之也。

遇庚辰、庚戌，庚为阳金，其气先天而至，中运胜之，忽然不前，木运升之，金乃抑之，木不能前，暴郁为害。金能胜木也，木郁不升，人病在肝。木郁欲发，必待其得位之时而后作。升之不前，清生风少，肃杀于春，露霜复降，草木乃萎。

民病瘟疫早发，咽嗌乃干，四肢满，肢节皆痛，金胜木衰之也。金气肃杀于春，阴胜抑阳，故民病为瘟疫，节痛等症。木郁既久，其极必发，故大风摧拉等变。而民病为卒中偏痹，手足不仁等症。

丙辰、丙戌：

上太阳寒水司天，中太羽水运，下太阴湿土在泉。运气相同曰天符，运与气皆水。

其运寒，其化凝惨凓冽，此丙年水运之正化也。其变冰雪霜雹。水太过，土气承之，故有此变。冰雹，土之象也。

其病大寒，留于溪谷。溪谷者，筋骨肢节之会。水运太过，寒甚气凝，故为是病。

辰、戌之岁，少阳降地，太阴当迁正在泉，而少阳相火以上年司天之右间，当降为今岁在泉之左间，故畏地玄，水胜窒之也。遇水运太过，先天而至，丙辰、丙戌年，水运承之，降而不下，即彤云才见，黑气反生，暄暖欲生，冷气卒至，甚即冰雹也，皆寒水胜火之化也。与丙申岁，少阴不降者同义。

丙辰、丙戌之岁，少阳相火当降，今岁在泉，遇此二年水运承之，降而不下，则为火郁，变而瘟疫。药宜凉膈散兼导赤散，加知母、五瘟丹服之。

久而不降，伏之化郁，冷气复热，赤风化疫。民病面赤心烦，头痛目眩也。赤气彰而热病欲作，少阳火郁为病，太阳寒水司天，太阴湿土在泉，故天气肃，地气静，水土合德。

民病寒湿，肌肉萎，足痿不行，濡泄，血溢。血溢乃火郁之病，皆寒湿使然。

岁半之后，地气主之。自三之气止，极雨散之后，交于四气，则在泉用事，而太阴居之。故又雨朝北极，湿化布焉，泽流万物，土之德也。雷动于下，火郁发也。

太阳寒水司天之客气，加于主气之上。本年初之气，少阳用事。上年在泉之气，至此迁移。故曰地气迁。后仿此[1]。

初之气，少阳相火用事，地气迁，气乃大温，草乃早荣。上年终之气君火，今岁初气相火，二火之交，故气乃大温，草乃早荣。

民病乃疠，温病乃作。身热头痛，呕吐，肌腠疮疡。客气相火，主气风木，风火相搏，故为此诸病。肌腠疮疡，斑疹之属也。

二之气，阳明燥金用事，民乃惨，草乃遇寒，故大凉至而火气抑。民病气郁中满，寒乃始。清寒滞于中，阳气不行也。

三之气，太阳寒水用事，天政布，寒气行，雨乃降，即司天之气也。民病寒，反为热中，痈疽注下，心热瞀闷，不治者死。

若人伤于寒，而谓病热之理，所谓太阳寒水司天，寒气下临，心气上从之义。盖寒侮阳，则火无不应，若不治之，则阳绝而死矣。

按：六气司天，皆无不治者死之说，惟此太阳寒水言之，可见人以阳气为生之本，不可不顾也。

四之气，厥阴风木客气用事，而加于太阴湿土主气，故风湿交争。而风化为雨，木得土化，故乃长、乃化、乃成。

民病厥阴风木之气，值大暑之时，木能生火，故民病大热。以客胜主，脾土受伤，故为少气，肉萎，足萎，注下赤白等症。

五之气，少阴君火用事，岁半之后，地气主之。以太阴在泉，而得君火之化，阳复化，草乃长、乃化、乃成。万物能长能成，民亦舒而无病。

终之气，太阴湿土在泉，地气正也，故湿令行，阴凝太虚，埃昏郊野。民情喜阳而恶阴，故惨凄。以湿令而寒风至，风能胜湿，故曰反，反者孕乃死。

所以然者，人为裸虫，从土化也，风木非时相加，故土化者，当不育也。

以上十年，皆寒水司天，湿土在泉，湿宜燥之，寒以温之。味苦者，苦从火化，治寒以热也。

寒水司天，则火气郁，湿土在泉，则水气郁，故必折去其致郁之气，则郁者舒矣。

寒水司天，则心火不胜。太阴在泉，则肾水不胜。则诸太过者抑之，不胜者扶之，则气无暴过而疾不生矣。

巳亥之岁丁巳、丁亥、癸巳、癸亥、己巳、己亥、乙巳、乙亥、辛巳、辛亥

厥阴风木司天，岁气风化之候，司天者，天之气也。少阳相火在泉，在泉

---

[1] 仿此：原文作“放此”。

者，地之气也。

厥阴风木，乃足厥阴肝经也。肝属木，乃东方甲乙木，春旺七十二日，主木旺，木邪乘土，故诸病皆主于脾也。

其化以风，凡和气升扬发生万物，皆风之化。木气在天为风化，而飘怒摇动，云物飞扬。

风淫于上淫邪盛也，故太虚埃昏，云物扰乱。风木主湿，故寒生春气，而流水不冰。然风胜则金令乘之，清肃气行，故蛰虫不出。

民病胃脘当心而痛，上支两胁，隔咽不通，饮食不下，舌本强，食则呕，腹胀食不下，溏泄，瘕，水闭。病本于脾，此以木邪乘土，故诸病皆本于脾也。

冲阳绝，死不治。冲阳，乃足阳明胃脉也，在足跗上，动脉应手。土不胜木，则脾胃气竭而冲阳绝，故死不治。

少阳相火在泉，在泉者，地之气也。火淫所胜相火淫胜于下，故焰明郊野。热极生寒，故寒热更至。

民病注泄赤白热伤血分则注赤，热伤气分则注白，热在下焦，故少腹痛，溺赤，便血。其余诸症，皆与少阴在泉同候。

羽虫属火，同其气故育；介虫属金，受其制故耗。火在泉则木为退气，故毛虫属木，亦不育。

少阳相火在泉，火在地中，则寒毒之物不生。

巳亥之岁：

丁巳、丁亥俱同天符[①]：

上厥阴风木司天，中少角木运，下少阳相火在泉。运与气相同曰天符，运与气皆木。

灾三宫。三者，东方震宫也。木气不及，故灾及之。

癸巳、癸亥俱同岁会：

上厥阴风木司天，中少徵火运，下少阳相火在泉。天气生运曰顺化，木下生火也，顺化之年，民舒病少。

癸巳、癸亥二年，阳明燥金欲降，火运承之，降而不下，则成金郁，发而为疫。药宜泻白散，煎汤量冷，研化五瘟丹送下。

灾九宫。九为离宫，火运不及，故灾及之。

---

① 俱同天符：中运与司天之气同，当为“俱天符”。

巳、亥之岁，阳明降地，少阳当迁正在泉，而阳明燥金，以上年司天之右间，当降为今岁在泉之左间，故畏地彤，火气胜之也。如上年辰戌，岁气有余，司天太阳不退位，则右间阳明亦不能降下，遇火运以至。癸巳、癸亥年，火运承之，降而不下。金欲降而火承之，故清肃行而热反作也。热伤肺气，故民病昏倦，夜卧不安，咽干引饮等症。金气久郁于上，故寒白气起。民病肝木受邪，故为掉眩，手足直而不仁，两胁作痛，满目茫茫等症。

己巳、己亥天刑之年：

上厥阴风木司天，中少宫土运，下少阳相火在泉。天刑之年，木下克土也，故曰不相得则病，虽病无瘟。

本年土运不及，风木司天胜之，则木兼土化，所谓卑监之纪。

灾五宫。五，中宫也。土运不及，故灾及之。

乙巳、乙亥：

上厥阴风木司天，中少商金运，下少阳相火在泉。运克天气曰不和。金上克木，故病甚也，虽病甚而瘟少。

灾七宫。七，兑宫也。金运不及，故灾及之。

辛巳、辛亥：

上厥阴风木司天，中少羽水运，下少阳相火在泉。运生天气曰小逆，水上生木也，故病亦微。

辛巳、辛亥年，君火欲升，而水运承之，则为火郁，发而为火疫。药宜凉膈散、导赤散，加竹叶，煎汤量冷，研五瘟丹服之。

此年受瘟，必待火得位之年而发。

灾一宫。一，坎宫也。水运不及，故灾及之。

巳亥之年，厥阴风木当迁正司天，而少阴君火以上年在泉之右间，当升新岁司天之左间，故畏天蓬，水星胜之也。

巳亥阴年，气多不及，司天厥阴不得迁正，而左间少阴亦不得其位。而阳年则不然也。遇辛巳、辛亥阴年水运不及，君火欲升天而中水运抑之。不及之年，而以能制抑君火，则弱能制弱。而中水运，天蓬窒之，则水胜而君火不前也，火郁不升而为害。火郁之发，必待其得位之时而后作。癸未年，火郁瘟疫发也，君火相火同，火郁不升，人病在心，皆在心之包络。

升之不前，即清寒复作，冷生旦暮。民病伏阳而内生烦热，心神惊悸，寒热间作。天蓬水胜，火升不前，故气候清寒。民病热郁不散。火郁之发，故暴热至而为疫疠、温疟等症。泄去其火，热病可止。

天气扰，地气正。风木司天，故天气扰；相火在泉，土得温养，故地气正。

木在上，故风生高远；火在下，故灾热从之；土气得温，故云雨作，湿化乃行。风燥火热，胜复更作，蛰虫来见，流水不冰。

初之气，寒始肃，杀气方至，阳明燥金用事也。

民病寒于右之下。金位西方，金旺则伤肝，故寒于右之下。

二之气，寒不去，华雪水冰，杀气施化，霜乃降，上焦寒，雨数至，阳乃化。太阳寒水用事，故其气候如此。然以寒水之客，加于君火之主，其气必应，故阳复化。民病热于中，客寒外加，火应则热于中。

三之气，天政布，风乃时举，厥阴风木，司天之气用事也。厥阴加于少阳相火，风火交加，民病泣出，耳鸣掉眩，风木之气见证也。

四之气，溽暑，湿热相薄，争于左之上，以君火之客，加于太阴之主。

四气为天之左间，故湿热争于左之上。

民病黄疸，而为胕肿。此湿热相蒸而为病也。胕肿，肉浮肿也。与足跗之跗不同。

五之气，燥湿更胜，沉阴乃布，寒气及体，风雨乃行。客以湿土，主以燥金，燥湿更胜，其候若此。

终之气，畏火司令，阳乃大化，蛰虫出见，流水不冰，地气大发，草乃生，人乃舒。少阳在泉，故候如此。

其病温疠，时寒气热，故病温疠。

本年厥阴司天，则土郁；少阳在泉，则金郁。郁气化源，义见前章。

五运五郁天时民病详解

天地有五运之郁，金、水、木、火、土；人身有五脏之应，心、肝、脾、肺、肾，则结聚而不行，当升不升，当降不降，当化不化，而郁病作矣。故或郁于气，或郁于血，或郁于表，或郁于里，或因郁而生病，或因病而生郁。郁而太过者，宜裁之、抑之；郁而不及者，宜培之、助之。大抵诸病多有兼郁，此所以治有不同也。

土郁之法

天时　岩谷震惊木胜制土，土之郁也，郁极则怒，怒动则发。岩谷者，土深之处；震惊者，土气之发也，雷殷气交殷者，盛也；气交者，升降之中以三气四气之间，埃昏黄黑尘霾敝日也，化为白气湿蒸之气，岚之属也。川流漫衍，田牧土驹川流漫衍，洇没郊原也；田牧土驹，以洪水之后群驹散牧于田野也，云奔雨府，霞拥朝阳，山泽埃昏，其乃发也雨府乃太阴，湿聚之处。霞拥朝阳，见于旦也；埃昏者，土气之浊也。土气被郁，所化皆迟。然土郁之发，必在三气、四气之时，故犹能生长化成。不失其时也。

民病　湿土为病。湿在中焦，故心腹胀。湿在下焦，故数后下利。心为湿乘，故心痛。肝为湿侮，故胁胀。呕吐者有声为呕，有物为吐，霍乱者，吐利并行，而心目了乱也。注下者，大便暴泻也。湿气伤肉，则跗肿身重。皆土发湿邪之症。

土郁治法　土郁夺之。夺者，直取之也。凡土郁之病，湿滞之属也，其脏应脾胃，其主在肌肉四肢，其伤在胸腹。土畏壅滞。凡滞在上者，夺其上，吐之可也；滞在中者，夺其中，伐之可也；滞在下者，夺其下，泻之可也。凡此皆谓之夺，非独止于下也。

金郁之发

天时　天洁地明，气清气切火胜制金，金之郁也，大凉乃举，草树浮烟大凉者，金之寒气；浮烟者，金之敛气，燥气以行，霧雾数起金气至，则燥气行；阴气行，则霧雾起。霧雾者，乃厚雾也。杀气来至，草木苍干，金乃有声杀气者，阴气也；苍干者，凋落也。金乃有声，金气劲而秋声发也。山泽焦枯，土凝霜卤，怫乃发也燥气行，故山泽焦枯，土面凝白，卤结为霜也。金旺五之气，主秋分八月中后，凡六十日有奇，故其发也。

民病　咳逆嗌干，肺病而燥也。心胁满引少腹，善暴病，不可反侧，金气胜而伤肝也。金气肃杀，故面色陈而恶也。

金郁治法　金郁泄之。泄者，疏利也。凡金郁之病，为敛、为闭、为燥、为塞之属也。其脏应肺与大肠，其主在皮毛声息，其伤在气分，或解其表，或破其气，或通其便。凡在表、在下、在上，皆可为之泄也。

水郁之发

天时　阳气乃避土胜制水，水之郁也。水郁而发，寒化大行，故阳气乃避，阴气暴举，大寒乃至。川泽严凝，寒雰结为霜雪寒雰者，寒气之如雾也，甚则黄黑昏翳，流行气交，乃为霜杀，水乃见灾黄土色，水黑色，水为土郁而发，故二色并见于气交。阳光不治，空积沉阴，白埃昏瞑而乃发也。其气二火前后，君火二之气、相火三之气，自春分二月中，而尽于小暑六月节。凡一百二十日，皆二火之所主。水本旺于冬，其气郁，故发于火令之时，阴乘阳也。

民病　寒客心痛，腰椎痛，关节不利，屈伸不便，善厥逆，痞坚腹满。此皆寒水之气为病。火畏水，故心痛。寒入肾，故腰椎痛。寒则气血滞，筋脉急，故关节不利，屈伸不便。阴气胜，阳不得行，故厥逆，痞坚腹满。

水郁治法　水郁折之。折者，调制也。凡水郁之病，为寒为水之属也。水之本在肾，水之标在肺，其伤在阳分，其反克在脾胃。水性善流，宜防泛溢。凡折之法，如养气可以化水，治在肺也；实土可以制水，治在脾也；壮火可以胜水，治在命门也；自强可以帅水，治在肾也；分水可泄水，治在膀胱也。凡此皆谓之折，岂独折之而已哉！

木郁之发

天时　太虚埃昏，云物以扰，大风乃至，发屋折木木有变，金胜制木，木之郁也。木郁之发，风气大行，故有埃昏云扰，发屋折木等候，皆木之为变也。太虚苍埃，天山一色。或为浊气，黄黑郁若，横云不起雨而乃发也，其气无常苍埃浊色，黄黑郁若，皆风尘也。风胜湿，故云虽横而不起雨。风气之至，动变不定，亦无常期。长川草偃，柔叶呈阴，松吟高山，虎啸岩岫，怫之先兆也。草偃者，草之风必偃也。呈阴者，凡柔叶皆垂，因风翻动而见叶底也。松吟声在树间也，虎啸则风生，风从虎也。凡见此者，皆木郁将发之先兆。

民病　胃脘当心而痛，上支两胁，膈咽不通，食饮不下，甚则耳鸣眩转，目不识人，善暴僵仆，此皆风木肝邪之为病。厥阴之脉，挟胃贯膈，故胃脘当心而痛。膈咽不通，食饮不下也。上支两胁，肝气自逆也。肝经循喉咙，入颃颡，连目系，上会于巅，故坚僵。最伤胃气，故令人善暴僵仆。

木郁治法　木郁达之。达者畅达也。凡木郁之病，风之属也，其脏应肝胆，其经在胁肋，其主在筋爪，其伤在脾胃、在血分。然木喜调畅，故在表者当疏其经，在里者当疏其脏，但使气得通行，皆谓之达，诸家以吐为达者，又安足以尽之？

火郁之发

天时　太虚曛翳，大明不彰水胜制火，火之郁也，盖火郁之发，热化大行，故太虚曛翳昏昧，大明反不彰也。炎火行，大暑至，山泽燔燎，材木流津，广厦腾烟，土浮霜卤，止水乃减，蔓草焦黄，风行惑言，湿化乃后。燔燎腾烟，炎热甚也。材木流津，汁溶流也。霜卤，水泉干涸，而卤为霜也。止水，蓄积之水也。风行惑言，热极风生，风热交炽，而人言惑乱也。湿化乃后，雨不至也。火本旺于夏，其气郁，故发于未申之四气。四气者，阳极之余也。

民病　少气，疮疡痈肿，胁腹胸背、头面四肢，䐜愤，胪胀，疡痱，呕逆，瘛疭，骨痛，节乃有动，注下，温疟，腹中暴痛，血溢，流注，精液乃少，目赤，心热，甚则瞀闷，懊侬，善暴死，此皆火胜之为病也。壮火食气故少气；火能腐物故生疮痈；阳邪有余故为䐜塞愤闷，胪腔胀满，疡痱疮毒等症；火气上冲故呕逆；火伤筋则瘈疭抽掣；火伤骨则骨痛难支；火伏于节则节乃有动；火在肠胃则注下；火在少阳则温疟；火实于腹则腹暴痛；火入血分则血溢流注；火烁阴分则精液乃少；火入肝则目赤；火入心则心热；火炎上焦则瞀闷；火郁膻中则懊侬；火性急速败绝真阴，则暴死。

火郁治法　火郁发之[①]。发者，发越也。凡火郁之病，为阳为热之属也。其脏应心于小肠三焦，其主在肺络，其伤在阴。凡火所居，其有结聚敛伏者，不宜蔽遏，故因其势而解之、散之、升之、扬之，如开其窗，如揭其被，皆谓之发，非独于发汗也。

禹贡九州分野八卦定位

乾宫　雍州，今属陕西省。《禹贡》曰：黑水西河为雍州。其界西据黑水，东距西河，谓之西河者，主冀都而言也。

坎宫　冀州，今属北直隶、山西，兼河南省，彰德、卫辉、怀庆三府。禹贡曰：三面距河。兖河之西，雍河之东，豫河之北。《周礼·职方·河内》曰：冀州是也。又曰：幽州而营并于幽。营即辽东也。

艮宫　兖州，今属山东省，兖州、东昌二府。《禹贡》曰：济河惟兖州。其界东南据济，西北距河。

震宫　青州，今属山东省，济南、青州、莱州、登州四府并辽东。《禹贡》曰：海岱惟青州。其界东北至海，西南距岱。岱，泰山[②]也。

巽宫　徐州，今属南直隶徐州。禹贡曰：海岱及淮。惟徐州，其界东至

① 火郁发之：原无此四字，据《黄帝内经素问》及上下文义补。
② 泰山：原作“太山”。

海，南至淮，北至岱，而西不言济者，以岱之阳，济东为徐。岱之北，济东为青。言济不足以辨，故略之也。《尔雅》："济东曰徐州"者，周无青，并青于徐也。《周礼》："正东曰青州"者，周无徐，并徐于青也。

离宫　扬州，今属南直隶、浙江、江西、福建、广东五省。《禹贡》曰：淮海惟扬州。其界北至淮，东南至海。

坤宫　荆州，今属湖广、广西、贵州三省。《禹贡》曰：荆州衡阳惟荆州。其界北距南条荆山，南尽衡山之阳。

兑宫　梁州，今属四川、云南二省，兼贵州省，贵阳、思州、普安等州。《禹贡》曰：华阳黑水惟梁州。其界东距华山之南，西距黑水。

中宫　豫州，今属河南省，兼湖广，襄阳、郧阳二府。《禹贡》曰：荆河惟豫州。其界西南至南条荆山，北距大河。

十二地支方位

子齐，青州；丑吴，扬州；

寅燕，幽州；卯宋，豫州；

辰郑，兖州；巳楚，荆州；

午周，三河河南；未秦，雍州；

申晋，梁州，四川成都，汉曰益州；

酉赵，冀州，山西北直；

戌鲁，徐州；亥卫，并州，今日属冀州，山西北直。

凡九州十二宫，天星分野，《内经》止言九宫分数，未有九州详载。按殷周以下之制，皆以扬州隶丑，青州隶子，徐州隶戌，如前图之类莫解。所谓且天星，周于六合，而欲以中国尽配之，其义何居？及考奇门诸家，则合于禹贡，复有此九宫分野。与前十二宫者，有所不同，抑又何也？此其中恐有误者。盖不在此，则在彼矣。今并图于此，以便考正。

五运六气药方

运气五瘟丹一名凉水金丹

专治时行瘟疫，发热头痛，身痛腹痛，无汗，日久不愈，或身目发黄，或发斑，发疹，发痧，或谵语舌苔，或大小便五六日不便等症。服此无不立效。并暑月一切热症，男妇大人小儿，用之如神。

甘草甲己年为君　黄芩乙庚年为君　黄柏丙辛年为君　栀子丁壬年为君　黄连戊癸年为君　南香附去毛土　真紫苏叶　各一两，为君者加一两。

以上七味，俱生用不见火，于冬至日为末。用锦纹大黄二两熬膏，和前药末为丸，如弹子大，重三钱，朱砂雄黄为衣，再贴真金。每服一丸，新汲凉水研化送下。或丸大小不一，以便大人小儿加减用之。大人每服重三钱者一丸，如小儿十岁上下者，每一钱五分。病轻日浅者，一服而愈；病深日久者，三四服而痊。忌腥辛辣，油腻煎炒，并一切厚味之物。

按五瘟五郁加减，引用开列于后。

泻黄散

土郁为疫治脾胃伏火，舌苔口燥，唇干口疮，口臭烦渴等症。

防风四钱　藿香七分　山栀一钱　石膏一钱　生甘草二钱

共为末，每服二三钱，入水二盅，煎一二沸，连末量冷，研化五瘟丹服之。病甚者，将泻黄散永不见火，同研化五瘟丹，新汲凉水调服。

连翘解毒饮

水郁为疫乃脾肾受伤，以致面赤身黄，体重烦渴，口燥舌苔，头面肿大，咽喉不利，大小便涩滞，发斑、发疹等症。

青黛八分　元参一钱　泽泻一钱　知母一钱　连翘一钱　童便一盅

水二盅，煎一盅，量冷，研五瘟丹送下。

龙胆泻肝汤

木郁为疫乃肝胆经受病，实火湿热，胁痛耳聋，胆溢口苦，躁扰狂越，头晕目眩，胸胁痞塞，咽嗌不利，肠胃燥涩等症。

胆草　黄芩　栀子　泽泻　木通　车前　当归　生地　柴胡　生甘草各一钱。

水三盅，煎一盅，量冷研五瘟丹服之。加羌活一钱，防风七分。

凉膈散

相火郁而为疫治相火上盛，中焦燥实，烦躁口渴，目赤头眩，口疮唇裂，吐血衄血，大小便秘，胃热发斑、发狂等症。

连翘四钱　大黄酒浸　芒硝二钱　生甘草二钱　栀子炒，一钱　黄芩一钱五分　薄荷一钱　知母二钱

上为末，每服三钱，同五瘟丹研化，送下。

泻白散

金郁为疫乃肺与大肠受病。肺火太盛，皮肤蒸热，洒淅寒热，日晡尤甚，咳嗽气急，烦热口渴，胸膈不利等症。

桑白皮一钱五分，蜜水炒　地骨皮水洗，一钱五分　甘草七分，生　粳米一钱　黄芩一钱

水二盅，煎八分，量冷，研五瘟丹服之。

竹叶导赤散

君火郁为疫乃心与小肠受病。治一切火热表里俱胜，狂躁烦心，口燥咽干，大热，干呕，错语不眠，吐血衄血，热甚发斑，便赤淋痛，口糜舌疮，大便燥结等症。

生地二钱　木通一钱　淡竹叶一钱五分　连翘一钱　大黄一钱，生　栀子一钱　黄芩一钱　薄荷八分　黄连八分　甘草梢八分

水三盅，煎一盅，量冷，研化五瘟丹，送下。

易范医疏

清・茅松龄　撰
张宇鹏　于峥　杨威　主校

序

山阴茅云涛，学易而通医。《易范医疏》所言脏腑、经络、脉证、药象，绝非寻常蹊径，为从来未有之奇，奇而足为法者也。东坡曰："梅止于酸，盐止于咸，饮食不可无盐梅，而其美常在咸酸之外。"予于是编曰："图出于河，书出于洛，易范皆本乎图书，而其源直探河洛之先。"一卷言经络，则条分缕析；二卷言脉证，则考据详明；三、四两卷，脉证与药象同参，则非独发前人所未发，竟将当日包牺农黄画卦尝药之精心妙义和盘托出，其间美不胜举。即如复卦之箘[①]桂，剥卦之射干，非究心于《易》，其曷能言之？是可知其不独精于医也，所谓饮食不可无盐梅，而其美常在咸酸之外。予及见是书，是予之幸，且天下后世之幸，而益叹我朝人文之盛也。

道光丙戌至月一日　马世禄识

① 箘（jùn）：竹名；竹笋。

易范医疏目录（原书目录）

易范医疏第一卷

山阴茅松龄集

河图分配藏府十干化气五行

《易》曰：天一地二，天三地四，天五地六，天七地八，天九地十。天数五，地数五，五位相得，而各有合河图生成之数也。天一生水，地六成之；地二生火，天七成之；天三生木，地八成之；地四生金，天九成之；天五生土，地十成之。五、十位乎中，脾、胃相得而合也；一、六位乎下，肾、膀胱相得而合也；二、七位乎上，心、小肠相得而合也；三、八位乎左，肝、胆得而合也；四、九位乎右，肺、大肠相得而合也。

甲己合化土，是为水中生土；乙庚合化金，是为火里生金；丙辛合化水，是木反能生水。丁壬合化木，是金偏能生木；戊癸合化火，是土又转生火也。水能生土，而土亦生水；火能生金，而金亦生火；金能生木，而木亦生金；木克土而生土，水克火而生火，故曰：生生之谓易，阴阳相得而合，此所以大生广生焉。

洛书与河图卦象合参[①]

戴九履一，左三右七，二四为肩，六八为足，中五，是为洛书。离九坎一，震三兑七，坤二巽四，乾六艮八，四正四维，即后天八卦之方位。而中五即大衍之数所由起，十其五为五十，是大而衍之也，故曰大衍之数五十，即河图中宫之五十也。

十为阴土之成数，五为阳土之生数，阳土戊，阴土己。魏伯阳《参同契》云："离日为己，坎月为戊。"日月运行，虽南陆、北陆有不同，要不出乎土圭二至之中，是日月之循环，于天之中极，实戊己之中土为之推行也。离之体阴而用则阳，故日常圆；坎之体阳而用则阴，故月有盈阙，而日食、月食不与焉。即以日月之食言其食也，必在黄道日月对躔则相食，日食必在朔，月食必

① 原书目录为"图书卦象合参"。

在望，以朔望正交乎黄道也。黄道即中道，天道无二中，至中之处惟一。假使日月相对于至中之处，则其食也必食既，何则至中无二也。如相对于至中之处，稍有所偏，即不能食既也。何则？离乎中则为二也。合而为一则晦，分而为二则明。徒月不足为明，徒日亦不足为明，故《易》曰："日月相推而明生"。又曰："悬象著明，莫大乎日月。"古人字制日月为明，即此意也。离有文明之象，以其善离也。而离者丽也，不合而离，离而能丽，此日月之所以为明也。

日月皆行乎天之中极，中极即河图、洛书中宫之五十，离日为己，其数十，十日为旬；坎月为戊，其数五，五日为亙[①]。月之盈阙必以三五者，三阴三阳之义也。一阳始生则生明，二阳浸长为上弦，三阳盛满是为望；一阴始生则生魄，二阴浸长为下弦，三阴盛满是为晦。月之三阴三阳，其气通乎人之手足三阴三阳。手足四肢，即辰戌丑未之四支，四支统乎戊己两干。离纳己，坎纳戊，己属脾，戊属胃，四肢属脾胃。三阴三阳十二经脉之所以通乎手足者，土也。土主乎通，《易》曰："黄中通理，正位居体，美在其中，而畅于四支"，此之谓也。胃为生血之源，故《易》曰"坎为血卦"。人之坎也，胃；天之坎也，月。故《易》曰："坎为月"。《素问》云："月始生，则血气始精，卫气始行；月郭满，则血气实，肌肉坚；月郭空，则肌肉减，经络虚，卫气去，形独居。"是以月生无写[②]，月满无补，月郭空无治。诚以月之通于胃也，月之通于胃中生血之源也，故《易》曰："坎为通"。坎主胃，胃为戊土，其数五，万物生于土。《老子》云："道生一，一生二，二生三，三生万物。"大矣哉！老子之言也。至矣哉！老子之言也。《易》曰："一阴一阳之谓道。"阴阳有气而无形，气以成形而后有五行；五行有五，而所以行之者一也。一者，诚也，诚通天地，信及豚鱼，此坎之所以为通也，通乎中央土德之诚信也。土中已具五行之全，其数虽曰五，其实只一土尔。然则图书中宫之五，实道所生之一也。一五五，二五十，三五十五。一五五者，即所谓"道生一"也。二五十者，即所谓"一生二"也。三五十五者，即所谓"二生三"也。故月一五而朏[③]，二五而恒，三五而望。《说文》云："朏，月未盛之明。"释朏字之义，最为得解。自月生明之一日以至五日，皆可谓之朏，其明皆未盛也。恒，即弦也。弦有缓急，生明第五日后以至十日皆可谓之弦，若平弦则在

① 亙：同"亘"，异体字。

② 写：宣泄，通"泻"。

③ 朏（fěi）：新月开始生明，亦代称农历每月初三日。

生明第七日半之顷刻间耳。望亦只顷刻也，阴阳消长，其间不能容发，即盈即阙，即晦即朔也。凡有血气者，莫不随月之晦明、朔望以为进退，月以三五而盈，万物亦各以三五而生，或以年月计，或以日时计，或以刻分计，或以秒忽计，无有不合乎三五之数者，其间气盈朔虚、寒暑往来，而于是乎寿夭、疾病有不同。

千变万化之数，自有一定不易之理，同中见其不同，而于不同之中尤足以见其同者，一也。一者，数也，即理也，《易》曰："天地之道，贞观者也。日月之道，贞明者也。天下之动，贞夫一者也"。贞者，常也，一言其常，二则为变，故曰"刚柔相推，变在其中"矣。一刚一柔，是为二。二，故变也，虽然百虑殊途，同归一致。刚柔，即天地也，即日月也，即天下之动也。不曰"天下之静"，而曰"天下之动"，动贞夫一，则静者可知。寂然不动，感而遂通，天下之故者，至神之一也。

天地万物，同具此一，三五生于二五，二五生于一五，一五即一也。分中五之一为水，分中五之二为火，分中五之三为木，分中五之四为金。其一即土也，即土即水，水土同一数，故有水处即有土，有土处即有水，此坎水之所以即为胃土也。水生于一，合土之五，是为六，水之所以成也；火生于二，合土之五是为七，火之所以成也；木生于三，合土之五是为八，木之所以成也；金生于四，合土之五是为九，金之所以成也。水火木金皆分土之数而生，合土之数而成，生、成皆由于土也。土之生、成，则《河图》中宫之五、十是也，合五与十，是为十五，古五字作乂，加十于乂谓之米；米即辨也，所以辨四正、四维也。《洛书》四正、四维及四面皆十五，天地四时，日月星辰，山川方物，天之三百六十度，岁之三百六十日，倮、羽、毛、介、鳞五虫之各有三百六十，人身之三百六十节、三百六十络、十五大络、脏腑、十二经、手足四支，头之额角、颐之辅颊，耳目口鼻，皮之应乾，肉之应坤，三阴三阳之应六子，井田之制，军伍之法，乐之律吕，礼之冠履，射御书数，规矩权衡，度量准绳，脉之三部九候，奇经八脉，九道诊式，《易》之八卦，《范》之九畴，米之字义已为囊括。《易》曰："范围天地而不过，曲成万物而不遗"，此之谓也。米者十五也，十五者三五也，故月三五而盈，三五而阙，与生成之十[①]数相符。

何休《公羊传注》云：月者，土地之精是也。月初生明在庚方，庚纳于

① 原文字迹模糊，疑"十"字当为"土"之误。

震，配洛书之左三，是月之生明亦遇三而生也。《易》曰：帝出乎震。又曰：万物出乎震。故《老子》云："三生万物"，是言万物之生数也。孔子尝言万物之成数，曰：万有一千五百二十，当万物之数也。成数也，曰成，《易》曰成卦，是明言成数也。天地之大德曰生，好生者造物之仁，仁为木德，木主春令，万物生乎春，即所谓出乎震。出乎震者，皆成乎艮。震数三，艮数八，法天三生木之数。于《洛书》之中五而衍以三，则一衍而为十五，再衍而为一百五十，三衍而为一千五百。地承天而以木之成数衍之，则八其一千五百，得一万二千。《洛书》中宫为实，八宫为虚，中宫曷言乎实？八宫曷言乎虚？有土则实，无土即虚也。中宫得坎之一画之阳，八宫得坎之四断之阴，金水木火各得其半阴，即二四六八也。二二四，四四十六，六六三十六，八八六十四，合计之而得一百二十之虚数。朱子云："一每生二，自然之理也。二二、四四、六六、八八，亦自然之虚数也。"五行惟土无虚数，亦无除数。土在金水木火之中，以进退金水木火者也。土旺四时之季，以运行四时，犹之信在四德之中，以健行四德，故惟金水木火四者各退一百二十。曷言乎各退一百二十？盖四者，每一又各具五行，或以色辨，或以味辨，或以形辨，或以性辨，或以时辨，或以方辨，如海中之有阴火、地中之有火井之类。是金水木火亦各有二四六八之虚数，故各退一百二十，共退四百八十。一万二千，退除四百八十，则为万有一千五百二十，当万物之成数也。

物生于雌，人生于母，月盈月阙而万物之消长系之矣，而人身血气之虚实应之矣。月中亦自具虚实之数，实则盈，虚则阙，邵子诗云："因探月窟方知物，未蹑天根岂识人。乾遇巽时为月窟，地逢雷处见天根"。此正言月之盈阙也。乾遇巽则一阴生，即月之生魄；地逢雷则一阳生，即月之生明。生明者，天之根；生魄者，月之窟。蹑天根则人可识矣，探月窟则物可知矣。震数三，巽数四，中五为月魄，中十为月明。中五以震三计之，即三五之数，以三五积算，至万有一千五百二十而月以盈。中十以巽四计之，得四十之数，以近利市三倍积算，得一百二十之虚数而月以阙，故明有盈阙，魄则常圆。常圆者，中五之数。中五即一也。一者，实也，诚也，即坎之奇画，所以通乎离而为自诚明之。天道盈阙者，中十之数。中十，即二也。二者，虚也，明也，即离之耦[①]画，所以丽乎坎而为自明诚之。人道离坎脾胃，胃阳喜阴，脾阴喜阳，故阴阳相互，脾阳而胃阴也。此脾之所以恶湿，而胃之所以恶燥也。

---

① "耦"：即"偶"，与"奇"相对而言。

卦画虚实

乾父坤母，巽离兑三女，震坎艮三男，阴阳虚实之理也。乾坤下画，即道所生之一，一生二，二生三，而乾坤之画备。乾坤备则六子已在其中，故曰：乾坤成列而易立乎其中矣。

卦画而合言之，则八卦共二十四画，以应二十四节气；卦画而分言之，则八卦共三十六画，即所谓三十六宫。三十六内虚十二，虚则受吹，此十二律所由制也。人有十二经，虚则受风吹而邪气中之。风为百病之长也，虚必从下始，一阴虚于下而生风，是为巽；二阴虚于中而生热，是为离；三阴虚于上而生湿，是为兑。故伤风者内蕴热邪而上出涕洟[①]，涕洟由风、热、湿三者凝结而壅于上窍也。

邵子于先天图月系之兑而为寒。中风者必发热而恶寒，始则恶寒，继则恶热，燥渴而寒战则病将愈，虚邪而转为实邪也，反此则病难痊。巽风合震火，离热合坎燥，兑湿合艮寒。寒而不战者为兑，寒属太阴；寒而战者为艮，寒属太阳。艮得乾之上画之阳，乾为寒而战也。坤之上六亦有战之象，故太阴亦或有战者，是当别之以脉证。战而无汗，或汗出而脉在中候以下而病不愈者，为太阴，难治；脉在中而细者，属少阴，不战。若战而汗出、脉浮不躁、无热者，为太阳，病必自愈。少阴外证虽不战，而亦有心寒内栗、足蜷清冷、便尿妄出，甚则鼓颔。足少阴经脉，上至舌本，故鼓颔，但鼓颔而四肢不战，动阳战而阴栗也。

凡病皆始于虚，虚则邪入，邪正势必不合，不合则分为二，故《洪范》二曰“疾”[②]也，阳则一而实，阴则二而虚，豫之贞疾[③]，丰之疑疾[④]，皆阴而虚也。遯以阴系而有疾[⑤]，损其阴疾则有喜[⑥]。鼎之初一阴，则曰我仇有疾[⑦]；复之初一阳，则曰出入无疾[⑧]，此所以无妄之疾，勿药有喜[⑨]也。阳实阴

---

① 洟（yí）：鼻涕。

② 《尚书·洪范》：“次九曰向用五福，威用六极。……六极：一曰凶、短、折，二曰疾，三曰忧，四曰贫，五曰恶，六曰弱。”

③ 《周易·豫》：“六五，贞疾，恒不死。”

④ 《周易·丰》：“丰其蔀，日中见斗，往得疑疾，有孚发若，吉。”

⑤ 《周易·遯》：“九三：系遯，有疾厉，畜臣妾吉。”

⑥ 《周易·损》：“六四：损其疾，使遄有喜，无咎。”

⑦ 《周易·鼎》：“九二：鼎有实，我仇有疾，不我能即，吉。”

⑧ 《周易·复》：“复：亨。出入无疾，朋来无咎。反复其道，七日来复，利有攸往。”

⑨ 《周易·无妄》：“九五：无妄之疾，勿药有喜。”

虚，虚即属之阴，而阴之虚由于阳之不实，则阴虚即阳虚也。阴虚则阳越而上，阳虚则阴泄而下。阴外无阳，阳外无阴，故曰：阴阳异名而同类，一阴一阳之谓道。阴虽贱而不能无，阳虽贵而不可亢。阴阳合一则无疾，阴阳离二则疾作，《易》曰初九，范曰初一，言简而意该[①]矣。

先天卦位、月候、纳甲、后天数理配合洛书

《易》曰：天地定位，山泽通气，雷风相薄，水火不相射。八卦相错，是言先天卦位也，乾一，兑二，离三，震四，巽五，坎六，艮七，坤八，先天之数也。天地定位者，人身之内外、上下也；山泽通气者，寒湿之气相感通也；雷风相薄者，火动风生也；水火不相射者，燥热相类也。

先天之数，药之分两多寡所由昉[②]，八味丸，所以地黄用八而附、桂用一也。一与八合，三与六合，五与四合，七与二合，两两相对，合而各成九，四九三十六，而阴阳卦画之数自然备具。一为阳之数，八为阴之数。用一则入气分，用八则入血分。轻清上浮，重浊下沉，本乎天者亲上，本乎地者亲下也。三入少阴，六入阳明，五入厥阴，四入少阳，七入太阳，二入太阴。若脏腑阴阳并治则用九，不用十者，十即一也，故数至用九而止。用九者，一居于中，其八即四正、四维也。

纳甲之法，本于《易》。《蛊卦·彖辞》曰："先甲三日，后甲三日。"先甲三日者辛也，蛊之下卦巽纳辛；后甲三日者丁也，蛊之二三四互兑纳丁。曰甲者，乾纳甲。蛊之初六往居四，是为先甲三日，上九来居初，是为后甲三日，则内阳外阴而复为泰，故彖曰"终则有始，天行也"，指乾之纳甲而言也。巽之九五爻辞曰："先庚三日，后庚三日。"先庚三日，巽之互兑纳丁也；后庚三日，先天之巽即后天之坤，坤纳癸也。巽之对卦，震纳庚，故曰庚。"先庚三日，后庚三日"，亦指初四两爻而言。庚有变更之义，巽之初四变而为对卦，震之初四两阳则为纯乾矣。九五尊位为一卦之君主，文王系于全卦之彖辞，周公系于九五之爻辞，其义一也。《革》之彖辞曰："革，已日乃孚。"革为夏秋之交，金曰从革，秋继夏旺，时令于是乎改革也。已日乃孚者，已之后即庚辛，秋令继起也。六二爻辞曰："已日乃革之。"内卦，六二为离之主，离纳己，故于六二言已也。《易》曰：离为日，坎为月。离日为己，坎月为

---

① 该：通"赅"，包括一切，尽备。

② 昉（fǎng）：曙光初现，引申为开始。

戊，故离纳己，坎纳戊。

纳甲者，以坎离为日月而居中，以乾坤、艮震、巽兑应月候。《参同契》云："三日出为爽，震庚受西方，八日兑受丁，上弦平如绳。十五乾体就，盛满甲东方，七八道已讫，屈折低下降。十六转就统，巽辛见平明，艮直于丙南，下弦二十三，坤乙三十日，东北丧其朋，节尽相禅与，继体复生龙。壬癸配甲乙，乾坤括始终。"震直生明者，一阳始生也，生明之时，以初昏候之，月见于庚方，故震纳庚。兑直上弦者，二阳浸长也，上弦之时，以初昏候之，月见于丁方，故兑纳丁。乾直望者，三阳盛满也，望时以初昏候之，月见于甲方，故乾纳甲。巽直生魄者，一阴始生也，生魄之时，以平明候之，月见于辛方，故巽纳辛。艮直下弦者，二阴浸长也，下弦之时，以平明候之，月见于丙方，故艮纳丙。坤直晦者，三阴盛满也，晦时以平明候之，月见于乙方，故坤纳乙。至于乾又纳壬，坤又纳癸，是可知少阳、太阳皆属气分。胆得乾之下画之阳，故有上口而无下口；膀胱得乾之上画之阳，故有下口而无上口。厥阴、少阴皆属血分，肝得坤之下画之阴，故肝叶下垂；肾得坤之中画之阴，故肾中分而有两，此所以壬甲俱在亥中而属乾，乙癸同源，肾肝同治也。

震纳庚，故肠鸣，上连胁鸣；兑纳丁，故心肺相联。乾纳甲、纳壬，故太阳为表，少阳为半表。巽纳辛，故肝木之气喜外达，辛味补肝，而风亦入肺之毛窍。艮纳丙，是以萤腹有火而小肠能化物也。坤纳乙、纳癸，故肾肝在下，本乎地者也。离纳己而属脾，坎纳戊而属胃，为日月之本体，明魄之所从而生，为中土之阴阳，血气之所由而化也。

乙属肝而又属包络，包乎心之外而在上，是为地气之上升，坤之所以交乎乾。甲属胆而在下，是为天气之下降，而又属三焦者，天既有以包乎外，更有以鼓乎内，上中下无处不到。龙雷之火助上焦以纳水谷，助中焦以化水谷，助下焦以利水谷，发声音而以喜、以悲、以怒，出决断而何有思虑、何有恐怖，血气借以流通，骨节赖以运动，下至涌泉而上达髓海，能使水中火发，更教暗处生明，除阴恶，逐妖魔，僻温疫，驱鬼怪，灭尸虫，去蛊毒，杀精物。入水不濡，入火不焚，赖有此三昧尔。

后天洛书，北方坎一为水，东方震三为木，南方离火而配以金之九，西方兑金而配以火之七。心肺之所以同在上焦，秋继夏而金火递嬗[①]也。坤位西南，夏秋之交，万物致养，二与七合而为九，金之所由成也。艮位东北，冬春

① 嬗（shàn）：演变，更替。

之际，成终成始，八与三合而为十一，除十得一，故水流北东而生木也。巽位东南，春夏之交，四与九合而为十三，除十得三，故木向东南而生火也。乾位西北，秋冬之际，六与一合而为七，火之所由藏也。

太极两仪三阴三阳

《易》有太极，是生两仪。太极者一也，两仪者二也。一生二，二生三，则为三阴三阳。《内经》云："鬲肓之上，中有父母；七节之旁，中有小心[①]。"父母者，太极而阴阳也。小心者，阴阳而太极也。

《易》曰："家人有严君焉，父母之谓也。"天下一家也，父母一心也。阳一日不尽不死，指小阴阳而言血气也；阴一日不尽不仙，指大阴阳而言，诚伪是也。分言之为阴阳，合言之则曰道，天地之道可一言而尽也，不过曰诚而已矣！诚故不贰，而生物不测。生物者，天地也，父母也，即道也。道无不在，而《内经》独指鬲肓之上而言者，鬲肓之上心也。心为君主之官，神明出焉。心统阴阳，阴阳即日月，日月为明，神即明之神也，故曰神明。然则所谓"鬲肓之上，中有父母"者，心君之谓也。心惟一，一即太极，曰父母则太极而阴阳也。所谓"七节之旁，中有小心"者，指两肾中间而言也。肾有二，二即阴阳，曰小心，则阴阳而太极也。《洛书灵准听》云："人皇氏别长九州，离艮地精生女为后，夫妇之道始此。"得离艮地精者为女，得离艮天精者为男，手足少阴皆属二阴之离，故心曰心，而肾曰小心，犹之君曰君而君，夫人曰小君也。

《易》曰："习坎，有孚，维心亨。"六十四卦文王系辞焉，而独于坎卦系一心字，艮、震、巽、离、坤、兑、乾皆先言卦，而独于坎卦上系一习字。彖曰："习坎，重险也。"心、肝、脾、肺各一而肾独有二，习坎之象也。又曰"维心亨"，乃以刚中也。刚中，指坎中之一画，所谓心也，即所谓小心也。心、肾皆属离，而又取象于坎者，此正文王示人以养德、养身之道也。离，阴中虚；坎，阳中实。心以虚而明，心以实而诚，故系之曰"有孚"。养德者，明诚交勉则心亨为道。心之亨，离火有源，坎水有主，肾阳益火源，肾阴壮水主，故系之曰习坎。养身者，水火并重则心亨，即小心之亨。《难经》云："肾间动气者，人之生命也，十二经之根本也。"肾间，即小心也。动在卦为震，震卦一阳，足少阳胆也。胆生于肾，震动所以肖母也。巽卦一阴，足厥阴

① 原文作"中有心小"，据《素问·刺禁论》改。

肝也。肝与胆合，天有雷风之动，地有甲坼[1]之动，人有一念之动。故《内经》云：肝者，将军之官，谋虑出焉。胆者，中正之官，决断出焉。惟中正乃能决断，风雷益卦[2]之象传曰“中正有庆”也[3]。天动始于雷，地动始于木，时动始于春，人动始于胆。雷风恒卦之象传曰“终则有始也”。《内经》云：凡十一藏皆取决于胆也。

震、巽皆木，木司春令，春以生物为动；木生火，火主夏令，夏以长物为动。于时为夏，在卦为离，离为二阴，手少阴心也。艮为三阳，手太阳小肠也。心与小肠合，动而至于火，动之已极，物不可以终，动止之，故受之以艮。艮者，止也。艮为山，《说文》云：“山，宣也”。宣，气散生万物。生万物者莫如土，故曰：终万物、始万物者，莫盛乎艮。艮之象曰：“兼山，艮，君子以思，不出其位。”思属脾，脾属土，三阴之脾与三阳之小肠为正应，小肠上口接胃之下口，合于心火以化物。《内经》云：“小肠者，受盛之官，化物出焉。”足太阴脾，三阴也，三阴之卦兑。足阳明胃，二阳也，二阳之卦坎。脾与胃合，脾胃皆土也，而以金水之卦配之，其理至精至妙。天地之奇秘即在于此，知之者其惟月老乎？月老朝游乎南岳之南，暮至于北岳之北，掌男女之昏因[4]，而好为媒合者也。人处天地间，乾父而坤母，当始出母胎时，惟乳是哺，乳得坤土之味；长而食谷，谷亦坤土之味也；食谷久而得乾坤大父母之气，人亦皆能为父母，乾道成男，坤道成女。

六子三阴三阳，内配藏府，一阴一阳相对待，或内外应与，如肝胆，或错互联络，如脾胃。脾胃，中土也，土有二，曰坤土，曰艮土，坤土养万物，而艮土则万物各得以自养也。《内经》云：人皮应天，肉应地。皮通兑金，肉通艮土，乾之上爻交乎坤而为兑，故乾兑皆金也；坤之上爻交乎乾而为艮，故坤艮皆土也。土之属人脏腑者，艮也，艮土即坤土之隆起者耳，故艮为山。坤艮之气相通，饮食下咽，过胃，遇小肠而为之一止。心火之性动，艮土之性止，一动一止而后饮食之物为之化。饮食莫非坤土之所生？本乎地者亲下，若无小肠之艮以止之，则下咽之物将顷刻自下出矣。足太阳膀胱[5]亦属艮者，水止膀胱也，汤水下咽，过胃至小肠，由小肠泌别，渗入膀胱，是艮与艮相通，土虽

---

① 甲坼（chè）：谓草木发芽时种子外皮裂开。“坼”字原作“拆”，当为形误。

② 原文作“雷风益卦”，当为笔误。

③ 《周易·益》：“象曰：益，损上益下，民说，无疆，自上下下，其道大光。中正有庆，利涉大川，木道乃行。”

④ 昏因：通“婚姻”。

⑤ 膀胱：原作“旁光”，下同。

克水而水未尝离乎土。山下出泉，水由地中行；山上有水，水从地上聚也。是膀胱之属艮者，以聚蓄而止也。小肠之属艮者，以束小而止也。内艮遇外坤，谦卦也。谦受益，人饥则思食，亦谦象也。但艮土遇外来之坤土，惟是顺止之义，何取乎化？艮阳土，坤阴土，阴阳相遇而化生是也，而犹未尽其义也。小肠通心之离火，胃中之物藉其熏蒸熟腐以出化物是也，而犹未尽其义也。观颐卦，山下有雷之象，君子以慎言语、节饮食。言语自内出，饮食自外入，慎其所出，节其所入，而化生之气和是也，而犹未尽其义也。颐卦，艮上，象上牙之止不动；震下，象下牙之动而嚼物也。物入口而咀嚼之，下咽其物尚粗，物入胃而遇小肠，艮土为之一止，中焦震火为之一动，一止一动则变化精微。

动止，即呼吸也。《难经》云："呼吸之间，脾受谷味也。"脾受谷味，而后营卫血气乃行焉。然也，而犹未言其所以然，欲知变化，当明进退。《易》曰："变化者，进退之象也。"进退者，即艮之彖传曰"时止则止，时行则行，动静不失其时"之谓也，是进退即艮之象也。艮，止也。止字从上从丨，《说文》云："丨，上下通也，引而上行，读若囟；引而下行，读若退"。魏校云："囟，顶门也。子在母胎，诸窍尚闭，惟脐内[1]气，囟为之通气，骨独未合，既生则窍开，口鼻内气，尾闾为之泄气，囟乃渐合，阴阳升降之道也，是囟有进而上升之义焉。"囟，古作凷。囟字从㐅，㐅即古五字，五为土之生数；凷字从十，十为土之成数。胃为阳土，其数五；脾为阴土，其数十。《灵枢》谓脾脉络胃，胃脉至额颅，小儿脾胃柔脆，故有解颅之疾。囟、进音相近，进古作趰，爾即囟凷乂十并合而成也。是囟之与进，非独音相近，而义亦相通。古文字多通用，如藏府之即同臟腑。汉之许氏《说文》去古未远，其所谓"读若囟"者，即读若趰也。丨之引而下行读若退，引而上行读若进，有"时止则止，时行则行"之义焉。行止，即进退也，一进一退则变化生而精微出。一山则屳，屳则入，二山则屾，屾则出。凡两山必夹一水，两水必夹一山，变化所从出之处，其在高山流水乎？师行营曰止，是营因止得名焉。营出中焦，正胃与小肠之际。又《说文》云："营，市居也。"《素问》云："胃为之市。"《难经》"小肠谓赤肠。"《灵枢》云："胃欲寒饮，肠欲热饮，一寒一热，变化而为营之赤。"人窥造化之微，取法乎一寒一热而为曲之红，于是而坎之为赤可知矣，坎之为血卦可知矣，胃之属坎卦可知矣，营出于中焦可知矣。止则动者缓，而"甘以缓之"之味可知矣，四时之脉之"皆以胃气为本也"可知矣。

---

① 内：通"纳"，下同。

兑为少女，艮为少男，脾居上，小肠居下，是艮下兑上之咸卦。咸之初六曰“咸其拇”，六二曰“咸其腓”，九三曰“咸其股”。足太阴之脉正自足大指起，过腓而上股，直至左右两乳旁。内卦三爻为艮，属小肠而言脾经者，盖咸感则上下相应，所谓二气感应以相与也。夫曰相与，则艮之中有兑，兑之中有艮，故至外卦兑三之爻所言则小肠之脉。九四曰“憧憧往来”，九五曰“咸其脢”，上六曰“咸其辅、颊、舌”。小肠之脉起于手小指端外侧，循腕上臂，绕肩胛，胛与脢相连，从肩胛入缺盆络心，其支者从缺盆循颈上颊，颊骨为辅，颊内连舌。小肠为心之合，故络心，心气通于小肠。憧憧往来，九四位近心之分也。童心为憧，指艮之少男而言。兑亦少女也，二少相感，故憧憧而一往一来也。下文曰“朋从尔思”，思属兑脾，非艮小肠之所有也，故直指之曰“尔思”。观脾与小肠脉络之相与，而兑艮之相感也益明矣。胃之腑在兑艮之间，联络最为切近，居两相感动之中，有不能不从而俱动之势，故胃之虚里，其动应衣。虚里，《史记》作虚裹，表阳里阴。虚裹，胃之大络，阳脉也。阴脉虚则阳脉盛，故阴虚者虚裹脉动甚也。动而不有以节之，则动者易极妙，得比连之脾，其动也有节。天有四时十二节，人有四肢，亦十二节，《难经》云：节痛属脾病。《素问》云：阳明束骨而利机关。《灵枢》云：腰脊者，身之大关节也。腰在第七节内，肾系焉，故曰“肾者，胃之关，关司阖辟”，阖辟者，权衡之道也。又得比连之小肠，能艮止焉。动而能止，安止则能虑，虑通震巽。

天动发于雷，人动起于胆，雷、胆皆属震，故曰“帝出乎震”，又曰“万物出乎震”，震，东方也。“齐乎巽”，巽，东南也；齐也者，言万物之洁齐也。离也者，明也，万物皆相见，南方之卦也。圣人南面而听天下，向明而治，盖取诸此也。坤也者，地也，万物皆致养焉，故曰“致役乎坤”。兑，正秋也，万物之所说①也，故曰“说言乎兑”。“战乎乾”，乾，西北之卦也，言阴阳相薄也。坎者，水也，正北方之卦也，劳卦也，万物之所归也，故曰“劳乎坎”。艮，东北之卦也，万物之所成终而所成始也，故曰“成言乎艮”②。震、巽，肝胆，主乎春，物之初生皆洁，故《难经》谓“肝之外证善洁也”。亶聪明作元后，南面而听天下，心君安泰则百体从令。离，主南，讹之化也，人身之肉静而不动，所以象坤，肉动应乎地动也。炎暑一变而为秋凉，万物皆说之，脾肺之卦，兑也。乾为天，人之皮毛卫外以象天，寒则起粟而战，毛透

① 说：通“悦”，下同。
② 语出《周易·说卦》。

肺金之肃也。坎为水，于人为心病，为耳痛。肾主液，肾伤多劳证。胃属坎，又主饮食劳倦也。饮食至小肠则化，饮食变化而终，营卫变化而始，故曰成终、成始。艮位乎东北，冬末而春初也。四时之行，终而复始，不失其信者，土之德也。胃与肾应，脾与膀胱应，不见夫海上之潮汐乎？朝夕以时至者，信也。

《内经》云："人受气于谷，谷入于胃，以传于肺，藏府皆以受气，其清者为营，浊者为卫，营在脉中，卫在脉外。周营不休，五十[①]而复大会，阴阳相贯，如环无端。卫气行于阴二十五度，行于阳二十五度，分为昼夜。"五十即图书中宫之五十，脾胃之数也，即离坎也，坎戊五，离己十，五即一也，十即二也，阳土一，阴土二，故坎系于一，坤系于二，此所以胃祇[②]属坎，而脾属兑，又属离也，此脾之所以能上通于肺、下通于肝、中交心肾也。此泽火革之所以言"己日乃孚"而备元亨利贞之四德也。

春主发生，夏主长养，时令虽则不同，而木火递嬗，生者长之，无所变更也。中央之土虽有长夏之名，其实不专主一时，分旺四季也。夏末秋初，盛夏而继以清秋，以金代火，时令为之变焉。火成功而退，金当令而旺，离下兑上为革，《易》曰："革，己日乃孚"。夫己日之义有二，皆纳甲也。离纳天干之己，兑纳丁，丁生己，己生辛，心生脾，脾生肺也。离纳地支之巳酉丑，兑亦纳巳酉丑，为三合之金，庚金长生于巳也。孚亦有二义，孚在天干之己日，金生于土也，义生于信也，秋继长夏而旺也。孚在地支之巳日，火里生金也，鸟之孚卵也，夏至后之三庚为伏也。革之彖传曰："天地革而四时成，汤武革命顺乎天而应乎人。革之时大矣哉！"天地革者，夏变为秋也；汤武革命者，揖让而变为征诛也。揖让，礼也；征诛，义也。礼火夏徵，义金秋商。革命者，顺天而应人，革之时岂不大哉！六十四卦之大象传，独于革言时。

时至秋而一变也，时之迁移，以火为候。《诗》云"七月流火"，谓大火西流也。革之卦离下兑上，人心在下，肺在上。离火兑泽，泽上故潮至秋而大，火下故腐艸[③]为萤。然则尺蠖之屈以求信也，龙蛇之蛰以存身也。利贞者，性情也。秋冬之收敛、归藏，将为春夏之发生、养长也。春夏之生长，生长此火也。秋冬之收藏，收藏此火也。三伏之所以逢庚而伏者，谓火伏也。《释名》谓"庚金畏火而伏"者，不过扶阳抑阴之意耳。春夏火化上行，故化

① 原文为"十五"，据《灵枢·营卫生会》改。
② 祇（zhǐ）：只，仅。
③ 艸（cǎo）：通"草"。

鸠化鴽；秋冬火化下行，故为蛤为蜃。夏秋之交火化在中，故腐草为萤。萤之味辛，交乎秋也；性微温，承乎夏也。夏曰南讹。讹，化也。

天之五运，地之五行，人之五脏，莫不有化气焉。丁壬化木，丁心，壬膀胱也；戊癸化火，戊胃，癸肾也；甲己化土，甲胆、三焦，己脾也；乙庚化金，乙肝、包络，庚大肠也；丙辛化水，丙小肠，辛肺也。十干合化而不失其本体者，惟己庚两干。丁既化木，遇庚金则伏也，三伏之名始于秦，而其义则《周易》固已言之。革之九三爻辞曰“革言三就”，水流湿，火就燥，大肠庚金性燥，故火就之。就之三，即伏之三也。下文曰“有孚”，孚、伏皆可读作去声，而字义亦相通，孚、伏皆禽覆卵也。羽虫属火，卵形圆属金，火里生金，夏令伏秋也。而伏必以三则又何也？心火初伏入胃，大火西流过胃宿之次。胃，土，中央色黄，故初九曰“黄牛之革”。离为牝牛，伏在胃则曰黄也。心火中伏入小肠，艮，阳土也，而离纳己，故六二曰“己日乃革之”。己之明日即庚也，小肠之下即大肠，中伏尚在夏，土旺于季，言己不言庚。心火末伏至大肠，大肠庚也，庚金燥火就之，至此则已交三伏而立秋，故九三曰：“革言三就，有孚”。此伏之所以至三而止也。

象曰：“革言三就，又何之矣？”心火伏，至大肠则已极下，极者必返而上，故至卑之大肠，气通于至高之肺，肺与大肠合也，坎通乎兑焉。革之九三，内之离卦，终而始交乎外卦之兑。兑，正秋也，故九四曰“改命”。申命，羲叔之后改而分命和仲矣。改字从己，即“己日乃孚”之义也。云从龙，风从虎，圣人作而万物覩[①]，四方风动，大人之德也。一岁七十二候，春之初候曰东风解冻，秋之初候曰凉风至。风出自上，而俗改于下，自新以新民先甲三日也，故九五曰“大人虎变”。虎，正西方兑位也。大人以位言，君子以德言，豹似虎而小，白面。兑，秋，金色也，故上六曰：“君子豹变，小人革面”。革面者，外卦兑为说，中心说服而色见于面也。观革之六爻皆以孚信取象，曰黄牛，曰己日，曰有孚，曰革面。革面者，诚中而形外。六十四卦初爻言黄者惟革，上爻言黄者惟坤。黄为中土之色，故二五中画言黄，三四无言黄者。坤之上六言黄者，以纯坤皆土也。革之初九言黄者，以初伏入胃土也。

五行有土，而后金、水、木、火能行焉，故曰“五行”。四时之行，中央之土行之也。君子以信行四德，故曰“乾，元亨利贞”。孔子对鲁君问政，一则曰所以行之者一也，再则曰所以行之者一也。朱子云：“一者，诚也。”人

---

① 覩（dǔ）：通“睹”。

之诚所以行四德，天之诚所以行四时。秋、冬、春、夏、中央为五辰。中央者，谓在夏末秋初之中央也可，谓在辰戌丑未之中央也可，谓在春秋冬夏时日之中央也亦无不可。春而夏而秋而冬，四时迭更行焉而不失其信者，中央土也。

时为冬，藏为肾，手足少阴皆属离，是可知心之离火自初伏入胃，过小肠至大肠，非独为秋计，正所以为冬计也。夏之离火旺在心，冬之离火藏在肾。心火由离而至坎，故庚金三伏，先天之离数三也。肾火由坎而至离，故雪花六出，先天之坎数六也。心肾有夫妇之象焉，故心曰心，两肾中间曰小心，犹之君曰君，君夫人曰小君也。

肾之合膀胱足太阳，艮位乎东北，处坎震之间，冬春之交也，故曰“终万物、始万物”者，莫盛乎艮。肾间动气者，离火也，配以膀胱之艮，则动而能止。止从上从丨，引而上行，引而下行，丨固能上能下也。上行则进，下行则退，一上一下者，进退之象也。纵之为丨，横之为一，一纵一横，权衡之道也。进则为一，退则为丨，强弱之理也。古趣字从一横于上，进之象也；退从艮，退而止也。丨而一之则为丄，即古上字；一而丨之则为丅，即古下字；丨而左引之则为／，丨而右引之则为＼，交之则为乂，乂而十之则为✳，至于✳而万事万物莫不备具于中。

心离，膀胱艮，离艮之精，天地之造化所从出也。若夫手少阳三焦与手厥阴心包络为表里。三焦，胸腹之里膜也；包络，心之表膜也。《内经》云：“夫胸腹，脏腑之郭也；膻中，心主之宫城也。”曰城曰郭，正谓三焦、包络也。十二经中，肝、胆脏腑比连，三焦、包络表里相属，四经一气，皆震巽木也，统表里、藏府而得春木发生之气者，仁也。孔子云：“大哉乾元，万物资始，乃统天。”

易范医疏第二卷

八卦脉证

☰乾卦脉象，为大，为实，为数，为滑，为紧而有力，为腑脉，为三部九候皆阳脉，主阳证，属气分。乾阳，故大而实；乾行健，故数而滑；乾刚，故紧而有力。

☷坤卦脉象，为小，为虚，为迟，为涩，为缓而无力，为脏脉，为三部九候皆阴脉，主阴证，属血分。坤阴，故小而虚；坤吝啬，故迟而涩；坤柔，故缓而无力。

☳震卦脉象，为动，为躁，主火证，属少阳。震，动也。震为决躁动者，雷火之性。躁者如迅雷之起发，却又与数脉不同，动躁之脉见于沉候，得乾之下画之阳也。为寸关得坤阴脉，尺得乾阳脉；为浮中得坤阴脉，沉得乾阳脉；为脉面、脉心得坤阴脉，底得乾阳。

☵坎卦脉象，为坚，为伏，主燥证，属阳明。坎为隐伏，其于木也为坚多心，木心在内故。坚伏之脉见于中候，得乾之中画之阳也。吴草庐云：伏，类沉而边无中，有曰类沉则非竟沉也。可知为寸尺得坤阴脉，关得乾阳脉；为浮沉得坤阴脉，中得乾阳脉；为脉面、脉底得坤阴脉，心得乾阳。

☶艮卦脉象，为止，为石，主寒证，属太阳。艮止也，艮为小石，其于木也为坚多节，木节在外，故止。石之脉见于浮候，得乾之上画之阳也。石如江海间之浮石，止如结代之脉，属足太阳；促脉属手太阳，寒兼热则脉促。为关尺得坤阴脉，寸得乾阳脉；为中沉得坤阴脉，浮得乾阳脉；为脉心、脉底得坤阴脉，面得乾阳。

☴巽卦脉象，为长，为弱，主风证，属厥阴。巽为长，脉之有长如巽木之条达。先天八卦巽位西南，弱水亦出西南隅。古篆巽作弜，从弓，弱亦从弓，象弱水之不能浮，羽曲折而下沉，故弱字从羽，沉在下。长弱之脉见于沉候，得坤之下画之阴也。为寸关得乾阳脉，尺得坤阴脉；为浮中得乾阳脉，沉得坤阴脉；为脉面脉心得乾阳脉，底得坤阴。

☲离卦脉象，为散，为芤，主热证，属少阴。散芤之脉，见于中候，得坤之中画之阴也。为寸尺得乾阳脉，关得坤阴脉；为浮沉得乾阳脉，中得坤阴脉；为脉面、脉底得乾阳脉，心得坤阴。

☱兑卦脉象，为短，为輭[1]，主湿证，属太阴。短輭之脉，见于浮候，得坤之上画之阴也。为关尺得乾阳脉，寸得坤阴脉；为中沉得乾阳脉，浮得坤阴脉；为脉心、脉底得乾阳，面得坤阴。

八卦脉象，皆一阴一阳相反对。有乾之诸阳脉，即有坤之诸阴脉。有震之动，即有艮之止，有震之躁，即有艮之石，躁欲升而石欲降也。有坎之坚，即有离之散，有坎之边无中有之伏脉，即有离之边有中无之芤脉。有巽之长，即有兑之短，有巽之弱，即有兑之耎，弱沉而耎浮也。于是而阴阳之脉可辨，六经之脉可分，六淫之气可验矣。

独不言浮沉之脉者，浮沉不足以辨阴阳。浮脉有阴有阳，沉脉亦有阴有阳，不能别脉之阴阳，即无以知证之阴阳。浮沉为九候中之两候耳，尺有浮、中、沉，关有浮、中、沉，寸有浮、中、沉，是为九候。故言九候可也，不必言浮沉之脉之名。自有浮沉之脉之名，而脉义始晦去。其浮沉之脉名，归于三部之九候，于是脉有定名，而脉之实义始著，其有名异而义同者，如急之即为紧，细之即为小，小甚即为微，牢之即为坚，洪之即为大；又有合两脉为一而另命一名者，如弦之合紧与长。偏弦、单弦皆弦也，偏者或偏在寸关尺内侧，或偏在寸关尺外侧，此之谓偏弦。或以偏为斜者，非也。譬如后天图之卦位，自坎至离谓之直，自巽至坤、自震至兑、自艮至乾皆谓之横，自乾至坤、自艮至巽谓之偏，自艮至坤、自乾至巽谓之斜，奇经八脉之阴维阳维始可谓之斜。不偏而直者谓之单弦，单弦对双弦而言也。双弦者，中央直分为两，是合紧与长而又兼虚也，并紧、长、虚三脉而为双弦也。

脉又有以革名者，则是有取乎革卦之名义。下离上兑为革，离中虚，邵子以兑为月为寒，故张长沙云寒虚相搏此名为革，是合紧、石、虚、长、大而为革也。是革之脉有似乎芤也，但芤不必兼紧石。兼紧石即有寒，乾兑皆为金寒，山泽亦相通气，离火是为虚热，故寒虚相搏而为革也。张长沙云："脉弦而大，弦则为减，大则为芤，减则为寒，芤则为虚，寒虚相搏，此名为革。妇人则半产漏下，男子则亡血失精。"[2] 弦也，大也，减也，芤也，寒也，虚也，此六者以虚大两脉足以括之，而虚大两脉又可以大括之。故《内经》云"大为病进"。大则外为虚热，内为虚寒，漏下失血者，是以每多发寒热也。

热者离也，寒者兑也，兑艮二少相感为咸。咸减古通用，鹹[3]从咸从卤，

① 輭（ruǎn）：同"软"。

② 出《金匮要略·血痹虚劳病脉证并治》。

③ 鹹：同"咸"，盐的味道。

兑为刚卤，感艮之寒水之气，凝而为碱为盐，此艮之所以为小石，兑之所以为刚卤。兑得坤之上画之阴，阴卦也，乃不曰柔卤而曰刚卤，气通乎艮之三阳，故曰刚；艮得乾之上画之阳，阳卦也，乃不曰大石而曰小石，气通乎兑之三阴，故曰小。所谓山泽通气也，所谓二气感应以相与也。相与者，艮有以与兑，兑有以与艮，艮中有兑，兑中有艮也。是以卤之凝结而为碱、为盐，细小如石之刚焉。盐碱之凝结也，必先浮在上，是可悟石脉之所以见于浮候也。面得碱则发起，艮之阳也；物受盐则收缩，兑之阴也。以其发起也，故脉大以芤；以其收缩也，故脉弦以减。大芤则虚，弦减则寒，此所以艮为寒而兑亦为寒，兑为湿而艮亦为湿，寒湿之气相通也。太阴、太阳互有寒湿之证者，此也。

弦、大、减、芤、革五脉，皆不相远。张长沙云："脉双弦者，寒也；偏弦者，饮也。"寒饮者即艮，太阳之寒水，肺饮不弦者，弦脉必长，长为巽木，兑肺金制木，且肺脉自短，故肺饮不弦也。后世但传弦脉之名义，而减脉则但存其名而失其义。失传既久，并减之为脉也，亦湮没而不言。

减即咸也，咸即感也，音义皆可通用。兑太阴感艮太阳寒水之气，而脉乃减。碱之音同减，鹹之字从咸，盐碱味皆咸，太阳寒水之味也。人之汗溺皆咸，汗出自手太阳，溺出自足太阳，汗亦作碱，溺亦有盐。行津液者脾也，主孔窍者肺也，汗溺之出皆有关脾肺。

太阴太阳之气合而见于脉为减，减有似乎石，初着手似硬，却又不任按也。如盐之凝而浮于水面者，触手则硬，而略按之即沉也，减之脉形似之。脉有虚脉，亦有寒脉。芤则为虚，减则为寒也。感阳和则冻解，感阴冱①则水冰。冰则硬，减脉之触手而硬者，太阳寒水之气也。故曰："减则为寒"，是脉之硬即脉之寒也。

弦、大、减、芤、寒、虚、革，皆一气也，此革脉所以如按鼓皮也，而减脉之名义更可思矣。

八重卦藏府经脉，初二为尺，四三为关，五上为寸

䷀乾下乾上。上下六画，统摄手足六经藏府之脉。

䷁坤下坤上。上下六断，分布手足十二经藏府之脉。

---

① 冱（hù）：闭塞，冻结。

䷲震下震上。上为手少阳三焦，下为足少阳胆。《内经》所谓“一阳”也。脉见于两关、两尺。上一阳在关，下一阳在尺也。

䷜坎下坎上。上为足阳明胃，下为手阳明大肠。《内经》所谓二阳也。脉见于两寸、两尺，上二阳在寸，下二阳在尺也。先天图坎位乎正西，右关之部也，故胃脉又可诊于右关。

䷳艮下艮上。上为手太阳小肠，下为足太阳膀胱。《内经》所谓三阳也。脉见于两寸、两关，上三阳在寸，下三阳在关也。上艮小肠，又可从先天卦位西北之艮方诊于右尺，下艮膀胱又可从后天卦位东北之艮方诊于左尺。

䷸巽下巽上。上为手厥阴膻中，下为足厥阴肝。《内经》所谓一阴也。脉见于两关、两尺，上一阴在关，下一阴在尺也。

䷝离下离上。上为手少阴心，下为足少阴肾。《内经》所谓二阴也。脉见于两寸、两尺，上二阴在寸，下二阴在尺也。

䷹兑下兑上。上为手太阴肺，下为足太阴脾。《内经》所谓三阴也。脉见于两寸、两关，上三阴在寸，下三阴在关也。

重卦六画，初二为尺，三四为关，五上为寸，此《易》之诊法也。寸关尺三部脏腑互见，何以分别？别之以阴阳脉之浮中沉而已矣。阴脉浮属兑，中属离，沉属巽；阳脉浮属艮，中属坎，沉属震。得乾阳脉，即是府，为阳证之在表；得坤阴脉，即是藏，为阴证之在里。其六经之脉，则一经自有一经之脉象。至于手足经，有上下卦之可分，寸关尺之部位画然可辨也。合参声、色、形、证、病、情，而内外伤亦自可知矣。

手足十二经，上卦为手经，下卦为足经，独足阳明胃在上卦，手阳明大肠在下卦。胃为中土，土无不在，犹脾之不独主一时也，故经则系之足，卦则位乎上，而二阳在寸脉又见于关焉。虽诊在寸与关，而六脉亦何？莫非胃气也。节卦，兑下，脾也；坎上，胃也。故九五曰：“甘节”。胃为土府，始可言甘，若大肠金府，岂得言甘？观此可以知足阳明之所以在上卦也。胃居上，则大肠居下，胃为戊土，大肠为庚金，庚金居戊土之下，金性沉也。而肺金出脾土之上则又何也？肺为辛金，辛金出土而经火炼之，金不特在脾上，且在心上。脾，土；心，火。出土而经火炼，此所以从革作辛也。革卦之离下兑上是也。卦画自下而上，下为本，中为干，上为枝。故三部之脉，以尺为本；九候之脉，以沉为本。治未病者，当培其本焉。

八重卦六气六经

䷀乾六爻，下两爻，风之阳，一阴得之而为巽，风气应厥阴；中两爻，热之阳，二阴得之而为离，热气应少阴；上两爻，湿之阳，三阴得之而为兑，湿气应太阴。

䷁坤六爻，下两爻，火之阴，一阳得之而为震，火气应少阳；中两爻，燥之阴，二阳得之而为坎，燥气应阳明；上两爻，寒之阴，三阳得之而为艮，寒气应太阳。

䷸巽六爻，内卦巽主内风，外卦巽主外风，二三四互兑，三四五互离。

巽为风，离为火，兑为湿、为寒，山泽通气也。故邵子先天图月系之兑，而为寒也。巽为股，为躁卦；离为目，为乾卦；兑为口舌，为巫。

巽，入也，风自皮毛而入，流传于经络脏腑，则为寒热，为热中，为寒中，为湿家之鼻塞，下利，一身关节疼痛。艮为鼻，兑肺开窍于鼻，山泽通气也，为四肢无力，两股酸疼，为目痛，为烦躁，为口干舌燥，为谵言妄语。谵言妄语者，言之诬也，巫言为诬，兑之所以为巫也。中风谵语者，刺期门。期门，肝之募也，足太阴之所会也。太阴为开，故曰“门”。期者，期会于斯也。兑有月几望之象，期字从月，从其月即兑。其者指物之辞，其指兑而言，太阴、厥阴所期会之门，故曰“期门”。刺期门则濈然汗出而愈，风热寒湿皆随汗出而散也。

为恶寒、恶热、恶风，憎女子。巽为风，故恶风；离为火，故恶热；兑为寒，故恶寒；巽为长女，离为中女，兑为少女，故憎女子。

风者，善行而数变，百病之始也。传变之证，不可胜言。巽为臭，为木，木乘土则恶食臭而不欲食也。一互而为兑，兑为脾、为肺，脾土受木制，肺开窍于鼻，故闻食臭而恶之。再互而为离，离为心，心主臭，故恶食臭。肝主色，肾主液，肺主声，脾主味，色胜则制味，口中无味不欲食也；色胜则生臭，臭太过则恶之。

肝筋，心血，脾肉，肺皮，肾骨，有形之证已不可穷；心神，肺魄，肝魂，脾意，肾志，以至喜怒恐悲思，无形之患更为莫测。一巽风也，而传变几无穷尽，盖风木之邪，先伤胃土，胃弱受邪则传变别证，胃强不受邪则汗出而邪散。坎下巽上为涣，风行水上，有涣汗之象焉，汗载风邪而出也。

䷝离六爻，内卦离主内热，外卦离主外热，二三四互巽，三四五互兑。

离为大腹，热气甚于内则腹大满也。离有股肱之象，明夷之六二曰：“夷于左股”，丰之九三曰：“折鞭右肱”。上下左右股肱为四肢。魏伯阳《参同契》云：“坎月为戊，离日为己。”戊属胃土，己属脾土，脾主四肢，风淫末疾是脾，固不仅属兑，而又属离焉。离火传变别证，亦难书述，余详上巽卦。

䷹兑六爻，内卦兑主内湿，外卦兑主外湿，二三四互离，三四五互巽。

兑为口，有口甘之象，临之六三曰：“甘临”。离热，兑湿，湿热之气上而为口甘，病名曰“脾瘅”，离兑皆主脾也。兑有臀象焉，夬之九四曰：“臀无肤”，《说文》云：“脽①，臀也”。臀，髀也，臀在腰之下，尻之上。前汉《东方朔传》所谓“连脽尻”也。湿气流注于臀则痛，《内经》云：“湿淫所胜……腰似折，髀不可以回”。此脾湿病而见于太阳经也。

所谓山泽通气也，兑有涕、洟之象焉。萃之上六曰：“齐咨涕洟。”离为目，兑肺开窍于鼻，目汁曰涕，鼻液曰洟，巽风离热，兑之寒湿，四气合而上为涕洟也。兑艮二气感应以相与，相与者，兑有以与艮，艮有以与兑也。

故咸之下卦艮太阳所言者，太阴之经，曰拇，曰腓，曰股，足太阴之脉起于足大指端，上腨内，上膝股。拇即足大指，腓即腨，膝股相连，感风寒湿热之气，则股膝内肿，足大指不用，腨如别也。

兑又有口苦之象焉，节卦所谓“苦节”也。肝挟胆之火邪而上为口苦，病名曰“胆瘅”。先天图巽之对卦，震也，肝胆相联也。余详上巽离两卦。

䷲震六爻，内卦震主内火，外卦震主外火，二三四互艮，三四五互坎。

震，动也；艮，止也；坎，陷也。震动而欲上，艮止而欲下，坎则陷于中。动而欲上者，火之性；止而欲下者，寒之性；陷于中则燥之所由致也。何则下极者必上，上极者必下？动而上，止而下，皆阳也。陷于中者亦阳也，阳陷于中，则津液不上不下，但结于中，阳邪愈耗愈干，则燥矣，咽干，口渴，舌胎焦裂，小便黄赤而短，大便坚硬不通，遂成燥证。

火动而欲上，遇艮止之逼下，欲上者不能上，则为干呕，胁下痛硬等证，病属少阳；寒止而欲下，遇震动之逆上，欲下者不能下，则为腹满，小便不利等证，病属太阳；上不能上，下不能下，其病在中，则为饥不能食，食难用饱

① 脽（shuí）：臀部。

等证，病在阳明。阳经受病，阳郁于内，则恶人与火。人谓男子，震为长男，坎为中男，艮为少男。病在阴，则恶女子，病在阳，则恶男子，故恶人与恶火并言，人与火皆阳也。

䷜坎六爻，内卦坎主内燥，外卦坎主外燥，二三四互震，三四五互艮。

坎为耳，为耳痛，为加忧，为心病，为血卦，为赤；震为足，为决躁；艮为手，为指，余详上震卦。

䷳艮六爻，内卦艮主内寒，外卦艮主外寒，二三四互坎，三四五互震。

《易》曰："艮其背"，太阳经行于背，故伤寒者，项痛，腰脊强，余详上震坎两卦。

六气六经内外感应，厥阴之于风，经与气同也；少阳之于火，经与气同也。风邪为甚，火次之。风为虚邪，火为实邪，虚邪自外入内，实邪自内出外，此二者手足经同气也。至于少阴、太阴、阳明、太阳，此四者，手足经不同气也。手少阴感热，而有足少阴之水制其气；足太阴感湿，而有手太阴之金窃其气；手阳明感燥，而有足阳明之土复其气，足太阳感寒，而有手太阳之火胜其气。是以感热者反有恶寒之证，水制之也；感湿者反有便难之证，金窃之也，感燥者反有鹜溏之证，土复之也；感寒者反有发热之证，火胜之也。此四经者，手足虽同一经名，而实则各禀一气。燥热之气为阳，故从手经；寒湿之气为阴，故从足经，亲上亲下，各从其类也。

手足厥阴皆为一气之风，风木之邪遇金而后散，初感风邪，得汗出于皮毛，则风邪自解，皮毛属兑金也。至风邪内陷，结而为大坚，下之则风邪出自大肠而散。《易》曰"无初有终，先庚三日，后庚三日"是也。

少阳手足经皆火，其火由湿而生，雷火也，湿火遇阳和而自散。《易》曰"震来厉，亿丧贝，跻于九陵，勿逐，七日得"是也。

巽风虚邪，震火实邪。虚邪自外而入内，实邪自内而出外。《易》曰："巽，入也"，又曰："帝出乎震""万物出乎震"是也。

巽入，为伤风、伤寒之自外而入者；震出，为温疟、温疫之自内而出者。自内而出者，伏气也，伏气在阳明，阳明即二阳之坎也。坎为隐伏，故伏气居之。坎主冬令，而位乎正北。习坎，肾之象。坎中满，骨髓之象。震主骨，震为足，而动于下，足以骨胜而在下。震之一阳在下，骨之象也。冬中于风寒而伏藏于骨髓之中，或有所劳力，或遇大暑热，则汗出，阳明之气动，故下坎上巽有涣汗之象焉。涣卦之互震，动也。阳明少阳皆动，则伏气亦与之俱动，自骨髓之中动而出于骨之外。束骨者，宗筋也，而阳明主之。

坎之于木也，为坚多心，是坎之中画之阳有坚中之象。骨节实者谓之坚中，熊能[①]之骨实，故谓之坚中之兽。骨实则邪不能入，是以方相[②]氏之驱疫也，蒙以熊皮，取其坚中之义也。

四时皆有疫，故古者四时皆以傩驱疫，驱疫者必索室，室为隐伏之处，烛之以黄金四目，而疫可索。驱疫者元[③]衣朱裳，所以自卫也。元为天之色，乾阳之色。朱即乾之大赤也。执戈扬盾，离为戈兵，盾绘龙目，故盾字从目。震为龙，离为目，离电震雷所以索而驱之也。黄金四目者，黄，离；乾，金。离照中天，所以索坎中之隐伏。四目，则震之虩虩也。

虩虩，恐懼[④]也。懼，从瞿，虩虩即瞿瞿之意，瞿瞿合而为四目。且虩者，蝇虎也。蝇虎捕蝇，如虎之捕物，故虩字从虎而又从㣊者。㣊为壁际小孔，壁际两面小孔中透日光，㣊字从两小，从日会意也。蝇虎每藏于壁间小孔中，蝇虎捕蝇而食其汁髓，弃其糟粕。蝇之食物但吸取物之汁，亦能吸啮人之汗血，遇蝇虎之食蝇，亦但吸食汁髓，造物循环之道也。黾，水虫也。蝇从黾，蝇亦水虫所化。凡水化之虫，皆能吸食人之血液，如蜚蝱及蚊蝇之类是也。蝇类有蛆子所生者，蛆子之蠕动而行也，亦犹蚓之引而后伸，如波浪之相逐，故蚓属水，应禽星之轸水蚓。塿[⑤]为六一泥，六一者，水之生成数也，则蚓之属水也可知，而蛆子之为水虫也亦可知。不必在水者，方谓之水虫，生于土者，又何不可谓之水虫？邵子《皇极经世书》云："水生于土，未尝一日或离。"申子辰水土同此三合局，故蚓又有属土之一说。要之，水亦坎也，土亦坎也，坎水之所以即为胃土也，坎之所以为月也，而月之所以为土之精也。

昆虫之类，其喙实者属之坎，其喙虚者属之离。离中虚，故喙虚；坎中实，故喙实。喙实者蝇之类，喙虚者虩之类。喙实者，无上下唇，惟中出一舌；喙虚者，有左右须，中分两拑。中出一舌者，水之生数一也；中分两拑者，火之生数二也。离火，坎水，水火交相食，水虫食火虫，火虫亦食水虫。

物极必变，虚无再虚，实无再实，故潜者多无舌，而飞者反有舌。舌者实也，口虚则求实，颐之所谓自求口实也。中孚所以有豚鱼之吉，小过所以有飞

① 原文如此，"能"疑为"罴"之误。罴（pí）：即棕熊。

② 方相：传说中逐疫驱鬼之神，《周礼·夏官·方相氏》："方相氏掌蒙熊皮，黄金四目，玄衣朱裳，执戈扬盾，帅百隶隶而时傩，以索室驱疫。"

③ 元：故通"玄"，即黑色。

④ 懼：今作"惧"。

⑤ 塿（lǒu）：此处指蚯蚓粪。

鸟之音。中孚全卦如离，离中虚，口虚则为吉；小过全卦如坎，坎中实，口实则为音，故不宜上宜下则大吉矣。水虫而常在水者，无舌；水虫而半水半陆者，其舌短；水虫而常在陆者，其舌长；水虫而至于能飞者，其舌尤长。火虫而能高飞者，其舌尖而长；火虫而飞不高者，其舌尖而短；火虫有羽而不善飞者，其舌为尤短；火虫无羽而跃行者，无舌而有拑。若水虫火虫之或兼金或兼土或兼木者，则又不在此例也。物之数有万，不能尽言。即如蜃蛟之食燕子，虾蟆之食蝍蛆，是水虫食火虫也；丹鸟之食白鸟，蝇虎之食苍蝇，是火虫食水虫也。蝇感坎气而生，其性寒，误食蝇者入阳明而下利。虢感震气而生，而又兼离，一震则虢，重震则虢虢。离为目，虢有两目，虢虢则有四目，且虢实有四目之形，先天之震数四也。疫之自骨髓而出，犹之蝇之由蛰伏而出。

万物出乎震，震惊百里，故二月有惊蛰节，伏蝇出而遇虢虢四目捕食之，伏气出而以黄金四目索驱之。元衣朱裳，执戈扬盾其后焉者，而首先熊皮是蒙，则驱疫者当知所以实骨髓矣。两虚相得，乃客其形，四时皆须藏精而冬为最，精藏则髓实，髓实则骨坚，无妄出则自无妄入，无妄入则亦无妄出，无妄之疾勿药有喜，无妄之药且不可试也，馈药者不知尔。

八卦奇经脉证

☰乾为天，而包乎外，为冲、任、督之卫。寸关尺三部，皆得乾阳脉者，阳胜，病在项背上至头，为诸阳证。

☷坤为地，而充乎内，为冲、任、督之营。寸关尺三部，皆得坤阴脉者，阴胜，病在胸腹下至足，为诸阴证。

☳震为雷，雷奋而上，为阳跻。雷转于天，左右振动，阳跻脉之在寸而左右弹也，似之为风火之证，属少阳，连及厥阴、太阳。

☱兑为泽，泽降而下，为阴跻。泽注于地，左右激溅，阴跻脉之在尺而左右弹也，似之为寒湿之证，属太阴，连及太阳、少阴。

☵坎月为戊，戊为胃土，阳明阖[①]于后，为脉带之后腰。

☲离日为己，己为脾土，太阴开于前，为带脉之前脐。坎水就下，或左或右；离火炎上，忽左忽右；带脉之在关，而左右弹也。似之为脾胃寒热之证，腰脐间血疾，女带，男浊，大便燥湿不调，属足太阴、阳明连及手太阴、阳明，兼手足少阴。

---

① 阖：同“合”。

☶艮为山，山势斜坡，维脉斜而向外，为阳，自尺内侧斜上至寸外侧也。艮阳为阳维，为寒兼湿、兼火、兼燥之证，而以寒为主，为癫疾。癫者，巅也，山之巅顶，癫之作也，头巅旋运僵仆而手足挛急，其声或如狗，或如豕，属太阳，连及阳明、少阳，其不连及少阳者，无声。

☴巽为木，木枝斜出，维脉斜而向内，为阴，自尺外侧斜上至寸内侧也。巽阴为阴维，为风兼热、兼寒、兼湿之证，而以风为主，为痫疾。痫者，间也，木枝间节而生。痫之作也，间以月日，轻者间数月一发，重者间数日一发，发亦僵仆而手足牵引，非若癫之挛急而不动也，发则作鸡鸣，或作羊鸣，更有作牛鸣者，属厥阴，连及太阴、少阴，发必有声，非若癫之或有声或无声也。

九畴脉法沓阴沓阳人迎大迎

脉有九道，即洪范之九畴。九畴即洛书之“戴九履一，左三右七，四二为肩，六八为足，中五”是也。配以后天卦位，而九道之脉可知矣。

中央而中言之，则中部中央直者，手心主居中，以统制四正、四维、手足十二经以及奇经八脉，莫不贯通联络，故心主一名包络。五为土之生数，土德主信，达一身脉络，君相臣使十二官上下交相孚信，故心主又名膻中。膻字从亶，亶者信也。曰膻曰中，古人命名其义至精也。

中央而横言之，则中如内者，足太阴，其数七，七配西方，兑卦。太阴属兑，《易》曰：“说言乎兑”。兑秋主燥，香燥为能悦脾也。中如外者足阳明，其数三，三配东方，震卦。震，动也，胃之大络曰虚里，其动应衣，震之象也。七为火数，脾土得火则暖也；三为木数，胃土得木而达也。脾胃同在中部，当以五数推之，五七三十五，故脾重三十五两，三五十五，故胃大十五寸。《难经》云：“脾重二斤三两，胃大一尺五寸”是也。

中央而纵言之，则前部中央直者，手太阳、少阴，其数九，九配南方，离卦。少阴属离，离火炎上，故位乎前部，而与手太阳合也。后部中央直者，手阳明、太阴，其数一，一配北方，坎卦。阳明属坎，坎水润下，故位乎后部，而与手太阴合也。但太阴之位乎坎一，虚位也。金生于地四，而成于天九，故肺在至高之分，三阴之兑金分自乾金也，而诊在坎一者，即子可以知母也。太阳之位乎离九，亦虚位也。土生于天五，而成于地十，故小肠在中州之分，三阳之艮土起于坤土也，而诊在离九者，即母可以知子也。

中央而四隅言之，则前如内者，足厥阴，其数二，二配西南，坤卦。坤为地，木之仁皆合两瓣而成仁，得地之生气，则芽其仁，遂辟而为二，枝叶亦两两相生。故人之肝亦有两叶以应之，《难经》云：“肝有两叶，以应木叶是也”。后如外者，足少阳，其数八，八配东北，艮卦。木之成数八，属之肝；木之生数三，属之胆。胆而位乎艮八者，胆藏乎肝之中而系乎肝，如木之结实也。《易》曰：艮为果蓏，剥之上九，所以言“硕果”[①] 也。邵子《皇极经世书》云：“木结实，而种之又成是木，而结是实。”此木之神不二也，生生之理也，艮之所以成终而成始也。

后如内者，足少阴其数六，六配西北乾卦为天，天一生水，地六成之，故乾系之六，六系之足少阴。前如外者，足太阳其数四，四配东南巽卦为风，风之中人也，自足太阳始，四为肺金之生数，风邪皆由皮毛而入，皮毛肺之合也，故巽系之四，四系之足太阳也。风淫末疾，四肢或懈惰无力，或麻木不仁，皆风扰中宫也。四肢即辰戌丑未之四支，内属脾胃戊己中土，由四而至五，逆数也，自然之生数也。

《易》曰：“巽，入也。”由外入内，风所以为百病之始也。且中宫之五即手心主之位，心主即一阴之巽，而五又为胃土之生数，脏腑、经络、卦象、理数，皆一气相通也。至于阳跻之左右弹则附于前部；阴跻之左右弹则附于后部；带脉之左右弹则附于中部；从尺外斜至寸内者，阴维，附于足少阳、厥阴；从尺内斜至寸外者，阳维，附于足太阳、少阴；冲、任、督三脉附于前、中、后三部，中央之直者，直上直下。在浮候者，督脉；在中候者，冲脉；或在浮候，或在中候，或在沉候，或浮中沉俱有，而脉来丸丸圆转，左右弹人，前中后三部皆至而长，前部寸脉尤见横者，任脉也。任也者，负也。人负重则力气上升，故任脉于寸部尤见其横，观其证之为逆气抢心可知矣。《史记注》引王叔和《脉经》云：“左手脉横，癥在左；右手脉横，癥在右。”癥，类瘕也，故任脉之丸丸而横于寸者，为腹痛疝瘕。

冲脉亦有上升之义，故其证与任脉相似，《难经》云冲脉起于气冲，夹脐上行至胸中而散，故寒气客于冲脉，则胸中有寒疝也。任脉亦起于少腹，而行于身之前。督脉亦起于肾下，而行于身之后。冲脉则起于气冲，而行于身之前后之中。气冲，一名气街，足阳明胃经之穴也。胃为中土，故冲脉并胃脉而中行。

督脉见于浮候，冲脉见于中候，而任脉不独见于沉候，更见寸脉之横者何也？督、任、冲三脉合乎三才之道。督脉象天，天覆物而包乎外，故脉见于浮候；任脉象地，地载物而势横，气上为云而横布，故脉见于寸之横；冲脉象人，

---

① 《周易·剥》：“上九：硕果不食，君子得舆，小人剥庐。”

人处天地间，在气交之中，故冲脉之来中央坚实，见于不浮不沉之中候也。

督脉为腰脊强痛，阳跻亦苦腰背痛，阳脉见阳证也。阴跻为腹痛，男子阴疝，女子漏下，带脉亦苦腹痛，男子失精，女子月事不调，阴脉见阴证也。脐之有带，正当带脉之经，女之带下即为带脉之证。二维皆苦肌肉痹痒，二维斜交而为㐅，古五字作㐅，土数五，内主脾胃，外主肌肉，手足相引，适肖二维之脉之斜也。

九道脉法，王叔和引岐伯之言详载《脉经》，李濒湖作《九道图》。左右手同，惟如内，如外者则左右正相反也。虽未言及三焦，而曰前部、中部、后部，则三焦已分配乎三部矣。前中后三部，中央直者，手六经也，三部之如内、如外者，足六经也。手足十二经并奇经八脉诊法虽殊，而脉之大小虚实之阴阳则一也。

九道本乎九畴，本乎洛书。洛书九宫之数，四正、四维皆十五，四围循环亦皆十五，十五为土之生成之数也。月为土之精，故三五而盈，三五而阙。三五者，十五也。数始于一而终于十。纵之为丨，前中后三部之中央直者之脉也；横之为一，前中后三部之如内外者之脉，及左右弹并丸丸而横者之脉也。

左之为丿，右之为㇏，合之为㐅，二维交也。以十加于㐅，则为米。米即古辨字，所以辨四正、四维及中央也。后人加丿于米上，而为釆，即辨字所以别于米字，岂知釆实古之米字，米实古之辨字。釆字从丷从禾，米字从㐅从十。从丷从禾，象禾实之形；从㐅从十，为十五之数。“審”“釋”之字，当从米不当从釆。尝见宋刻《史记》，凡字从釆者，皆作米，即如番阴番阳之脉，番皆作畨。

畨从米从田，《黄庭经》云：“尺宅寸田可治生”，注云：“尺宅，面也。寸田，眉间为上丹田，心为绛宫田，脐下三寸为下丹田。上丹田以栖神，下丹田以藏精，心田则为血气所从生。心田之下，即胃中也。古胃字作𦞅，从㐫从肉。㐫从㐅，胃土之数五也，从田者省文也，而其义亦通田。从十，脾土之数十也。脾胃皆土也，从十从㐅，一而二，二而一者也。

心主血气，而其源实出于胃，故四时之脉皆以胃气为本也。此畨字之所以从田也，其从米者，象脉之四隅斜形破碎分离。手足十二经并奇经之脉皆动也，畨阳者血上出，畨阴者血下泄。畨阴者，脉在中沉之候；畨阳者，脉在浮中之候。畨阴畨阳皆先入虚裹，而后乘肺脉诊其寸尺关之脉而可知也。虚裹即虚里，胃之大络也，《内经》作“虚里”，《史记》作“虚裹”，表阳里阴。虚裹者里虚也。里虚即阴虚，阴虚阳盛则虚裹动甚。小儿之脉数者，小儿之阳气盛也，故小儿之虚裹必动甚，年长则虚裹之动不及小儿之动甚，以渐而差。至于老人，则阳微，故其虚裹之动也，亦甚微。

虚裹出于左乳下，上通乎人迎，人迎脉在牙车骨下、廉缺口之间。下与大迎之脉相比，连大迎在结喉旁，其脉大于人迎数倍，故曰“大迎”。人迎者，其脉人可以手迎之而得也，故曰人迎从来，人迎、大迎两穴巅倒讹传，人迎、大迎虽则比连而其脉之大小悬绝，何啻数倍？古人定一名，必有一义。以脉之大者为人迎，而反以脉之小者为大迎，古人命名断不如此，其讹始于《灵枢》。非《灵枢》之讹传，写镌琢者之讹也，且人、大两字又最易为鲁鱼也。《灵枢》云：“胃足阳明之脉，起于鼻之交頞中，旁纳太阳之脉，下循鼻外，上入齿中，还出挟口环唇，下交承浆，却循颐后下廉出大迎。”此处所言“大迎”即“人迎”之讹也。下文紧接又云：“循颊车，上耳前，过客主人，循发际至额颅，其支者从大迎前下人迎，循喉咙”。此处“大迎”“人迎”直是颠倒矣，当是“从人迎前下大迎”也。颐后下廉，即牙车骨下廉，颊车即牙车，牙车缺口在下廉，其脉与手之寸口脉相同，并不见大，何得谓之大迎？《灵枢》云：“寸口主中，人迎主外，两者相应，俱往俱来，若引绳大小齐等。”是言寸口与人迎之脉，大小齐等也。若以结喉旁之大迎为人迎，则其脉甚大，安得大小齐等？故知非《灵枢》之讹传，写镌琢者之讹也。后人又以右手为寸口，左手为人迎，却不背于理。以胃之大络虚里，出于左乳下，故达于左手是可为法。右寸口主里，左人迎主表，以之诊杂病伤寒，分别表里，信不诬也。

其牙车骨下廉缺口之人迎，右大而左小，王太仆云“左小以候藏，右大以候府”是也。两手之脉则左大而右小，此阴阳交互，在阳则贵阴，在阴则贵阳也。但当分男女所谓左大顺男，右大顺女，是两手脉也。若颊车下廉之人迎脉则反，是知阴者知阳，知阳者知阴，故诊右手即可以知阴，诊左手即可以知阳，阳中有阴，阴中有阳，即府脉可以候藏，即藏脉可以候府，此越人所以独取手太阴之脉也。手太阴、足阳明皆在上卦，左阳而右阴，阴阳配合天地自然之理也。是以畚阴畚阳之人，虚表者必见于肺脉也。血证而见畚阴畚阳之脉者，其证危当以三七治之。三七者，中央脾胃之分数也。分则为三七，合则为十，犹之分则为米，合则为一也。十即一也，故三七一名山漆，能合破碎者如漆之粘物，合而为一也。

易范医疏第三卷

十二重卦脏腑脉证药象

䷗复，十一月之卦也，内震外坤。邵子[1]诗云："冬至子之半，天心无改移。一阳初动处，万物未生时。"又云："因探月窟方知物，未蹑天根岂认人。乾遇巽时为月窟，地逢雷处见天根。天根月窟闲来往，三十六宫都是春。"天根即初九一阳，一阳在下，一奇画也，五阴在上，五耦画也。五耦，十也，一奇，一也，是为十一，十一者土也。土主信，终而复始，一之诚也，阳之实也，天地之心也。

复在正北方，子之位，先天图之坤，后天图之坎也。坤、坎皆土，坎为胃土而应潮，朝夕以时至而有信，故阳明病则有潮热也。坎为月，故胃圆如月，月有盈阙，胃有饥饱。坎在先天图则位乎正西，故月生于西，月满则海水西盛，月阙则海水东盛，水视月，血视胃，故坎为月、为水、为血卦。月三五而盈，三五而阙，五者土之数，三者木之数，魏伯阳《参同契》云：坎月为戊。胃为戊土，坎纳戊者也。戊数五，震数三，此月之所以赖有震之一阳以生明也，而盈阙之所以符乎三五之数也，土之所以得木而达也，虚里脉之所以肖震动而应于左乳下也，少阳、阳明之脉之所以同诊在关而中沉两候不相背也。

四时之脉皆以胃气为本，胃气即胃脉。胃脉耎弱，耎为太阴脉，在浮候；弱为厥阴脉，在沉候；耎弱两脉相合，即为脉之缓，其脉在不浮不沉之中候。张长沙云："耎弱[2]反适十一头，五脏六腑相乘故令十一。"此长沙之微言也。十一者，天之根也，足少阳胆也，又十一者十一脏也，《素问》所谓"凡十一脏取决于胆"也。腑可谓之脏，脏亦可谓之腑，五脏六腑相乘故令十一，是除胃而言也。十一头者，心、肺、肝、脾、肾、膻中、大肠、小肠、膀胱、三焦、胆共十一头也。古人所谓"头"，犹后人所谓"个"。《春秋元命苞·十纪》其一曰："九头纪"，即人皇氏之兄弟九人，别长九州岛者，是"人"亦可谓之"头"；犹之《秦誓》曰："一个臣"，不过计数之词。《素问》所谓十

---

① 邵子：指宋代大儒邵雍。

② 《伤寒论·平脉法》作"濡弱"。

一脏，除胆而言也；长沙所谓十一头，除胃而言也。脏腑原可通名，且胆则腑而脏者也，膻中则脏而腑者也。反适者犹言反复也，《易》曰“反复其道，七日来复”是也。七为少阳之数，日即阳也，七日即少阳也。震在上卦则属手经，在下卦则属足经，足少阳胆十一脏取决焉，胃脉耎弱反适十一头焉。胃也，胆也，此二经者血气之根本，人之所赖以有生也。胃为水谷之海，海潮应月，胆为一阳初复月哉，生明自十一月复至十月。

坤十二卦共七十二画，五日得一画，是为一候，七十二候统计三百六十日为一岁，而置闰之法不与焉。若以时计，则五时得一画亦为一候，七十二候统计三百六十时为一月，而阴退之数不与焉。观十二卦七十二画，阴阳消长之数见矣。阳极生阴，阴极生阳，循环无端，周而复始。邵子所谓三十六宫，即七十二候数之一合一分也。三十六阴画，三十六阳画，一阴一阳同为一宫，故三十六也。手之骨节，左右各十八，合之为三十六；足之骨节，左右各十八，合之为三十六，合计四肢骨节七十二，七十二候七十二节，天人同具此数也。

七十二节属四肢，四肢属脾胃，胃为坎，坎为月，月为戊，戊为土，土生水，水归海，海起潮，潮应月，月至中秋而愈明，潮至中秋而特大，桂至中秋而自芳。则又何必月中之桂？亦何必非月中之桂？凡字从肉旁者作月，月桂即肉桂，肉桂即箘桂。箘从囷，廪之圆者为囷。肉桂，箘字或书竹头，或书草头，俱音窘，或作囷字，亦窘。

箘桂，圆如竹，《神农本草经》云：“箘桂，味辛温，主百病，养精神，和颜色，为诸药先聘通使。”先聘通使者，取乎圭之义也。桂字从圭，圭所以通信，信为土德，故圭从土。何休《公羊传注》云：“月者土地之精也，潮以时至而有信，桂得中央土臭之香，当月明潮应之秋而桂也飘香。”则桂之为物可知矣。月也，潮也，桂也，皆通乎土者也，故桂为诸药先聘通使也。

坤坎皆土，故字皆从土。先天图坎位乎正西，邵子以土系之坎，而谓水生于土，此所以月生于西而潮亦自西而趋东，桂亦取乎桂林西土所产也。后天图坤亦位乎西南，先后天一理也。月之生明，惟赖此震之一阳。震三生木，桂为木也。《难经》谓“肝木主色”，邵子谓“木之神不二”，《说文》谓“桂为百药之长”，则桂之主百病、养精神、和颜色也。固宜十一月冬至。麋角解。复之上六曰：“迷复”。外卦坤为迷，《汉书》云：“刘向以为麋之为言迷也”。

【麋角】

麋角之解，阴退阳进，其角补阴，其茸补阳，沈存中云“麋茸利补阳”是也。

是月也，脉沉，一阳在下也。

䷒临，十二月之卦也，内兑外坤，二三四互震。临卦全体似震，月之明生而侵临其魄也。震为龙，坤主肉，互震近下卦，为足少阳而主骨，全体为震则全体皆骨。震坤互，阳下则为龙之蛰，阳上则为龙之见，当蛰而不蛰，不当见而见，则肉化而归于坤土，但有其骨。龙骨生晋地，十二月采。晋地，兑位也。兑为手足太阴，震为手足少阳，凡重卦内外卦或有乾，或有坤，则六子手足经皆通，上下卦其气通也。

【龙骨】

《神农本草经》云：“龙骨，味甘平，主心腹鬼注，精物老魅，咳逆，泄利脓血，女子漏下，癥瘕坚结，小儿热气惊痫。”主治皆在太阴、少阳，并阳明、厥阴之合。

【戎盐】

兑为刚卤，即盐也。《神农本草经》云：“戎盐，主明目，目痛，益气，坚肌骨，去毒，令人吐。”西方曰戎，兑位也，又戎，大也。盐之为物，消散则为水，为卤肖[1]，兑泽也；凝结则如沙，如石肖，坤土也。其味咸而甘，水土合成之味，《周礼》所谓“饴盐”也。

兑为少女，坤为母，冬令在四德为贞，互震有木之象焉，阳画中实有木之象，而且有实焉，合兑坤震三卦之象而求之，于冬令之木之实，则有女贞实焉。坤为黄、为黑，故女贞实黄黑色。

【女贞子】

《神农本草经》云：“女贞实，味苦平，主补，中安五藏，养精神，除百疾。”坤有黄中之德，兑为脾土之中，既能补中，则五藏自安，精神养而百疾除矣。

是月也，脉沉，二阳皆在下也。

䷊泰，正月之卦也，内乾外坤，二三四互兑，三四五互震。三阴三阳上下交也，为月之上弦，时已交春，草木萌动。

【茅根】

泰之初九曰：“拔茅茹”，茅茹即茅根。《神农本草经》云：“茅根，味甘

---

① 肖：通“硝”，下同。

寒，主劳伤虚羸，补中益气，除瘀血，血闭寒热，利小便。”坤土味甘，乾为寒，故甘而寒也。震动生发，兑交血气，则诸证皆瘳。茅根于正月节气内采者佳。

【丹沙】

坤为地，乾为大，赤地中之大赤是为丹沙。《神农本草经》云：“丹沙，味甘微寒，主身体五藏百病，养精神，安魂魄，益气，明目，杀精魅邪恶鬼。”天制色，地制形，沙属坤之形，丹属乾之色。鬼魅藏于阴，于坤阴之内而出乾阳之大赤，故丹沙能入于阴而杀之。兑为阴魄，震为阳魂，丹沙感乾坤交泰之气，阴阳和同，则魂魄自安。益气，明目，养精神，均此义也，身体五藏百病其皆主之也，固宜。

乾为木果，互震为木，互兑近下卦为足太阴脾。脾与胃合属中土，其味甘，脾土通于坤土，味亦甘，故兑下坎上之节卦，则有九五之“甘节”。甘节言于上卦之坎胃，则下卦之为兑脾可知也。兑下坤上之临卦，则有六三之“甘临”，甘临言于下卦之兑脾，以上卦之为坤土相通也。下卦之坎不言甘，下卦之坎手阳明大肠也；上卦之兑不言甘，上卦之兑手太阴肺也，故惟下兑上坎与下兑上坤之卦始言甘。合乾震坤兑四卦之象而求之，于木果之中既合乎四卦之象，而又能符乎泰卦之名义者，则惟有大枣。

【大枣】

《神农本草经》云：“大枣，味甘平，主心腹邪气，安中养脾，助十二经，平胃气，通九窍，补少气少津液，身中不足，大惊，四肢重，和百药。”乾为君，心君也；坤为腹，明夷六四“左腹”之象也。乾坤为先天图南北之正，震兑为后天图东西之正，得先后天之四正，故主心腹邪气。乾则统摄六经，坤则分布十二经，故曰“助十二经”。其“安中养脾，平胃气，通九窍，少津液，四肢重，和百药”，则皆坤土之“黄中通理，美在其中，而畅于四肢也”，与夫兑脾之中土，兑肺之主窍也。少气大惊，则震主之，《灵枢》所谓“手少阳主气”也，互震近上卦为手少阳，故补少气惊，属足少阳，上下卦其气通也。身中不足，则合乾震坤兑而主之也。八月剥枣，八月酉兑位也，兑为脾，故大枣养脾平胃之功为多。兑在下卦，为脾，脾气通乎胃气，胃气则通十二经矣。兑为羊，羊大为美，故大枣又谓之美枣，又名乾枣。鲜枣不益人，必暴[1]干，而后可用。枣熟则色赤而黑，夫赤黑，乾坤之杂也，乾赤而坤黑。

① 暴：通“曝”。

【通草】

泰训通，则有通草焉。《神农本草经》云：“通草，味辛平，主去恶虫，除脾胃寒热，通利九窍、血脉、关节，令人不忘。”有所凝滞则生虫，邪气间之而寒热作；有所塞抑则九窍、血脉、关节为之不利；血并于下，气并于上，则善忘，惟通草能通之。通则滞消而恶虫去，邪散而寒热除；通则无所抑塞而九窍、血脉、关节利矣；通则血不并于下而上交于气，气不并于上而下交于血，上下交通，血气和同则不忘也。

通草采于正月，取其时之泰也，夫曰：除脾胃寒热。寒热而系之脾胃者，脾胃中土也。土主通，坎胃兑脾，故下兑上坎之节卦曰：“中正以通”也。通也者，二气交通之谓也。阳前通不得谓之通，阴前通不得谓之通，阴阳交泰则通矣。张长沙所谓“阴阳相得，其气乃行”也。阴欲通于阳而邪隔之而不通，则恶寒；阳欲通于阴而邪隔之而不通，则发热。上下不通，其病在中；表里不通，其病在中；血气不通，其病在中；阴阳不通，其病在中。中也者，图书中宫之五十也，五为胃土数，十为脾土之数，脾阴胃阳二气不通，则孤阴为寒，孤阳为热，故曰：脾胃寒热通之，则寒热除矣。古人之语之精也。

是月也，脉在中，三阴三阳气交于中也。

䷡大壮，二月之卦也。大壮，大者壮也，刚以动，故壮大也者，阳也。四阳盛长，月明已得三分之二。内乾外震，三四五互兑，全卦似兑。兑为羊，故大壮之三四五上皆取象于羊，而取象于羊角焉。

【羚羊角】

《神农本草经》云：“羚羊角，味咸寒，主明目、益气、起阴，去恶血、注下，辟蛊毒、恶鬼、不祥，安心气，常不厌寐[1]。”是取兑之附决、乾之阳刚、震之雷行之义也。

【淫羊藿】

《神农本草经》云：“淫羊藿，味辛寒，主阴痿绝伤，茎中痛，利小便，益气力，强志。”是独取乾寒之义。曰阴痿，非阳痿也，痿有阴阳两证，阴痿故宜辛寒，若阳痿，则宜辛热可知也。其主茎中痛，利小便者，大壮之卦全体似兑，兑为手足太阴肺，脾饮入于胃，游溢精气，上输于脾，脾气散精，上归于肺，通调水道，下输膀胱，茎中为膀胱水道所从出，肺主窍，脾土主通，故

① 厌寐：《神农本草经》作“魇寐”。

主茎中通而利小便也。

淫羊藿一茎，三桠，九叶。一茎者，乾也，先天之数也；三桠者，震也，后天之数也；九叶者，天九成金兑肺之数，故肺管有九节而肺藏独在至高之分也。互兑近上肺也，不得谓之脾，全体卦象似兑，故有脾肺两义也。淫羊藿根叶茎桠全用。

【天雄、附子】

乾为天，震为长子，《神农本草经》云：“天雄、附子，味辛温，主风寒咳逆邪气，温中，金创，破癥坚积聚，血瘕寒湿，踒躄拘挛，膝痛不能行步。”天行健，震亦为健，震又为足，为动，是皆取乾健震动阳刚之驱邪而助正也。其主金创者，有取乎兑之附决也。附决也者，疮之已成而未溃者，能决而使之溃；其已溃者，能附生好肉也。附子之所以为附也，如月之生明，附魄为明，月之生魄，决明为魄也。邵子先天图月系之兑，有取乎附决之义也。

十二卦虽无坎离，而坎离自在也。坎离即阴阳，阴阳消长，明魄迭更，何莫非离坎之所为？离者丽也，有所附而丽也。坎者，陷也，有所决而陷也。魄附乎明，明附乎魄，魄亦决明，明亦决魄，疮附乎肉，肉附乎疮，疮亦决肉，肉亦决疮，兑之附决所以主金疮也。金疮也者，创皆着皮，皮属肺金也。肺金属兑也，故金创亦为之皮疮。又乾主一身之皮，而包乎外乾为金也。言附子而并言天雄者，天雄即附子之雄者也。天雄者，乾之为天也，附子者，震之长子也，天雄附子原相连属，比附而生，其主治相同也。

乾为阳，刚健而不息者，动也。震亦健而动也。万物皆赖此阳刚健动之性以有生，故阳尽则不能动而死，阳复则能动而活。兑为泽，为口舌，口舌干燥则近死，口舌生津则渐活，此活字所以从水从舌也。一身之津液皆阳也，故汗不止为亡阳，其所以致病之由，不外虚邪。风生于虚，而入于虚故，风为百病之始也。风之所以为患，一则以风为阳邪，能耗人之津液，一则以风为木气，能窃人之津液。挠万物者莫疾乎风，风入自皮毛传经络，则十二经脉为之陇起，故脉大，入脏腑则五内之火举发，烦躁而燥渴，皆风有以挠之之故也。脏腑为风所动挠，欲求安静而不可得，其人之死活可知矣。

【独活】

去风邪者有独活，《神农本草经》云：“独活，味苦平，主风寒所击，金疮，止痛，贲豚，痫痓，女子疝瘕。”

独活无风自动，得风不摇。动者，震也，不摇者，乾也。风之挠物，虽地亦有时，而震动能自动而不为物所动者，其惟天乎？故震得乾之下画而为动，艮得乾之上画而为止，乾则兼而有之也。舍动止之义，而名之曰“活”，是有取乎大壮卦，全体似兑，兑为泽，为口舌也。能止而不能动，则不活；能动而不能止，则亦不活。惟止而能动，动而能止则活。夫是之谓活，夫是之谓独活。其主治可不言而喻矣。

是月也，中候之脉，已满而近浮。

䷪夬，三月之卦也。夬，决也。刚，决柔也。月几望。内乾外兑，五阳共决一阴，一阴决去则月魄全明。

【决明子】

夬训决，兑之附决也。《神农本草经》云：“决明子，味咸平，主青盲，目淫肤赤白膜，眼赤泪出。”决明一名羊明，兑为羊，明则乾之阳明也，兑亦有月几望而明盛之象焉。兑为附决，能决去肤膜而目明，故谓之决明。

【苋实】

《神农本草经》云：“苋实，味甘寒，主青盲，明目，除邪，利大小便，去寒热。”苋，陆夬夬之义也，又山羊细角为苋，则是有取乎羊角之明目也。

是月也，脉浮。

䷀乾，四月之卦也。内外皆乾，阳盛，月望三五而盈也。乾为金，为寒，为大赤。

【铅丹】

《神农本草经》云：“铅丹，味辛微寒，主土逆胃反，惊痫癫疾，除热下气。”风木之邪，乘土则气逆而上，饮食自胃后反而吐出也。惊痫癫疾，皆风火热邪之上逆，始亦有因寒而得者，而卒传为热制之。以乾金之寒，则有所镇定，而气自下而顺矣。土逆胃反者，阳明也。惊者，震之少阳也。癫者，艮之太阳也。痫者，巽之厥阴也。热者，离之少阴也。气者，兑之太阴也。阳属足经，阴属手经，阳卦多阴，阴卦多阳。重乾统摄手足六经，铅丹得纯乾之气，故主之。

【巴戟天】

《神农本草经》云：“巴戟天，味辛微温。主大风邪气，阴痿不起。强筋骨，安五藏，补中，增志，益气。”曰“微温”，非热也。温、热、平、凉、寒，五辰之气也。温属春，热属夏，凉属秋，寒属冬，平属中央。温曰“微温”，温犹未足也，其性几乎平也。

苏颂谓："巴戟伪杂他物煮之，遂失其气味。"巴郡真戟天，其性不过微温，如春寒之未退尽也，首夏清和之候也。乾为寒，戟天虽温而微也，观其主治大风与阴痿可知矣。阴痿者，阴气不足而痿，非阳痿也。大风者，风之阳邪也。《易》曰："小往大来。"小谓阴，大谓阳也。乾之金寒能去大风邪气也，阴阳二气得其平则衡，失其平则不衡，不衡当权其进退。不起犹不衡也，强筋骨，安五藏，补中，增志，益气，亦曰衡之而已矣。戟者，乾之战也。乾为天，故曰戟天。乾为圆，戟天根似连珠，肖①乾画之连也。赤箭之根，其子不相连属，彼肖坤断，此肖乾连。巴，即益州。

是月也，脉浮而盛。

䷫姤，五月之卦也。内巽外乾，一阴而遇五阳，月始生魄。

【半夏】

《神农本草经》云："半夏，味辛平，主伤寒寒热，心下坚，下气，喉咽肿痛，头眩胸张②，咳逆肠鸣，止汗。"乾为圆，巽为白，半夏色白而圆。五月为夏之半也。乾为天，身半以上天气主之。乾为寒，而主伤寒者，非以寒治寒也。人之伤于寒也，则为病热，热虽难甚不死，故曰："伤寒寒热，由寒转而热也。"故乾寒主之。

古人辨药辨证，皆不外乎卦象，而卦象即病即药，类多如此。即如姤卦，内巽风也，外乾寒也，感风寒之邪，轻则为伤，重则为中，伤在表，中入里也。巽之一阴在下，一阴下则一阳③上矣，阴下阳上则气不交通而遂逆上，为寒热，为心下坚，为喉咽肿痛，为头眩，为胸张，为咳逆，为肠鸣，为汗，是皆阳气上逆之故也。此卦之病象也，若以药象言之，则乾卫外而助正以固表，巽入内而散邪以和里，清阳上升，浊阴下降，浊降清升，则气自交通而不逆，上下内外之气和，寒热除而心下不坚，又何有喉咽肿痛？何有头眩胸张？何有咳逆肠鸣？何有汗出不止也？一卦如此，六十四卦皆如此。

姤之上九曰："姤其角。"姤，遇也，角与角相遇，旧角解而新角生。夏至鹿角解，鹿角之解，阳退阴进，其角补阳，其茸补阴。沈存中云："鹿茸利补阴是也。"

---

① 肖：类似。

② 张：通"胀"，下同。

③ 原文如此，疑当为"二阳"之误。

【鹿茸】

《神农本草经》云："鹿茸，味甘温，主漏下恶血，寒热惊痫，益气强志，生齿不老。角，主恶疮痈肿，逐邪恶气，留血在阴中。"鹿之茸角，主治皆在厥阴、少阳两经。厥阴即巽之一阴，少阳其所合也，一阳即乾之下画也。漏下恶血，寒热惊痫，阴分亏也。益气谓益其阴分之精气；强志，生齿不老，皆补阴之功，鹿茸补阴，故主之恶疮痈肿。邪恶气留血在阴中，阳分亏也，凡言恶者，皆阴邪也，善阳而恶阴也，鹿角补阳，故主之。恶血漏下，则阴虚可知，恶气留在，则阳虚可知。得一阴则为茸，得五阳则为角，与麋之茸角相反对也。

【丹雄鸡】

《神农本草经》云："丹雄鸡，味甘微温，主女人崩中漏下，赤白沃，补虚，温中，止血通神，杀毒，辟不祥。"乾为大赤，巽为鸡，主治皆取此两卦之义。

是月也，脉浮，来盛去衰。

䷠遯，六月之卦也。二阴浸长，月魄亏其明，阳退而遯。内艮外乾，二三四互巽。遯卦全体似巽。

【蛇蜕】

《神农本草经》云："蛇蜕，味咸平，主小儿百二十种惊痫、瘛疭、癫疾、寒热、肠痔、虫毒蛇痫。火熬之良。一名龙子衣，一名弓皮。"乾为龙，为衣。天道张弓，凡物之皮皆属乾。巽为东南之卦，辰巳同宫，龙蛇之窟。《易》曰："齐乎巽。"齐也者，言万物之洁齐也。故蛇性好洁，遇浊秽则退其皮，虽然，蛇蜕非必皆遇秽而退也。蜕有脱之义，蛇属巽，巽为木，木叶木果皆自能脱落，此巽之所以为进退也。又巽为长，故《说文》云："蛇从虫而长也。"是蛇有乾巽之象焉，乃不系于乾巽之姤，而系于乾艮之遯者，姤遇而遯退也。故蛇蜕亦可谓之蛇退。退有艮之义，故退字从艮。

月三五而盈，三五而阙，盈即进，阙即退也。进以生数，退以成数。生数三，所谓三生万物也；成数八，所谓八卦小成也。震三艮八，木之生成之数也，即万物生成之数。万物出乎震，成言乎艮也。天地一仁尔，仁为木之德，故三八为万物生成之数。

物之生成，火即因之升降于其间。自十一月，复卦初九，震之一阳动而火既随之而上升；历八月，至遯卦九三，艮之一阳止而火即随之而下降。万物逢震三之动而生，遇艮八之止而成。物之生成，火随之。火之生数二，成数七，三与二合而为五，五而三之，十五也，月之盈也；八与七合而为十五，十五而八之，百二十也，月之阙也。自十一月至六月，共得八月，为二百四十日，百二十日为月之盈，百二十日为月之阙，三五之所积也。然则百二十者，虚数也，即退数也。凡物实则盈而进，虚则阙而退。阳实始于震，阴虚始于巽，虚则生风，故巽为风，为木。木生火，火又为风。邵子云："火为风，火动生风也，风火一家也。"此厥阴之所以为风，少阳之所以为火，胆之所以系于肝，包络之所以系于心，火风之所以为家人之卦，月盈月阙之所以符乎木火之数，先天后天图之离震所以同为三数，巽四之所以为近利市三倍而得三四百二十，蛇蜕之所以主小儿百二十种惊痫，风火之疾也。惊属震火，痫属巽风，癫属艮寒，震巽合而为风火所动扰，故惊痫、瘛疭。艮为太阳寒水，故癫疾寒热，寒极而转热也。肠痔、虫毒、蛇痫，皆风火也。

临卦四阴在外，二阳在内，龙以之而脱骨；遯卦二阴在内，四阳在外，蛇以之而退皮。蜕者，兑也；退者，艮也。故临之下卦兑，遯之下卦艮。兑为泽龙，是以能行雨泽；艮为山蛇，是以多近山石。《易》曰："山泽通气"，故山中亦有龙骨，泽国亦有蛇蜕，《造化权舆》[①] 云：龙易骨，蛇易皮，兑为口，艮为背，乃蛇皮退自口，龙骨脱自背，是亦山泽通气之义也。蛇易皮，龙易骨，犹之鹿之解角，人之更齿，皆物理之常也。

【瓜蒂】

《神农本草经》云："瓜蒂，味苦寒，主大水，身面四肢浮肿，下水，杀蛊毒，咳逆上气，及食诸果，病在胸腹中，皆吐下之。"

艮为果蓏[②]，乾为天、为圆，瓜蒂皆圆也。蒂亦作蔕，乾有鞶带之象也。艮为鼻，故瓜蒂亦谓之瓜鼻。乾主一身之皮，水在皮肤中，身面四肢肿是为大水，即皮水也。下水者，下卦之艮，属足太阳水从膀胱下去也，但不能下阴分之水，故《本经》首言："主大水者，阳分之水也，大者阳也"。

《易》曰："小往大来"，大谓阳也，身半以上天气主之，故又治咳逆上气及食诸果病在胸腹中，皆吐下之，其能吐复能下者，巽之进退乾龙之飞潜，艮之时止时行也。杀毒虫者，巽而止则通乎蛊。能入蛊所，而以乾刚金寒杀之也。

---

① 《造化权舆》：唐天宝时赵自勔撰，已佚。

② 蓏：草本植物的果实。

【枳实】

《神农本草经》云："枳实，味苦寒，主大风在皮肤中如麻豆苦痒，除寒热结，止利，长肌肉，利五藏，益气轻身。"乾为木果，而主皮肤大风，风之阳邪，乾金制风，巽风散结。艮之时止则止，故止利。艮之时行则行，故利五藏。艮山为土之隆起，长肌肉。乾阳健行，故益气轻身。

【秦皮】

《神农本草经》云："秦皮，味苦微寒[1]，主风寒湿痹，洗洗寒气，除热，目中青翳白膜。"乾阳刚健，何患乎风寒湿痹？乾寒制热，遯退翳膜，巽木色青，巽又为白，肝木开窍于目。遯卦全体似巽，而又互巽也。秦，地名。一名岑皮，岑者，艮山也；皮者，巽木也，又乾主皮也。

是月也，脉浮，来盛去衰。

䷋否，七月之卦也，月之下弦。内坤外乾，二三四互艮，三四五互巽。

【雄黄】

《神农本草经》云："雄黄，味苦平，主寒热鼠瘘，恶疮疽痔，死肌，杀精物恶鬼邪气百虫毒，胜五兵。"乾阳为雄，坤为黄，乾阳杀阴邪，坤土解百毒。巽入而散，艮止退邪。乾坤二气和平，故主寒热。艮为鼠，故主鼠瘘恶疮。邪气皆属阴，乾阳主之。五兵，乾金也，艮止而胜之。

【桑白皮】

《神农本草经》云："桑根白皮，味甘寒，主伤中五劳六极羸瘦，崩中脉绝，补虚益气。"桑根，巽木入坤土，而艮止者也。乾主皮，巽为白也。

伤中者，伤及胃之中土也。胃属二阳之坎，坎月为戊，戊为阳土，其数五，先天图之坎数六，五六者，胃土之中数也。坎为劳卦，故曰"五劳"。坎为亟[2]心，故曰"六极"，亟与极通也。坎土与坤土主一身之肉，伤中则劳极而羸瘦。五为生数之终，六为成数之始，成终成始者艮也，五劳六极则艮山崩。艮为三阳，即太阳也。互艮连上卦，通手太阳小肠，小肠上口紧接胃之下口，小肠在中焦与心为表里，心主营血而行乎脉中，故血山崩曰崩中，而脉亦为之绝也。四时之脉皆以胃气为本，中气受伤故脉绝。脉绝者，脉见止也。艮为止，故曰崩中脉绝。如涩代促结，畲阴畲阳之类，皆脉之将绝者也，但微甚

---

① 《神农本草经》原文作"味酸无毒"。

② 亟（jí）：急切。

有不同尔。

补虚益气者，乾刚以卫外，坤柔以营内，而日升月恒，坎离脾胃气无偏胜，中自无伤。十二卦中虽无坎离，而日月阴阳何莫非离坎也？乾坤中画交而即为离坎也，胃与脾合，胃气通于月，脾气通于日，日出榑桑[①]，桑为箕星之精，月丽于箕，箕为好风之星。巽为风为木，土得木而达，是以桑根白皮主中土之伤也。

【龙眼】

《神农本草经》云："龙眼，味甘平，主五藏邪气，安志，厌食。"外则乾圆木果，内则坤土甘平，内含美而益五藏，外刚健而杀诸邪，五藏邪去则志自安。厌食者，否痞之象也。乍食龙眼似乎厌食，胸中有如否塞者，旋即消下，艮之时止时行，巽之能进能退也。

【干姜】

《神农本草经》云："干姜，味辛温，主胸满咳逆上气，温中，止血，出汗，逐风湿痹，肠澼下利，生者尤良。"胸满咳逆上气，身半以上天气主之，乾也。乾下交于坤，则满者平，逆者顺，上者下矣。湿痹肠澼下利，身半以下地气主之，坤也。坤上交于乾，则痹者和，澼者解，利者止矣。坤下乾上，有升清降浊之象焉。艮止而温中止血，巽散而出汗逐风，艮巽相须而各效其能，于气交之中也。

【厚朴】

《神农本草经》云："厚朴，味苦温，主中风、伤寒、头痛，寒热惊悸，气血痹死肌[②]，去三虫。"巽风艮寒，止而能散；乾健坤通，血气和同。太阳厥阴两经同至头巅，厥阴与少阴相合，故头痛寒热惊悸也。乾阳主气，坤阴主血，坤柔活死肌，乾刚去三虫。

是月也，脉浮。

䷓观，八月之卦也，四阴盛长，二阳渐消，月魄已得三分之二。内坤外巽，三四五互艮，全体似艮。

【秦艽】

《神农本草经》云："秦艽，味苦平，主寒热邪气，寒湿风痹肢节痛，下

---

① 榑桑（fú sāng）：即扶桑，传说中的神木，生于极东日出之地。

② 《神农本草经》原文作："寒热惊气，血痹死肌"。

水利小便。”

艽同苢，九有纠合之义，丩为瓜藤之属，遇他物而萦绕之形，故瓜字从爪，如人手之有指爪纠缠他物而延蔓。萧炳[①]云：“秦艽，《本经》名秦瓜，以秦艽根如瓜藤之纠缠也，而瓜字实爪字之讹。故艽有鸠、抛二音，音鸠则当从丩音，抛则当从爪，且瓜爪最易鲁鱼也。从丩则有手之象，从爪则有指之象，艮为手为指，秦艽治手指骨节风湿肿痛溃烂。互艮近上卦，属手经也。节古作卩，卩㔾上下左右错互，古之所以为瑞信符节，象人之骨节相凑。㔾为丩之转音，秦苢所以治肢节痛也。

下水利小便者，艮之手足太阳经，其气相通，有坤之通理故也。水下则湿去，而风寒亦散而不痹，寒热之邪自止，坤通、巽散、艮止相须为功。

观卦全体似艮，故取象于丩爪手指。艮之于木也，为坚多节，故主治肢节痛。根者，艮也，秦艽根之交错盘绕似之。秦即巴郡。

【吴茱萸】

《神农本草经》云：“吴茱萸[②]，味辛温，主温中下气止痛，咳逆寒热，除湿血痹，逐风邪，开腠[③]理，一名藙。”藙者，毅也。《说文》云：“从殳，豙声。”豙，豕怒毛竖也。《六书正讹》云：“豙，从辛者，刚也；下从豕，会意。故借为刚毅字。”豕曰刚鬣，刚鬣在豕之领背，正如艮阳之在上也，所谓艮其背也。吴茱萸是以味辛而性温，艮阳虽在上，其性则能上而能下。下极者必上，上极者必下。

艮阳之一画横之则为一，纵之则为丨，《说文》云：“丨，上下通也。引而上行读若囟，引而下行读若退。”于其上者而丨之是止也，于其丨者而上之亦止也，此止字之所以从上从丨也，此艮之所以为止也，此艮之所以时止时行也。丨又读若衮，兵器中有俗所谓棍者之名所由昉，即棒也。明戚继光谓“棒无杀”，作铁杀以继棒末，便杀也甚矣。继光不知夫麟之趾、麟之角乎？麟信而应礼，以足至者也，角端戴肉示有武而不用。止戈为武也，古之神武不尚杀，故步伐有止齐焉。止者艮也，齐者巽也，通乎艮巽而后可以用兵，亦通乎艮巽而兵可不用也。耀德不观兵，天下之所以定于一也，不嗜杀人者能一之。

一者，艮之一阳画也。艮，止也，所以止杀也。此邵子所以谓孟子之言未

---

① 萧炳：唐代药学家。号兰陵处士。兰陵（今属山东）人。取本草药名第一字，按四声（平上去入）相从，编成《四声本草》四卷，已佚。部分佚文见《证类本草》。

② 原文作“吴萸茱”，当为笔误，据文意改。

③ 原文作“凑”，据文意改。

尝及易，其间易道存焉，可谓善用易者也。然则薮之性能，止而又能行，能进而又能退，能上而又能下，能阖而又能开。此太阳之所以为开，厥阴之所以为阖，薮之主治可知矣。

【狗脊】

《神农本草经》云："狗脊，味苦平，主腰背强，关机缓急，周痹，寒湿膝痛，颇利老人。"艮为狗，太阳之脉夹脊而行。《易》曰："艮其背是也。"艮之时止时行，巽之进退，坤之通理也。

【牛膝】

《神农本草经》云："牛膝，味苦酸平，主寒湿痹，四肢拘挛，膝痛不可屈伸，逐血气，伤热火烂，堕胎。"坤为牛，巽为股，艮为手。坤之美在其中，而畅于四支也。

【白术】

《神农本草经》云："术，味苦温，主风寒湿痹，死肌，痉疸，止汗除热，消食。"术，从十、从八、从丶。十者，土之成数，坤也；八者，木之成数，巽也。又洛书东北艮方，其数八。丶，古主字，象术之形。又用笔点以离绝经书之句读，是点画亦有艮止之义也。

古木字作屮[1]。木初生枝叶屈而未伸之形，故屈从出，出从屮；伸则为十，故伸从申，申从十。十为土之成数，术之艮根，巽入坤土，得土最厚，故能消食疗死肌，而风寒湿热等证可除也。

风伤卫则汗，风入厥阴为痉，湿伤中土为疸。痉、疸、汗三者，风寒湿热多兼见，痹则风寒湿三气合成也。若痹而热者，不得兼寒，故《经》别言除热也。

《说文》云："本，精里切，济上声。止也，从木，盛而一横止之也。"集韵云："丶，音主，有所绝止而识之也。"一与丶，皆有艮止之义焉？一画可以止于下，则一点亦可以止于上，是为朮。朮音鸡，从主声也。《说文》云："术，木之曲头，止不能上也。"又云："秫或省禾，术，稷之黏者。"又云："茶或省草，术，山蓟"，即苍术、白术也。省禾之术与省艸之术，两术几无所分别矣。

丶象结实于上也。草木之实有结于上者，黍稷是也；有结于下者，芋芘是也；有不花而实，橎之类也；有即根为实者，术之类也。根从艮，止于下也。

① 屮（cǎo）：同"草"。

是术字之丶，当从精里切济上声之本字，而丶在下。然而不必也如玉王之辨也。

且木字古篆作𣎳，中上下通也，根在地中不见人所见者，中尔。及起其根，而倒持以观，则𣎳𣎳上下通也。北方人读苍术、白术之术，读如主，犹未失古之音义也。

【麻黄】

《神农本草经》云："麻黄，味苦温，主中风伤寒头痛，温疟，发表出汗，去邪热气，止咳逆上气，除寒热，破癥坚积聚。"麻为草木之类，巽也。黄为通理之色，坤也。麻黄之根节，艮也。艮之于木也，为坚多节。艮，止也，故止汗用麻黄之节，发汗则去节用之。

【葛根】

《神农本草经》云："葛根，味甘平，主消渴，身大热，呕吐，诸痹，起阴气，解诸毒。"葛谷主下利，十岁已上，一名鸡齐根。巽为鸡齐也者，齐乎巽也。根则葛根之艮止于坤土之中也。巽为一阴，生艮止而下行坤土，化毒而生水，邵子云："水生于土也"。葛谷主下利者，根主降浊，谷主升清。根者，艮之耦[1]画；谷者，艮之奇画，奇阳而耦阴，浊阴在下，故呕吐止，清阳在上，故下利止。艮之，成终成始也，巽之进退，坤之含美也。

【石蜜】

《神农本草经》云："石蜜，味甘平，主心腹邪气，诸惊痫痓，安五脏诸不足，益气补中，止痛，解毒，除众病，和百药。"巽在上卦，为手厥阴心主。坤为腹，诸惊痫痓风火之疾也，巽以散之，艮以止之。坤厚载物，黄中通理，则其安五脏诸不足，益气补中，止痛，解毒，除众病，和百药也。固宜蜂采群芳花蕊而为蜜，草木之花，巽也，花蕊皆黄而香，坤也。蜂采花蕊之细小者，携以两股，巽为股也；花蕊之大者，负于背，艮其背也。股携背负，归藏于山谷石隙之中，置之窠内。众蜂以两羽扇之，而酿为蜜。两羽者，二也，火之生数也。火生土而作甘，艮为山为石，邵子先天图火则系之艮，火为风，风化物之飞石，乃系之巽。石为雷，雷化物之木，飞者栖木，火潜于石，是艮巽相通也。所谓八卦相错也，错也者，交错而相互，即互卦之象。羽虫属火，火为风，风化物之飞也。蜂穴于石隙之中，火潜于石也。两羽扇之而风生，火为风也，巽为风，风助火，火化土而蜜成矣。蜜成而味甘，坤土之味也。石蜜为上

① 耦：同"偶"。

土蜜，次之木蜜，又次之石蜜，一名石饴。

【芎䓖】

《神农本草经》云：“芎䓖，味辛温，主中风入脑头痛，寒痹挛筋缓急，金疮，妇人血闭无子。”芎䓖者，言芎䓖之追逐风寒，犹弓之穷远也。巽风，艮寒，巽为厥阴，艮为太阴，厥阴太阳之脉同会于头之巅，而太阳之脉从巅入脑。脑又作𩪢𩫏，艮为山为止，从山从止，会意也。厥阴为风木，太阳为寒水，脑属太阳，筋属厥阴，乃风则入脑，而寒则挛筋，艮巽互也，芎䓖之根亦似筋似脑而交互以成也。主金疮者，观卦与大壮相对，大壮全体似兑，观全体似艮，山泽通气，二气感应以相与也。故大壮卦之附子亦主风寒，观卦之芎䓖亦主金疮。坤通理而主血，万物资生，故主妇人血闭无子。

是月也，脉浮。

䷖剥，九月之卦也。剥，剥落也，五阴方盛长，一阳将剥尽也。月明仅存一线，内坤外艮，顺时而止也。艮为小石，仅存上九一阳，其石小而易消，是为消石。

【消石】

《神农本草经》云：“消石，味苦寒，主五脏积热，胃胀闭，涤去蓄结饮食，推陈致新，除邪气。”艮之时止时行，坤之黄中通理也，剥卦阴长阳消，消石所以消阳邪也。

【射干】

《神农本草经》云：“射干，味苦平，主咳逆上气，喉痹咽痛不得消息，散急气，腹中邪逆，食饮大热。”射干能射去干犯逆上之阳邪。复卦五耦画在上，一奇画在下，五耦十也，一奇一也，是为十一，十一者土也，此桂圭之所以从土而主先聘通使也。剥卦一奇画在上，五耦画在下，一奇一也，五耦十也，是为一十，一十者干也，此射干之所以为干而主不得消息也。剥之《象》曰：“君子尚消息盈虚，天行也”，君子难进而易退，故箘桂系之十一月之复卦，射干系之九月之剥卦，十去其一是为九也。咳逆上气，喉痹咽痛不得消息，急气腹中邪逆，食饮大热，皆阳邪干上也，射干能射去干之厥阳而剥落之。

【乌贼鱼骨】

《神农本草经》云：“乌贼鱼骨，味咸微温，主女子漏下赤白经汁，血闭，阴蚀肿痛，寒热，癥瘕，无子。”剥卦只有一阳，乌贼只有一骨，上九一阳亢害而不去，故目之曰贼。艮止，坤通，坤为母，万资生焉。

【桃仁】

《神农本草经》云："桃核仁，味苦平，主瘀血、血闭、瘕、邪，杀小虫。"小虫属阴，《易》曰"小往大来"，小谓阴也。小虫之动，艮阳止之，艮主血、山，坤类称血，艮则时行，坤则通理，故主瘀闭、瘕、邪。

【杏仁】

《神农本草经》云："杏核仁，味甘温，主咳逆上气，雷鸣，喉痹，下气，产乳，金疮，寒心，贲豚。"《本经》凡言上气即不言下气，言下气即不言上气，乃即言杏核仁主上气，而后言下气者，非如铅丹半夏之下气也。彼所谓下气者，铅丹半夏能下气也，此所谓下气者，气虚下陷之疾也。咳逆，喉痹，雷鸣皆上气之疾，血气下行则产，上行则乳，阴毒胜则疮，不溃脓阳毒胜则疮不长肌，阳下陷则寒心，阴上逼则贲豚，艮止，从丨而下行，亦从丨而上行。《说文》云："丨，上下通也"，此所以主上气，又主下气也。更得坤通理而调乎其中，则上者下之，下者上之，胜者复之，抑之扬之，又从而均顺之，而诸证皆瘳。

是月也，脉浮而毛。

䷁坤，十月之卦也，内外皆坤。阴盛魄全，月之三五而阙也，乾则望，坤则晦，即晦即朔，初无间断，故阙、朔字皆从屰。

【地黄】

《神农本草经》云："地黄，味甘寒，主折跌绝筋伤中，逐血痹，填骨髓，长肌肉。作汤，除寒热积聚，除痹，生者尤良。"坤为地，为黄，坤厚载物，黄中通理，美在其中，畅于四支，六画断而不断也。

【山药】

《神农本草药》云："署豫，味甘温，主伤中，补虚羸，除寒热邪气，补中益气力，长肌肉。"皆坤主之。

【天麻】

《神农本草经》云："赤箭，味辛温，主杀鬼精物，蛊毒恶气。"一名离母赤箭，根旁有游子十二枚，周环不相连，但以气相属，肖坤之六画断而为十二，即今所用天麻也。曰赤曰天，乾也，归功于天地代有终尔。游子十二枚者，此《抱朴子》之微言也，犹之《本经》谓大戟主十二水，皆古人之微言也。

【肉苁蓉】

《神农本草经》云："肉从容，味甘微温，主五劳七伤，补中，除茎中寒热痛，养五脏，强阴，益精气，多子，妇人癥瘕。”《素问》云：“人皮应天，肉应地。”坤为地，故曰肉从容。从容，坤土性缓也。肉本作肉，《石经》改作月，与日月之月相似，其中二画左右相连，所以别于日月之月也。古人制字，音相近者，义亦相通。月之与月，非独音相近，字亦相似，其义自相通。何休《公羊传注》云：“月者，土地之精”，是固[1]与肉之应地义相通也。《易》曰“坎为月”，坎字之所以从土也，坎之所以为胃土也。土戴石，石戴土，山不离土，土不离山，艮为山为石，坎为水为土，山石土水四者相连，是以胃、小肠、膀胱、大肠亦皆相连也。故曰血崩，曰崩中，曰血山崩，《易》曰“坎为血卦”是也。坎为戊土，其数五，洛书之右数七，先天坎卦位在右，五七三十五，除五得三十，一月之数也。离为己土，其数十，洛书之左数三，先天离卦位在左，十三三十，亦一月之数也。日常圆，故无除数；月盈阙，故有除数五也。除数五者，五即月之魄也，此巽五所以为月窟也。除去五数，左右各三十，是以日月三十日一会也。会者合也，即合即朔，此之谓合朔。坎属胃，为劳卦。离属脾，为日。日入地中为明夷，《易》曰“夷者伤也”，五劳七伤，脾胃之疾也。十二卦无坎离，而七十二画莫非离坎也。坎属阳明，阳明主闰宗筋，茎中寒热痛，阳明病也。寒热亦脾胃病也，义详前泰卦之通草。“养五脏，强阴，益精气，多子，妇人癥瘕”又何？莫非坤之厚，坤之众，坤之通也。恐后人不知五劳七伤之义，故下文紧接曰补中也。补中，补中土之脾胃，坤坎皆中土，此所以月为土地之精。而坎为月，桂圭从土，故桂有月桂之名，月桂即肉桂，月月肉通也。

【地榆】

《神农本草经》云：“地榆，味苦微寒，主妇人乳痓痛，七伤，带下病，止痛，除恶肉，止汗，疗金疮。”地榆草类，非木也，乃榆字从木而谓之地榆者，脏腑皆有俞穴，阴俞土，阳俞木，地榆主治阳俞之疾也。坤为地，震雷动于地，坎水陷于地，艮山止于地。乳痓，太阳而兼阳明也；七伤，阳明而兼少阳也；带下、恶肉、汗，阳明也；金疮诸痛，则又阳明而兼少阳也。俞者输也，经气由此而输注也。诸证皆不离乎阳明，阳明坎也，坤坎皆土也，故曰地榆。井、荥、俞、经、合，五者各有所主，井主心下满，荥主身热，经主喘咳，合主逆气而泄，俞主体重节痛。体重节痛者，脾土病也，脾与胃合，故《本经》既言地榆主乳痓痛，又专言止痛也。痛由于三焦之火动，上中下三气

① 固：通“故”。

闭塞，不通则痛，胃为中土而主通，通则不痛，而究属膀胱之寒水有以制其火，故曰止痛，震火动于下，坎土通于中，艮水止于上也。井、荥、俞、经、合，五者独取于俞，则何也？俞曰动，俞即三焦之震动也，即肾间之动气也，十二经之根本也，故十二经皆以俞为原，脏腑之有病者皆取其原也。原者，三焦之尊号也，《难经》云：“三焦者，原气之别使也”。三焦属震火，而又属洛书左三之震木，此又榆之所以从木也。

【甘遂】

《神农本草经》云：“甘遂，味苦寒，主大腹疝瘕，腹满，面目浮肿，留饮宿食，破癥坚积聚，利水谷道，一名主田。”田之水道为遂，所谓“夫间有遂”[①]，坤之六断似之，遂所以达水之下流也。坤为腹，故《本经》首言主大腹，余皆坤之通理也。甘遂虽有重泽之名，而不得系之兑者，以兑无腹之象也，且坤可以兼兑，而兑不能兼坤也。

【大戟】

《神农本草经》云：“大戟，味苦寒，主蛊毒，十二水，肿满急痛，积聚，中风，皮肤疼痛，吐[②]逆。”戟所以战也，大阳也，阴疑于阳必战，为其嫌于无阳也，故称大焉。犹未离其类也，故主水焉，六断为十二，故主十二水。余皆坤之通顺，土化之厚也。

【大黄】

《神农本草经》云：“大黄，味苦寒，主下瘀血，血闭，寒热，破癥坚积聚，留饮宿食，涤荡肠胃，推陈致新，通利水谷，调中化食，安和五藏。”坤之黄中通理也。

【知母】

《神农本草经》云：“知母，味苦寒，主消渴，热中，除邪气，肢体浮肿，下水，补不足，益气。”坤为母，阴分得补益，则渴解热除。水气为热邪所搏结，故不得下，热除则水自下，又何有浮肿？

【续断】

《神农本草经》云：“续断，味苦微温，主伤寒，补不足，金疮痈伤折跌，续筋骨，妇人乳难。”坤六断，断而不断也，伤于寒者必不足于温，乳难者血气不通也，疮痈土化之力薄也，坤土均平而通理，厚德载物，故主之。

---

① 《周礼·地官·遂人》：“夫间有遂，遂上有径。”遂，指两块田地之间的深沟。原文“间”作“閒”，古文閒与间相通，今据《周礼》改。

② 吐：原文作“土”，今据《神农本草经》改。

【巴豆】

《神农本草经》云："巴豆，味辛温，主伤寒温疟，寒热，破癥瘕结聚，坚积留饮，痰癖，大腹水胀，荡练五脏六腑，开通闭塞，利水谷道，去恶肉，除鬼毒蛊注邪物，杀虫鱼。"皆坤土之主治也。

【甘草】

《神农本草经》云："甘草，味甘平，主五脏六腑寒热邪气，坚筋骨，长肌肉，倍力，金疮，尰，解毒。"凡言寒热者，皆关脾胃中土，坤之黄中通理主之，义前详泰卦之通草。坤土之厚，筋骨得之而坚，肌肉得之而长，力以之而倍，金疮以之而排脓生肌。《诗·小雅》云："既微且尰"，《尔雅·释训》云："骭疡为微"，即俗所谓廉疮。骭，脚胫也。《说文》云："尰，胫气肿也"，即俗所谓大脚风也。卑湿之处每多微尰之疾，甘草得土之最厚者，能胜湿也。坤之美在其中，而畅于四支，美之至也。故甘草一名美草也。

【人参】

《神农本草经》云："人参，味甘微寒，主补五脏，安精神，定魂魄，止惊悸，除邪气，明目，开心益智。"坤厚载物，德合无疆，分二至以上下，承天而时行，西南东北审朋类之阴阳，先迷后得，随君主为柔刚。

是月也，脉在浮沉之间。

易范医疏第四卷

六重卦藏府药证象

䷝离，内外皆离，二三四互巽，三四五互兑。

【防己[①]】

《神农本草经》云："防己，味辛平，主风寒，温疟，热气，诸痫，除邪，利大小便。一名解离。"魏伯阳云："离，日，为己，故离纳己。"脾属己土，则脾为离，而又为兑，《素问》所谓"三阴"也。邵子先天图月系之兑而为寒。巽风，离火，兑寒，疟痫之所由作也。离热，兑寒，交相为制，巽风则有解散之象，邪气得以解除离散。防己之一名解离者，此也。非独以有离卦之象，己[②]也脾，所以又有巽象焉。风之所以起于地下也，巽之一阴所以在下也。地为天之中土，脾为人之中土，中土之中气，上下头足无不到，故脾不专主一时。《灵枢》云："邪之所在，皆为不足。"中气不足，溲便为之变，防己有以防其不足之己土，则中气无不足之处，而大小便自利。利者，调也，非下利也。故张长沙以防己治脾家淡[③]饮水湿。

䷜坎，内外卦皆坎，二三四互震，三四五互艮。

【滑石】

《神农本草经》云："滑石，味甘寒，主身热，泄澼，女子乳难，癃闭，利小便，荡胃中积聚，寒热，益精气。"艮为小石，滑则坎水也，坎属阳明胃经，有震之动荡，而胃中之积聚可除。艮，太阳为表。身热，表证也，寒热。震，少阳半表半里也。泄澼，阳明也。乳难亦属阳明，坎为通，故主乳难，癃闭，利小便。气血流通则精气自益，此篆文皿字所以从坎画也。血，篆文作皿从一，即坎中之一画，故《易》曰："坎为血卦"。

是滑石属阳明经，而兼太阳、少阳，小便不利亦太阳也，邪未入太阳之本，而强利小便，是为犯本，犯本则邪气入里，变生血证。邪已入太阳之本，

---

① 防己：原作"防已"，下同。

② 原文作"巳"，应为形似之误，今据文意改。

③ 淡：古通"痰"。

小便当利，不利是为失下，失下则火就燥戊，变生发黄。血也，黄也，皆坎，胃阳明也。邪之未入太阳与已入太阳辨之以渴不渴，不渴者，未入；渴者，已入太阳之里。故李东垣以五苓散为太阳里之下药也。若猪苓汤，则为阳明经中方，张长沙云："阳明病，汗出多而渴者，不可与猪苓汤。"以汗多，胃中燥，猪苓汤复利其小便故也。是小便不利而渴者，又当辨其汗之多与不多也。《伤寒论》阳明篇云："脉浮发热，欲饮水，小便不利者，猪苓汤主之。"成氏注云："此下后邪客下焦，而三焦俱带热也。"脉浮发热者，热在上焦；渴欲饮水者，热在中焦；小便不利者，热在下焦。三焦，少阳，震，火之客热也，惟赖此坎水之滑以泄其热。

【猪苓】

《神农本草经》云："猪苓，味甘平，主痎疟，解毒蛊注不祥，利水道。"坎为豕，故名曰"猪苓"。痎疟生于风，蛊亦生于风，巽为风，风生虫，皿虫为蛊。艮能止巽风，故器从犬，艮为狗也，义取辟虫。《史记·秦本纪》云"以狗御蛊"是也。户枢不蠹，流水不腐，震之动也，坎之通也。注，《太平御览》作"蛀"，震雷解不祥之毒蛊。

☴巽，内外卦皆巽，二三四互兑，三四五互离。

【防风】

《神农本草经》云："防风，味甘温，主大风头眩痛，恶风，风邪目盲[①]无所见，风行周身，骨节疼痹，烦满。"巽风，离热，兑寒而湿，风寒湿三气合为痹，火热游行其间无处不到。厥阴之脉，上至头顶而开窍于目。离为目，兑决眦。周身之骨节属诸脾，风为百病之长，风入内而六经皆为之挠动，而风、热、湿、火、燥、寒六气传变而举发，则烦满之疾作，皆风为之始也。巽之下画一分为二，故《洪范》："二曰疾"。二者，火数，风先传变为热则烦，传变为湿则满，其传变不可尽言，防风有以防之也。

☳震，内外卦皆震，二三四互艮，三四五互坎。

【雷丸】

《神农本草经》云："雷丸，味苦寒，主杀三虫，逐毒气，胃中热，利丈

① 原文作"盲"，应为"盲"之形误，据《神农本草经》改。

夫，不利女子，作摩膏，除小儿百病。”虫，动物，随火出入。火视雷之收声、发声，蛰虫之坯户、启户，因之小儿之火盛。小儿多虫证，火盛故也。三虫，风火湿也。震合巽风，艮合兑湿，坎合离热。热与火同气，故后天震三与先天离三同数而同位。小儿脉数以七至为平，七者少阳之数也。虫之滋生在胃中，阳明坎中一画，虫所由生。胃为中土，故虫从三中。三中者，胃之三脘也。坎为通，故虫在胃中能通晓人意，治虫药不可令患虫者知，知之则虫头向下不能药杀之。震、坎、艮三男，故利丈夫，不利女子，男女之精窍出入不同也。利谓行动通利。

䷹兑，内外卦皆兑，二三四互离，三四五互巽。

【泽泻】

《神农本草经》云：“泽泻，味甘寒，主风寒湿痹，乳难，消水，养五藏，益气力，肥健。”兑为泽，曰泻者，润下之性。兑在下卦为脾，主湿；在上卦为肺，主寒。互离，近在下卦，为足少阴，主水。巽为风，肺兑开窍于上，脾兑通窍于下，手足太阴皆为开而又能通，故主水湿、乳难。泽下则水湿消，泽上则乳难通，上下开通，则寒随水消，风从湿去，而痹可除矣。痹除则自能养五藏，益气力而令人肥健也。用得其法，即一泽泻而可使功倍参芪；用非其法，虽参芪犹酖毒[①]也。

䷳艮，内外卦皆艮，二三四互坎，三四五互震。

【茯苓】

《神农本草经》云：“伏苓[②]，味甘平，主胸胁逆气，忧恚惊邪恐悸，心下结痛，寒热烦满，咳逆，口焦舌干，利小便。”坎为隐伏，伏苓生大松根下根。下根，重艮也。震合巽而为木，伏苓有抱木根者，为伏神。邵子云：“木之神不二也。”《史记·龟策传》云：“下有伏灵，上有兔丝。”所谓伏灵者，在兔丝之下，状如飞鸟。《易》小过卦全体似坎，有飞鸟之象，重艮，二三四互坎，亦有飞鸟之象。

艮为鼫鼠，鼫鼠如兔，伏苓有如兔形者，故又谓之伏兔。震为灵龟，伏苓

① 酖毒：毒酒。
② 原文如此，《神农本草经》作“茯苓”。

有如龟形者，故曰伏灵。伏灵生松根下根，下根故系之重艮，不得系于小过，亦不得系于震坎也。伏苓坚如石者佳。艮为小石，伏苓不必大，但取其坚者用之。

艮之于木也，为艰多节也。下艮膀胱，上艮小肠。坎阳明，震少阳，胸胁阳明、少阳之经，阳明之合脾，恚伤脾。惊邪属少阳，膀胱之合肾，恐伤肾。少阳之合厥阴，悸属厥阴，逆气亦属厥阴，故厥逆字皆从屰，而厥逆之气由少阳而出，所谓“帝出乎震”“万物出乎震”也。屰从屮，出亦从屮，屮音彻，象草木初生通彻地上也，故屰。逆厥出皆从屮声。

互震近上卦，为手少阴三焦。《灵枢》谓：“手少阳三焦，主气所生病。”逆气，气病也，气逆而上，则心下结痛，寒热，烦满，咳逆，口焦舌干，小便不利之疾作。气顺下则生津液，气逆上则为焦干。气即火也，即震火也，惟赖此艮太阳之寒水以制之。小肠之合心坎，为加忧，为心病。兼山艮，君子以思不出其位，则何有加忧以病心？三焦之合，膻中。《素问》云：“膻中者，臣使之官，喜乐出焉。”

《大明并仙方》皆谓：“伏苓能开心益志，久服则玉女从之。”伏苓，艮也。玉女，兑也。山泽通气，二少之相感应也。艮，止也。兑，说也。止而说，男下女，咸卦，是以有取女之吉也。兑为少女，为口，女口为如，二月为如月，二月之卦大壮，大壮卦全体似兑也。逆意则忧恚，如意则喜乐，上则逆，下则顺，故男下女则止而说。小过象辞曰：“不宜上，宜下，大吉”是也。谦卦六爻，之所以上三爻言利，而下三爻言吉也，谦之下卦艮也。

四十六重卦脏腑药证象

䷌同人，下离上乾，二三四互巽。

【铁落】

《神农本草经》云：“铁落，味辛平，主风热恶疮，疡疽，疮痂、疥气在皮肤中。”乾为金，离为火，铁经火锤炼飞出为落，俗谓之铁蛾。诸疮疡皆属火，邵子云：“火为风，风火者，离巽之气也。”

《内经》云：“人皮应天”，乾为天，疮痂疥气之在皮肤中者，风火也。火有阳火，有阴火，疮之属阳火者为痈，疮之属阴火者为疽。痈之皮薄外达而易溃，疽之皮坚内陷而难溃。震离皆火也，震火应时而发，有起有伏，为火之质，体阳而用阴，其性最急，动物而出乎物之外；离火随时而在，无处不到，为火之气，体阴而用阳，其性稍缓，丽物而熯[1]及物之内。同人卦画四阳在外，象疮皮之厚而坚，初九一阳在内，象人身之里膜，六二一阴，即疮之毒也。统观全体卦象，为恶疮之象，恶疮者阴疮也。善阳而恶阴，为头疡之难痊，为阴疽之难溃，为疮痂之难脱，为疥气在皮肤中而不散，是皆离热之丽，巽风之入，故有此阴恶之疮。乾之阳刚金寒，为能除其阴恶之风热而离转，离而不丽，巽转散而不入矣。卦象即病，即药，六十四卦皆如此。

《内经》云："热因寒用，寒因热用，塞因塞用，通因通用。"必伏其所主而先其所因。铁落有离火之气，先其所因也，军中之先锋也。铁落为乾金之质，伏其所主也，军中之伏兵也。用药如用兵，有先锋即有伏兵，有力敌之先锋，而伏兵则专为擒贼而设也。用兵如此，用药亦如此。《内经》以铁落治怒狂，《本经》以之治创[2]疥，其义同也。治创疥者，取卦象之《本经》，治怒狂者，亦取卦象之《本经》，而兼取《本经》之所合。巽为厥阴，合少阳，离为少阴，合太阳也。

䷉履，下兑上乾，二三四互离，三四五互巽。

【酸枣仁】

《神农本草经》云："酸枣，味酸平，主心腹寒热，邪结气聚，四肢酸疼，湿痹。"乾为圆，为木果，枣是也。兑，脾主味酸是也。酸为巽木之味，互离近下卦，为足少阴，离又为大腹，凡卦上下有乾坤者，则手足经之气相通，故曰主心腹寒热，邪结气聚。寒热之邪气，离火兑寒也。四肢属兑脾，酸疼属巽风，兑主湿痹，离已亦湿土也。乾阳，离照，兑决，巽散，诸证除矣。

䷈小畜，下乾上巽，二三四互兑，三四五互离。

【细辛】

《神农本草经》云："细辛，味辛温，主咳逆，头痛，脑动，百节拘挛，风湿痹痛，死肌。"乾为首，为圆，为天，人之头圆象天。巽为风，风气上逆则咳而头痛脑动矣。百节拘挛，风而兼湿也。《难经》云："节痛属脾病。"三阴兑脾也，肌属脾，阳生阴死，主死肌者，乾之阳也。风湿所至，火即随之，互离为火，诸痛皆

---

① 熯（hàn）：干燥，热。

② 创：同"疮"。

属火，燥湿风寒热皆各有火，细辛具有乾兑之金，故辛而能散火邪也。

䷍大有，下乾上离，三四五互兑。

【蜀椒】

《神农本草经》云：“蜀椒，味辛温，主邪气咳逆，温中，逐骨节皮肤死肌，寒湿痹痛，下气。”乾，圆，大赤，椒之形色也。离为目，椒目也。兑为口，故椒取其开口者。既主逆气而又主下气者，以其温中也。中也者，脾胃中土也。兑，脾也，离亦脾也，离脾合坎胃，骨节、皮肤、死肌、寒湿痹痛、下气，皆兑之脾，肺手太阴合手阳明。咳逆下气，手太阴阳明之证也。中气既得温养则诸证自愈。蜀椒之主下气，与杏核仁之下气，其义相同，兑之与艮山泽通气也。故椒杏皆主咳逆下气，义详前剥卦之杏核仁。大有卦惟六五一阴，剥卦惟上九一阳，一阴一阳之相感应，古人俯仰远近，取象画卦，其严密精微有如此者。

䷆师，下坎上坤，二三四互震。

【蚯蚓】

《神农本草经》云：“蚯蚓，味咸寒，主蛇瘕，去三虫，伏尸鬼注蛊毒，杀长虫。”坎为水，坤为地，震动也，水入于地，则蚓动于下。蚓为土中之水，蛇为水中之火，土制水，水制火，故主蛇瘕。三为先后天离震之数，虫无火不生，蚓具寒水之性，足以杀之。长虫感巽风而生，巽为长，巽与震合也。震雷去伏尸鬼注，坤土解蛊毒，尸注蛊毒皆木火风热所致。下卦之坎，金水也，金水制木火。

䷎谦，下艮上坤，二三四互坎，三四五互震。

【蒲黄】

《神农本草经》云：“蒲黄，味甘平，主心腹膀胱[1]寒热，利小便，止血，消瘀血。”艮，止也，蒲根止在下也。坤为黄，坎为水，震动而上出，蒲生于水泽之中，直出而黄在上也。心腹之间脾胃，坤土也。坤土冲和，故主寒热膀胱[2]小便。下卦艮，为足太阳也，得坤之黄中通理，坎之通，震之动，艮之时

① 原文作“旁光”，据文意改。

② 原文作“旁光”，据文意改。

止时行，是以能利小便，止血，消瘀血也。《易》曰“坎为血卦，为心病”，又曰“坤为腹”。

☳☷豫，下坤上震，二三四互艮，三四五互坎。

【藕实】

《神农本草经》云：“藕实，味甘平，主补中养神，益气力，除百疾。”根字从艮，藕根入于坤土之中，故艮互坤也。池水半入地中，半出地上，故坎互坤也。茎叶花实出水而直上，象震之动而出地也。艮之阳画横之为一，以象根；纵之为丨，以象茎。其上下五耦画，则藕之所以从耦。五耦为十，五、十者，土之生成之数也。藕实之味，所以得坤土之甘也。故《本经》首言补中则①，则其养神、益气力、除百疾也固宜。

☵☷比，下坤上坎，三四五互艮。

【水蛭】

《神农本草经》云：“水蛭，味咸平，主逐恶血瘀血月闭，破血瘕积聚，无子，利水道。”水蛭居水中而不蛰于地，与师卦之蚯蚓正相反。坎为血卦，为月，为通，坤为母，艮为三阳，手足太阳之气相通，合坤、坎、艮之卦象观之，而水蛭之主治可知。后人以水蛭啮人而腹中有血者佳，而抑知不必也，是未审乎坎为血卦之义也。唐·苏恭云：“水蛭取水中，小者用之大效，不必食人血满腹者。”苏氏之言是也。

比卦坤在下，坎在上，则为水蛭；师卦坎在下，坤在上，则为蚯蚓。水蛭、蚯蚓皆虫也，或上而居于水，或下而蛰于地，皆随坎为上下。坎为天之胃，故人之胃亦属坎。坎为二阳，即阳明也，足阳明属上卦之坎，手阳明属下卦之坎，十二经手经在上卦，足经在下卦，独足阳明胃经在上卦，以胃之上至于昆仑之上池，下通于尾闾，故经则系之足，而卦则位乎上。人之患虫证者，虫之滋生在胃中，虫上则至咽，下则至肛，此蛔厥、狐惑之证所由辨也。张长沙以蚘厥系之厥阴，厥阴之证，烦满，囊缩，厥逆，蚘厥。风邪挟湿热之气而上逆则烦满，厥阴本经挟寒气而上逆则囊缩。厥阴为风木之脏，木叶、木果皆能脱落，故长沙之言卒厥与脉脱皆入脏死而入腑愈也。

---

① 则：疑为衍文。

六经皆有厥，与伤寒传经之外证相似，有热厥、寒厥之不同；又有热多厥少、厥多热少之各异；有厥五日热亦五日、厥九日热亦九日之相应；又有厥气、厥疝、厥巅疾、跌蹷、尸厥，皆阴阳之气不相顺接也。故厥阴之逆则手足冷，厥阳之逆则手足热。《内经》云：“诸厥皆属于下”，自下而逆上，则下气不足。《灵枢》云“下气不足则为痿厥”是也。《内经》云：“诸逆冲上，皆属于火”，火系之震，震，动也，虫动则廉泉开而涎下，廉泉穴通于胃，虫动于胃中，故廉泉穴开也。

巽风，震火，坎胃湿土，虫感风火湿之三气而生，故曰三虫。又后天之震合乎洛书之左三，先天离三，震火离热同气，热即火也，虫无火不生，离震之数皆三，故曰三虫。巽为风，风从虫，震巽又皆属木，木之生数三，故曰三虫。先天坎六，六者三之耦，而九道诊脉法，胃脉诊在洛书之左三，虫生于胃，胃属坎，故曰三虫。虫生于胃，胃属坎，坎为血卦，此蚯蚓之所以去三虫，水蛭之所以主血证也。其所以主血之瘀闭者，坎为通也。

䷘无妄，下震上乾，二三四互艮，三四五互巽。

【柏子仁】

《神农本草经》云：“柏实，味甘平，主惊悸，安五藏，益气，除湿痹。”震为一阳，属少阳胆经而主惊；巽为一阴，属厥阴肝经而主悸。互巽近上卦，本属手厥阴，有乾卦在上，则手经通乎足经，且手厥阴与心相联。《说文》云：“悸，心动也。”心君不易动，凡心病皆治在手心，主心动者，手心主动也。而心主之动，即心之动。此所以但言五脏，而不言六脏也。惊动于下，悸动于上，少阳少阴皆为枢。心藏于手厥阴，胆藏于足厥阴，凡物性好藏者多惊。《尔雅·释宫》云：“枢谓之椳。”椳字从畏，有取乎畏惧包藏之义。亦犹隈之从畏，有取乎畏避隐藏之意。而枢亦在门之隈隅也。惊悸皆由虚而动，惟实补虚物，不可以终动止之，故受之以艮。艮者，止也，柏实补虚而止惊悸。乾为木果，艮亦有硕果之象。惊悸止则五藏自安。乾健震动以益气。互艮近下卦，为膀胱湿之所由去，而痹除矣。

䷼中孚，下兑上巽，二三四互震，三四五互艮。

【鸡子】

《神农本草经》云：“鸡子，主除热火疮，痫痓。”初上两阳画，象鸡子壳；二五两阳画，象鸡子白；中两阴画，象鸡子黄。上卦巽为鸡，象鸡之孚卵，艮止于上。下卦兑为毁折，象鸡之毁卵，震动而出也。中孚全卦似离，故主热。震火，主火疮。巽风，主痫。兑湿，主痉。艮为太阳，山泽通气，故痉属太阳之证，兑湿兼艮寒也。邵子先天图："火系之艮"，《易》曰："艮为小石"，石可取火也。痉是以有兼热者，《灵枢》所谓"热而痉"者是也。痉而热者，必齘齿。齿象艮之小石，艮止也，齿从止，痉而齘齿者，极危之证。《灵枢》："直断之日死"，张长沙云："可与大承气汤"，仅曰与可，非主方也。痉或作痓，音异而义同痉，脉弦直，外证颈项强急。痉从坙，水之直波为坙，是痉之从坙者以经脉弦直、颈项强急会意也。《说文》云："痉，强急也。"强急即弦直之意，脉证相符也。俗作痓，或作痙，或又作痊，讹以传讹，至《唐韵》《集韵》收"痓"字音厕，则讹而又讹矣。风火之动，惟艮能止之，向传有鸡子黄熬油治小儿火疮，即其法也。

【龙齿】

《神农本草经》云："龙齿，主小儿、大人惊痫，癫疾，狂走，心下结气不能喘息，诸痉，杀精物。"惊属少阳之震，痫属厥阴之巽，癫属太阳之艮，狂属阳明之坎，痉属太阴、太阳之兑、艮，山泽寒湿之气相通也。震巽合而惊痫，为风火之气，足阳明、手太阳手足经相连，胃与小肠上下口相接，故癫狂亦相似。小肠为心之合，坎为离之合，藏府卦画皆相合也。心下结气不能喘息者，阳盛气急也。龙齿动而能止，则结气自散，而喘息亦调。杀精物者，震雷、离电、巽风、兑泽为能艮止其精物而杀之也。震为足，狂走者又有少阳火气焉，亦惟艮能止其狂走。震为龙，震象下牙之动，艮象上齿之止，初上两阳，象龙唇之厚也。

䷙大畜，下乾上艮，二三四互兑，三四五互震。

【牡丹皮】

《神农本草经》云："牡丹，味辛寒，主寒热中风，瘛疭痉，惊痫邪气，除癥坚、瘀血，留舍肠胃，安五藏，疗痈疮。"曰牡者，乾艮之阳也。曰丹者，乾为大赤也。用根者艮也，根从艮也。用根之皮者乾也，凡物之皮皆属乾。乾为天，包乎外也。艮，止也，故能止寒热中风，瘛疭痉，惊痫邪气。震，动也，故能除癥坚、瘀血，留舍肠胃。艮止其所而安五藏。兑为附决，而疗痈疮。附决之义，详前大壮卦之天雄、附子。

䷭升，下巽上坤，二三四互兑，三四五互震。

【升麻】

《神农本草经》云：“升麻，味甘辛，主解百毒，杀百老物殃鬼，辟温疾障邪蛊毒。”巽木升自坤土之中，生发之气上行，万物出乎震也。坤土解百毒，震雷霹雳杀百老物殃鬼，辟温疾障邪蛊毒，非特兑之为女巫能降神驱鬼也。《内经》云：“土得木而达”，地中一木之象也。故升麻能于脾胃中升发厥阴、少阳之木气，木气舒则胃气自和。

䷽小过，下艮上震，二三四互巽，三四五互兑。

【五味子】

《神农本草经》云：“五味子，味酸温，主益气，咳逆上气，劳伤羸瘦，补不足，强阴，益男子精。”上下两阴画象五味子之皮，二五两阴画象五味子之肉，中两阳画象五味子之核。震动于上，故主益气。艮止于下，故主咳逆上气。若劳伤羸瘦不足，阴虚而精力衰少，病在胃、肾两家。小过全卦似坎，坎为二阳而属胃，又坎水属肾，坎曰习坎，五味子有两核，习坎之象也，故曰益男子精。巽强一阴，兑强三阴，阴足则胃肾两家之病自愈。《内经》云：“人皮应天，肉应地”，皮厚而肤薄，又刚韧为皮，柔脆为肤，皮阳而肤阴，故《易》之阴爻则有肤之象，阳爻则为无肤之象。小过卦初上皆阴画，五味子是以有柔脆之肤也。肤之与皮，皆包乎外者也。

䷬萃，下坤上兑，二三四互艮，三四五互巽。

【黄芩】

《神农本草经》云：“黄芩，味苦平，主诸热黄疸，肠澼泄利，逐水，下血闭，恶疮，疽蚀，火疡。”坤为黄中通理，艮三阳属膀胱水道，湿热壅于内则为黄疸，为肠澼泄利，兑肺下通于艮膀胱，则水湿去矣。巽为一阴而主血，下艮通乎上艮之血，山有坤土之通，则血自流通而不闭。其所以主恶疮、疽蚀、火疡者，兑之附决也，义详前大壮卦。恶疮者，阴火之疮也，故曰恶。阳善而阴恶也。疽蚀者，风火之气胜也，疽毒之腐蚀好肉，如虫之侵蚀也。巽为风，风从虫也。火疡者，阳火之炎上而为头疮也，在疡从昜也。内卦坤三画皆虚，故黄芩一名内虚。艮互坤，故黄芩根色黄，坤为黄也。

䷩益，下震上巽，二三四互坤，三四五互艮。

【黄蓍①】

《神农本草经》云：“黄耆，味甘微温，主痈疽，久败疮，排脓止痛，大风癞疾，五痔鼠瘘，补虚，小儿百病。”震火，巽木，得木火之气独多，其性能入乎其中而出乎其外，虽有互坤黄中之老阴，而木火气胜，气虚阳微者宜之。若肝胆气分不平者，是所忌也，故痈疽疮癞痔瘘之久败而虚者，得其补益则愈。艮为鼠，故主鼠瘘。排脓止痛，艮之时行时止也。主小儿百病者，艮为少男，合兑少女，兑艮有虚寒之象，百病指虚寒者而言，紧接上文补虚可知也。

䷨损，下兑上艮，二三四互震，三四五互坤。

【旋覆花】

《神农本草经》云：“旋复花，味咸温，主结气，胁下满，惊悸，除水，去五藏间寒热，补中下气。”旋复花每朵结极细之实，或七八枚，或十数枚不等，其每一枚细实上皆有白絮，遇风吹则飘散，旋绕而复下，雨后粘着于土，至春生苗，亦有当年即生者，故此花最易繁衍。兑为刚卤，故味咸，咸软坚而散结。艮止自上下，故下气。震少阳合巽厥阴，主惊悸而胁满。坤黄中而通理，达乎下体而除水。震火热，艮兑山泽通气，寒湿燥火之气皆有之，先其所因，伏其所主也。曰补中者，以通为补，故下文紧接曰下气也。

䷟恒，下巽上震，二三四互乾，三四五互兑。

【恒山②】

《神农本草经》云：“恒山，味苦寒，主伤寒寒热，热发温疟，鬼毒，胸中痰结，吐逆。一名互艸”。《神农本草经》原名亙屮，恆古作亙，互即亙之讹。屮中同山，即屮之讹，去古远而鲁鱼所不免也。伤寒寒热，热发温疟，震之少阳证也。《内经》云：“痎疟皆生于风”，巽风，震火，乾兑皆寒，兑兼湿而战乎乾，故疟疾必战。风火寒湿之气结而为痰，厥阴少阳之逆气上出于口则吐，兑为口也。万物出乎震也，厥阴逆气，厥逆字皆从屰，而屰出字皆从屮也，有合乎亙卦之义焉，故名曰亙中。鬼毒，即肝魂、肺魄风寒之阴毒也，亙

---

① 黄蓍：原文如此，应为“黄耆”之误，即黄芪。

② 恒山：即“常山”。

少具乾震巽兑之象，乾健、震动、巽散、兑决故主之。

䷞咸，下艮上兑，二三四互巽，三四五互乾。

【慈石①】

《神农本草经》云："慈石，味辛寒，主周痹风湿，肢节中痛，不可持物，洗洗酸消，除大热烦满及耳聋。"艮为小石，兑秋属金，故慈石引铁。《易》曰"山泽通气"，通则不痛，通则不聋，周身之血气通则不痹，兑之上窍通则风散而不烦，艮之下窍通则湿除而不满。乾健运动于上，则艮手可以持物。巽木安止于下，则兑肺何有大热？肢节，即手之肢节也，风寒湿火之邪去，而无有酸痛矣。

䷚颐，下震上艮，二三四、三四五皆互坤。

【黄连】

《神农本草经》云："黄连，味苦寒，主热气，目痛眦伤泣出，明目，肠澼腹痛下利，女人阴中肿痛。"颐卦上下两阳画，中央四阴画，外实中虚，有似乎离，离为目，故主目疾而明目。目痛眦伤泣出，震火之动于上也。肠澼腹痛下利，震火之动于下也。坤为母，妇人阴中肿痛，震少阳之下焦，艮太阳之水道，木石之火交动也。黄连也者，上下卦连而中互坤，坤为黄，而初上两阳画又相连而不断也。黄连之根，艮也，黄连之苦，震火也。黄连之寒卦画阴多而阳少，手太阳通乎足太阳之寒水也。《太平御览》引《经》云："黄连主茎伤，是亦治男子之疾焉。"震长男，艮少男也。

䷛大过，下巽上兑，二三四、三四五皆互乾。

【蛇床子】

《神农本草经》云："蛇床子，味苦平，主妇人阴中肿痛，男子阴痿湿痒，除痹气，利关节，癫痫恶创②。"巽风动于下，则阴中肿痛。兑湿合艮寒，巽风合震火，四气合而下，为阴痿湿痒。风寒湿三气合而为痹，兑太阴合艮太阳而主关节。兑合艮而为癫，巽合震而为痫，山泽通气，风火一家也。兑之附决主恶创，义详前大壮卦。上卦之兑，本为肺金之燥，而卦中或有坤，或有乾，

① 慈石：即磁石。
② 创：通"疮"。

则手足经之气相通。故兑又为脾土之湿，燥湿皆能作痒也。蛇床也者，巳蛇在巽宫，下卦之巽有床之象焉。巽之九二曰“巽在床下”是也。蛇床子细小轻虚，象兑阴之虚于上也。妇人，长女巽，少女兑也。男子乾为父也。

䷱鼎，下巽上离，二三四互乾，三四五互兑。

【柴胡】

《神农本草经》云：“茈胡，味苦平，主心腹，去肠胃中结气，饮食积聚，寒热邪气，推陈致新。”离为二阴，手少阴心也，又离为大腹，故主心腹。离脾合胃，兑肺合大肠，巽肝合青肠，乾健行而何有结气？何有积聚？脾胃生发之气推陈而致新，又何有寒热之邪？巽木离火同此升浮而上达也。本经凡言寒热，每属之脾胃，义详前泰卦之通草。张长沙言寒热则属之少阳，少阳木气必得土而达，胃中气结，则木气不舒而寒热作。长沙之言与经义相通也。李东垣《脾胃论》补中益气等汤皆用升柴，所谓行春升之令也。邵子诗云：“天根月窟间来往，三十六宫都是春。”三十六宫皆以离坎为中宫也。

䷂屯，下震上坎，二三四互坤，三四五互艮。

【括蒌根】

《神农本草经》云：“括楼[1]根，味苦寒，主消渴，身热烦满，大热，补虚安中，续绝伤。”艮为果蓏，括楼之根，艮也。坎水以除渴，艮寒以止热。中虚者补之，坎之二阳中实也。绝伤者续之，震之一阳来复也。烦满者，艮火合兑湿而上逆也。大热者，气分之阳邪，三阳在上也。艮既为火，而又寒者，卦中有坤象，则手足经通也。括楼也者，坤之六四有括囊之象。《尔雅·释诂》云：“楼，聚也。”括楼之气味，结括屯聚于根也，又艮山有岑楼之象，初九阳画与九五阳画有如复屋重檐，且艮原有庐之象焉。剥之上九曰“剥庐”，剥卦一阳则为庐，屯卦两阳则为楼，此屯之所以利建侯也。侯候堠义皆通，堠为堡城，其上有庐如楼之高也，建侯即所以建堠，建堠为诸侯之事也。屯之上卦坎，坎为宫，为栋，九五有栋之象，复屋之栋隐而不可见，故复屋之栋谓之檃，坎为隐伏，则有檃括之义焉。括或作栝，传写之讹也。

① 原文如此，《神农本草经》作“栝楼”。

䷰革，下离上兑，二三四互巽，三四五互乾。

【阿胶】

《神农本草经》云：“阿胶，味甘平，主心腹内崩，劳极洒洒如疟状，腰腹痛，四肢酸疼，女子下血，安胎。”凡虚数之脉宜阿胶。虚数之脉，革象也，曷言乎革象。脉虚者，兑寒也；脉数者，离火也，寸尺脉小而关脉独大也。

䷃蒙，下坎上艮，二三四互震，三四五互坤。

【杜仲】

《神农本草经》云：“杜仲，味辛平，主腰脊痛，补中，益精气，坚筋骨，强志，除阴下痒湿，小便余沥。”坎主腰，艮主脊，坤土之中气得补，则精气自益，邵子所谓“水生于土”也。精气足则志强而筋骨坚，肝主筋，胆主骨，一阳之震合一阴之巽也。坎通而湿除，自艮之膀胱小便无余沥，而阴下无湿痒矣。

【连翘】

《神农本草经》云：“连翘，味苦平，主寒热鼠瘘，瘰疬痈肿，恶疮瘿瘤，结热蛊毒。”艮止而寒，震动而热，热以制寒，寒以制热。艮为鼠，故主鼠瘘。瘰疬出于阳明、少阳，而瘰疬多在身半以上者，震火炎上而艮止在上卦也。痈肿恶疮，艮合兑之附决，义详前大壮卦。《易》曰“山泽通气”，又曰“二气感应以相与”，兑之中有艮，艮之中有兑也。张华《博物志》云：“山居多瘿，饮泉水之不流也。”即蒙卦艮止坎水之象也。瘿必在颈缺盆、大迎之间，坎之阳明经脉也。阳明经脉不独在颈，而瘿必在颈者，艮止在上卦之象也。若瘤亦患在身半以上，但不尽在颈尔，血气留止之处即患瘤。热结于艮太阳，则烁肉消脂，小便为之出白，是即所谓蛊毒。

连翘一茎直出，震也。生山谷间，结实于茎梢，艮也。其实之壳两片比连而翘起在上，故曰连翘，两片合成一实，坎也。壳之两片分解者，坤画之断而为耦也。耦者藕也，故连翘之实有似乎莲而得连之名。坤画断而不断，藕断而丝连也。其实中分，解脉，剖之如匕形，震之所以有匕鬯之象也。匕所以翘举鼎实，故《易》之鼎、震两卦比连也。匕即匙也，匙尾翘起，故曰翘，象有斗而连有翘，造化自然之物象。《尔雅》云：“连，异翘是也。”李东垣谓连翘乃结者散之之义。连翘实壳有自然解脉，所以能散结，震之动、坤坎之通、艮之时止时行也。

䷥睽，下兑上离，二三四互离，三四五互坎。

【龟甲】

《神农本草经》云：“龟甲，味咸平，主漏下赤白，破癥瘕，痎疟，五痔阴蚀，湿痹，四肢重弱，小儿囟不合。”离己，坎戊，脾胃是也。兑寒湿，离火热，漏下赤白，痎疟，内为癥瘕，外为痔蚀，皆由脾胃湿热所致。四肢属脾胃，囟亦属脾胃，龟禀坎离之气，非独离为龟也。龟古作[illegible]，从×从十，十为土之成数，五古作×，为土之生数，离十己脾，坎五戊胃也。

䷦蹇，下艮上坎，二三四互坎，三四五互离。

【茵陈】

《神农本草经》云：“因陈[1]，味苦平，主风湿寒热邪气，热结黄疸。”因陈之根，艮也，其根经冬不死，至春则因陈根而生苗，坎为正北方之卦，水旺冬令也。上卦坎，二三四互坎，再经冬而再生苗，陈陈相因，故曰因陈。阴虚自巽始，初六一阴即巽风，六二二阴即离热，下卦艮寒合兑湿，而上卦之坎亦属阳明之湿土，互离热结于中为黄疸，离坎脾胃中土之色黄，坎通于艮膀胱[2]而湿去，热亦散而不结，风寒之邪气皆除。

䷤家人，下离上巽，二三四互坎，三四五互离。

【牡蛎】

《神农本草经》云：“牡蛎，味咸平，主伤寒寒热，温疟洒洒，惊恚怒气，除拘缓，鼠瘘，女子带下赤白。”离主带脉之前脐，坎主带脉之后腰。离为蚌牡蛎介虫，介类潜阳，木火之气下潜则肝气自平，而脾胃调和，诸证皆愈。坎为正北方之卦，子之位也。子属鼠，故主鼠瘘。

䷧解，下坎上震，二三四互离，三四五互坎。

【车前子】

《神农本草经》云：“车前子，味甘寒无毒，主气癃，止痛，利水道小便，

---

① 原文如此，即“茵陈”，下同。

② 原文作“艮光旁”，应为笔误，今据文意改。

除湿痹。”坎有轮舆之象，故曰车，车而曰前者，坎为阳明，行身之前。利前阴水道，坎为通也。离己脾湿，水道利则湿去而不痹，气通则不瘫，而痛亦自止。震，动也，属少阳经，行身之左右两旁，车之前行赖有左右两轮之连动也。六子惟震、坎两卦有马之象，故车前又名马舄，《尔雅·释草》云：“马舄，车前是也”。震为雷，《仙经》以车前为雷精。

䷄需，下乾上坎，二三四互兑，三四五互离。

【橘柚】

《神农本草经》云：“橘柚，味辛温，主胸中瘕热逆气，利水谷。”乾为木果，凡物之皮皆属乾，乾为寒而健行，故主瘕热，利水谷。乾在下卦，兑肺亦近下卦，肺本在上，其所下者气也，故主逆气。互离近上卦，胸中也。坎水制瘕热。需之初上两爻为橘皮，缺于上者，橘之蒂也，二五为橘肉各瓣之皮，三为核而近内，四为肉而近外。橘柚若全用，其味不止于辛，但言辛者，橘皮也。

䷢晋，下坤上离，二三四互艮，三四五互坎。

【牛黄】

《神农本草经》云：“牛黄，味苦平，惊痫寒热，热盛狂痉，除邪，逐鬼。”坤曰黄中，离曰黄离，坤为牛，离亦有牝牛之象。坎通于隐伏之地，除逐鬼邪。艮寒止热盛之狂痉。木火之气乘土则为惊为痫，故曰惊痫寒热。寒热者，戊己之气也，魏伯阳云：“离日为己，坎月为戊”，故牛黄忌见日月光。

䷅讼，下坎上乾，二三四互离，三四五互巽。

【天门冬】

《神农本草经》云：“天门冬，味苦平，主诸暴风湿偏痹，强骨髓，杀三虫，去伏尸。”乾位乎西北，天门也。坎位乎正北，冬也。凡病之暴者，皆属风火，风火之性至速，巽风合震火，莫暴乎风，风之所至，火即随之，《易》曰：“动万物者，莫疾乎雷；桡[1]万物者，莫疾乎风”。互离近下卦，为脾土之湿，暴风猝起，挟湿气而偏痹在一处，或左或右，或上或下，风约之而偏也，

① 原文作“挠”，应为“桡”之笔误，今据《周易》改。桡（ráo）：扰乱，摧折。

湿为风所约而偏着也，故湿气胜者为着痹。湿之所注，火即在焉，《内经》云："阳明束骨而利机关"，风火入阳明，则骨髓为之耗损，风火湿三气入阳明即生三虫，阳明即坎也。坎为隐伏，尸气多伏于阳明，故曰伏尸。尸之名状不一，而无尸无风也。虫也，痹也，皆风邪之为患也，故《本经》首言"暴风"。风位之下金气承之，互巽风木之下，承之者坎之阳明燥金也。燥金为能制风湿，先其所因而伏其所主也。而乾为金，为寒，既有以制巽风，更有以制离之湿热也。风与湿热之虚邪，惟乾有以制其邪，而实其虚也，骨髓之所由强也，髓强则坚实，坚多心之坎象也。

䷣明夷，下离上坤，二三四互坎，三四五互震。

【麝香】

《神农本草经》云："麝香，味辛温，主辟恶气，杀鬼精物，温疟，蛊毒，痫痓，去三虫。"离主脐，麝脐有香，麝虽死犹拱四足保其脐，四足、毛虫属土，土臭香，能辟诸邪，风火湿热之气皆主之矣。

䷵归妹，下兑上震，二三四互离，三四五互坎。

【当归】

《神农本草经》云："当归，味甘温，主咳逆上气，温疟寒热，洗洗在皮肤中，妇人漏下绝子，诸恶疮疡，金疮，煮饮之。"咳逆者，震动而上也。寒热者，坎离之气也。兑主皮肤。漏下绝子，妇人离坎两宫之疾也。诸恶疮疡、金疮，取兑之附决也，义详前大壮卦。离为震之妹，兑为坎之妹，又震之妹也。离当归坎，兑当归艮，离坎互于中四爻，是离已归于坎也，当归也，其未归者兑也，震坎当归妹于艮。艮止也，归字从止，凡少女之所当归者，少男也，少男少女能成生育之功，既能成生育之功，则又何患乎绝子？又何疾之不瘳也？煮饮之者，取兑泽之归艮太阳也，坎水之交于离火也。

䷴渐，下艮上巽，二三四互坎，三四五互离。

【白僵蚕】

《神农本草经》云："白僵蚕，味咸，主小儿惊痫夜啼，去三虫，灭黑皯，令人面色好，男子阴疡病。”巽为风，为白，艮为黔喙[1]之属，蚕口黑，黔喙之属也，感风自死者色白。小儿，艮少男也。惊痫，巽风合震火也。夜啼，巽风之一阴感夜气而动也，巽为鸡，故鸡亦感夜气而啼。《内经》云：“合夜至鸡鸣，天之阴，阴中之阴也。”三虫，风火湿也，巽风、离火、艮寒合兑湿，离亦为脾土之湿也。灭黑奸，令人面色好者，巽之洁齐也，肝主色也。艮男太阳下窍感受巽女厥阴下窍之风毒，为阴疡病。艮为太阳，巽风入太阳之内则为蛊而坏极，其溲出白津，巽为白之证验也；巽风在太阳之外则为初感风邪，以渐而入易老。张洁古云僵蚕去皮肤诸风如虫行，风从虫之证验也。

【白芷】

《神农本草经》云：“白芷，味辛温，主女人漏下赤白，血闭，阴肿，寒热，风头，侵目泪出，长肌肤，润泽，可作面脂。”巽为白，艮止也，故曰白芷。

䷶丰，下离上震，二三四互巽，三四五互兑。

【桔梗】

《神农本草经》云：“桔梗，味辛微温，主胸胁痛如刀刺，腹满肠鸣幽幽，惊恐悸气。”巽风、离热、兑寒、震火，离又主湿，兑又主燥，六气合而为胸胁痛，腹满肠鸣，惊悸。风火热燥性皆上升，张洁古云：“诸药有此一味不能下沉，与甘草同为舟楫之剂”。治病必先其所因，因其性而治之，则易为力也。风火之疾，使之升达外散则自愈。胸胁痛如刀刺者，离热、震火挟兑寒、巽风。锐入而速也。《易》曰：“巽入也”，离为电，震为雷，电雷之火为最速。前汉《天文志》注云：“上小下大曰锐”，兑之上一阴为小，下两阳为大，《易》曰“小往大来”是也，此锐字之所以从兑也。

䷺涣，下坎上巽，二三四互震，三四五互艮。

【水萍】

《神农本草经》云：“水萍，味辛寒，主暴热身痒，下水气，胜酒，长须发，消渴。”巽木浮于坎，水之上萍之象也。暴热身痒者，风火在肌肉之间不得汗出故也，水萍为能涣汗焉，艮震坎三卦相互，水由气化而出。酒随水下，故胜酒。巽为木为长，故长须发。震坎互，水从阳动而上行，故主消渴。其能

---

① 黔喙（qián huì）：指黑嘴。借指牲畜野兽之类。《易·说卦》：“艮为山……为黔喙之属。”

下而又能上者，艮也，艮止也，止字从上从丨，《说文》云：“丨，上下通也”，可引而下行，亦可引而上行也。

䷻节，下兑上坎，二三四互震，三四五互艮。

【女萎①】

《神农本草经》云：“女萎，味甘平，主中风暴热不能动摇，跌筋结肉，诸不足。”邵子先天图以火系之艮，而火为风，震合巽而为风，坎合离而为热，风暴者热亦暴，中风者风邪中于阳明，阳明束骨而利机关，风邪中之则机关不利，不能动摇，艮止之也。艮互近上卦，属小肠，与脾胃相连，兑脾主骨节，艮以止之，故骨节不能动摇。跌伤筋，结伤肉，皆艮止之为患也，《内经》所以言“三阳结”，谓之隔三阳之病为痿厥腨痟也，张长沙所以治跌蹷刺腨之太阳经也。隔为脾胃之疾，而属之三阳之艮者，互艮之小肠正在坎胃兑脾之间，有所止而隔之，即俗所谓噎膈也。膈即隔也，脾胃之合，肉结而为隔则伤肉，故曰结肉。跌蹶者，能前不能却，却即退也，退从艮，病在艮太阳，故不能却。不能却则跌，跌则伤筋，故曰跌筋。长沙之所以刺腨者，刺腨之承山穴也。艮为山，故腨之太阳经穴名承山。筋属肝木，肉属脾土，木虽克土，而土得木而达木，木不离乎土，肉不离乎筋，利乎筋即利乎肉，此脾之所以属兑属离而又属巽也。女萎主结肉而又主跌筋，非必女萎根之似筋也。甘平为土之性味，中土属胃上卦，坎为足阳明胃，上坎胃，下兑脾，脾胃皆土也，故女萎一名地节。脾胃为血气所从生，脾胃得所养，则诸不足皆无恙矣，又何患乎中风暴热，跌筋结肉也。

䷷旅，下艮上离，二三四互巽，三四五互兑。

【芍药】

《神农本草经》云：“芍药，味苦平，主邪气腹痛，除血痹，破坚积，寒热疝瘕，止痛，利小便，益气。”互巽风邪近下卦，故腹痛，巽风挟兑寒、离热而作痛也。血止而不行则痹，坚积亦艮止之象也。寒热疝瘕，离艮之气也，心疝、肾疝皆属艮太阳，艮为山，故疝字从山。血病为癥，气病为瘕，兑肺、艮膀胱二气相感而水道自利。益气，益膀胱之气化也。芍药之根即艮也，艮止

---

① 女萎：即葳蕤的古称。

痛，巽、兑、离皆属之脾，故主寒热。《本经》所谓“脾胃寒热”也，义详前泰卦之通艸。艮有时止时行之妙，时止则止痛而腹痛自愈，时行则血痹坚积可除，一行一止皆各合乎时，则血气和平自无寒热矣。

䷕贲，下离上艮，二三四互坎，三四五互震。

【豚卵】

《神农本草经》云：“豚卵，味苦温①，主惊痫，癫疾，鬼注，蛊毒，除寒热，贲豚，五癃，邪气，挛缩。”艮阳在上，豕之刚鬣也。离在下卦，属肾。震动，即肾间动气。坎为豕。坎曰“习坎”，豚卵之象也。

䷮困，下坎上兑，二三四互离，三四五互巽。

【白芨】

《神农本草经》云：“白及，味苦平，主痈肿恶疮败疽，伤阴，死肌，胃中邪气，贼风鬼击，痱缓不收，一名连及草。”互巽，逼处中宫，巽为风，为木，为白，风木连及中宫，故名白及，又名连及。困字从木在囗中，会意也。痱缓不收，风扰中宫也。离巽兑皆属脾，坎属胃，胃本属上卦之坎，脾本属下卦之兑，乃遇风木鬼贼之邪击散其气，是以脾气则上附于手太阴，胃气则下陷于手阳明，其气分散不收，外证为痱缓。痱犹分靡，缓则纵缓也，四肢不能举动，骨节皆弛也。其气散于肺、大肠者，金能为土复仇也。主痈肿、恶疮、败疽、伤阴、死肌者，兑之附决也，义详前大壮卦。

䷑蛊，下巽上艮，二三四互兑，三四五互震。

【芫花】

《神农本草经》云：“芫花，味辛温，主咳逆上气，喉鸣喘，咽肿短气，蛊毒鬼疟，疝瘕痈肿，杀虫鱼。”咳逆上气，震也。喉鸣喘，短气，兑也。蛊毒鬼疟，巽也。咽肿，疝瘕痈肿，艮也。巽、震、兑、艮交相制也。虫鱼，水湿所化生，杀虫鱼之毒而自水道出，兑艮通也，手太阳之艮交兑而下。巽也，《内经》云“风者百病之长”也，自风寒客于毫毛，入舍于肺，肺传肝，肝传脾，脾传肾，则“病为疝瘕，少腹冤热而通，出白，一名曰蛊”。王太仆注

① 《神农本草经》原文作“味甘温”。

云："少腹痛溲，出白液，冤热内结，销烁脂肉，如虫之蚀，故名曰蛊。"张长沙云："寒疝绕脐痛苦，发则白津出。"白津即白液，疝有寒热，热者震火，寒者艮寒，长沙言寒疝者，以其脉紧而有恶寒之证也。巽为风，为白，自感风寒以至于出白，始终皆巽也。巽风之入始自太阳，太阳即艮也，兑为太阴，太阴、太阳皆为开，开于上则感风邪，开于下则为出白也。咳喘、疟虫等证，何莫非风，芫花之根能止之，艮止之义也。斑苗之功用与芫花相同，以其食芫花故。

【斑苗①】

斑苗，一名芫青②。《神农本草经》云："斑苗，味辛寒，主寒热，鬼注蛊毒，鼠瘘恶疮，疽蚀，死肌，破石癃。"艮为鼠，故主鼠瘘。艮为小石，故主石癃。余义同芫花。又斑苗治风狗伤，服斑苗之后，有白物自小便出，艮为狗，巽为风为白也。

【山茱萸】

《神农本草经》云："山茱萸，味酸平，主心下邪气，寒热，温中，逐寒湿痹，去三虫。"艮为山，朱为震火之色，臾言巽木之味。巽为鸡，在下卦，互震为足，故山茱萸一名鸡足。震火热，兑寒湿，巽风虫，三虫风火湿也，惟艮为能止其邪而去之，三阴三阳气和，则中自温。兑脾合坎胃，下卦巽为足厥阴肝，胃气与肝气同诊于关中，肝得温和之气，则胃气亦和，所谓土得木而达也，故曰温中。

䷐随，下震上兑，二三四互艮，三四五互巽。

【石膏】

《神农本草经》云："石膏，味辛微寒，主中风寒热，心下逆气，惊喘，口干舌焦，不能息，腹中坚痛，除邪鬼，产乳，金疮。"巽风，震火，艮亦有火，兑寒，艮亦有寒，震动而逆，艮止而坚，兑为口舌，鬼邪者克贼也。震、巽、艮、兑交相为制，艮止而下行，偕震出而为产；震动而上行，偕兑泽而为乳。主金疮者，兑之附决也，义详前大壮卦。有震之动，即有艮之止，有巽之入，即有震之出，有震之火热，即有艮之水寒，卦象即病，即

---

① 本草中并无"斑苗"一味，作者所述之药实为"斑蝥"，应为音近之别字。

② 芫青：又名青娘子，最早见于晋·陶弘景《名医别录》，与斑蝥虽功效性味相近，但实为两药，作者在此有所混淆。

药，类多如此。艮为小石，故石膏柔软。阳刚为大，阴柔为小，艮之小石与兑之刚卤相反对。山泽通气，二气感应以相与，兑阴反曰刚，艮阳反曰小也。巽为白，兑为泽，其石白泽如脂膏，故曰石膏。击之而松脆易碎者，震火之性也。

䷯井，下巽上坎，二三四互兑，三四五互离。

【木香】

《神农本草经》云："木香，味辛温，主邪气，辟毒疫温鬼，强志，主淋露。"巽风，离热，兑寒，邪气即风温疫气，《素问》所谓得之冬中于风，病藏于肾，至春阳气发泄，或有所用力，邪气与汗皆出，其气从内出外也。坎司冬令，巽为风，坎下之巽，冬风也。坎为隐伏，肾象。习坎，冬中风邪而伏藏于肾，水木相依，不至朽腐不已也。发则为兑寒、离热，水木得土斯达。香属土，木香之辟温疫，先其所因而伏其所主也，所谓"巽乎水而上水"①，可一嚏而愈。故治疫取嚏之法，先含水一口，纳药鼻中吐水而嚏，即愈。肾邪去则志强，坎耳离目而聪明，又何有淋露之瓶羸瓮漏也？

䷔噬嗑，下震上离，二三四互艮，三四五互坎。

【丹参】

《神农本草经》云："丹参，味苦微寒，主心腹邪气，肠鸣幽幽如走水，寒热积聚，破癥除瘕，止烦满，益气。"动者止之，止者动之，通以除之，丽以益之。丹参一名赤参，坎为赤也。

䷾既济，下离上坎，二三四互坎，三四五互离。

【百合】

《神农本草经》云："百合，味甘平，主邪气腹胀心痛，利大小便，补中益气。"离热，坎燥，互卦之象也。坎胃，离脾，上下卦之象也。脾胃湿土也，燥热之邪在中，则耗其气，上为心痛，下为腹胀，而大小便不利矣。

---

① 《周易·井》："彖曰：巽乎水而上水"。

䷿未济，下坎上离，二三四互离，三四五互坎。

【鳖甲】

《神农本草经》云：“鳖甲，味咸平，主心腹癥瘕，坚积寒热，去痞，息肉，阴蚀，痔，恶肉。”离主少阴为热，坎主阳明为燥，坎戊化气为火，离己化气为湿，湿热燥火之气合，而为心腹癥瘕，坚积寒热，息肉，阴蚀，痔，恶肉也。大往小来则为否，火上水下则为痞。

【蜚蝱[①]】

《神农本草经》云：“蜚蝱，味苦微寒，主逐瘀血，破下血积，坚痞癥瘕，寒热，通利血脉及九窍。”飞蝱两羽，火之生数。二，离也，《淮南子》云：“蝱散积血”，《易》曰坎“为血卦”，“为通”。

① 原文此处无此眉批，今据前例补。

五运六气真诀 附：滑伯脉法

清·朱雨琴　珍藏
鲍继洪　余丞浩　杨威　主校

某年见某气胜复之理，补泻可知，应记之，不可泥古。

愚见

司天在泉图

燥金　司天　阳明 酉　　　　　卯 君火　在泉　少阴	君火　司天　少阴 午　　　　　子 燥金　在泉　阳明
风木　司天　厥阴 亥　　　　　巳 相火　在泉　少阳	相火　司天　少阳 申　　　　　寅 风木　在泉　厥阴
寒水　司天　太阳 戌　　　　　辰 湿土　在泉　太阴	湿土　司天　太阴 未　　　　　丑 寒水　在泉　太阳

经云：先玄其年，以明其气，是知司天在泉，上见下临为其始也。子午卯酉阴阳，换六气在其中矣。胜复之理，补泻之原，从而推之。

诀曰：

子午少阴君火天，阳明燥金应在泉。

丑未太阴湿土上，寅申少阳相火旺。

卯酉却与子午倒，辰戌巳亥亦皆然。

每岁天泉四间气，上下分统各半年。

<table>
<tr>
<td>太乙天符岁会</td>
<td>太商　庚乙　少商
太过坚成之纪　岁会　金运　天符　平气　审平之纪　少①不及从革之纪</td>
<td>少徵　癸戊　太徵
不及伏明之纪　岁会　火运　天符　平气　升明之纪　太过赫曦之纪</td>
</tr>
<tr>
<td>少宫　己甲　太宫
不及卑坚之纪　岁会　土运　天符　平气　备化之纪　太过训卓之纪</td>
<td>应天为天符</td>
<td>承岁为岁会</td>
</tr>
<tr>
<td>三合为治　即敦阜也</td>
<td>少羽　辛丙　太羽
不及涸流之纪　岁会　水运　天符　平气　静顺之纪　太过流衍之纪</td>
<td>太角　壬丁　少角
太过发生之纪　岁会　木运　天符　平气　敷和之纪　不及委和之纪</td>
</tr>
<tr>
<td colspan="3">岁会者甲　遇辰戌丑未之岁　化金而遇申酉之岁
天符如乙酉岁乙酉　金而遇酉，又上见燥金天也
天符者如丙戌　辛化水，上见寒水司天
同天符者如庚子庚午
　　如辛丑辛未下临，水在泉是也
岁遇岁会则为平气，阳干阳辰为太过，阴干阴辰为不及也。</td>
</tr>
</table>

歌曰：

甲己化土乙庚金，丁壬化木尽成林。

丙辛化水滔滔去，戊癸南方火焰侵。

---

① 少：据上下文文义，此处“少”字应为衍文。

六气之图

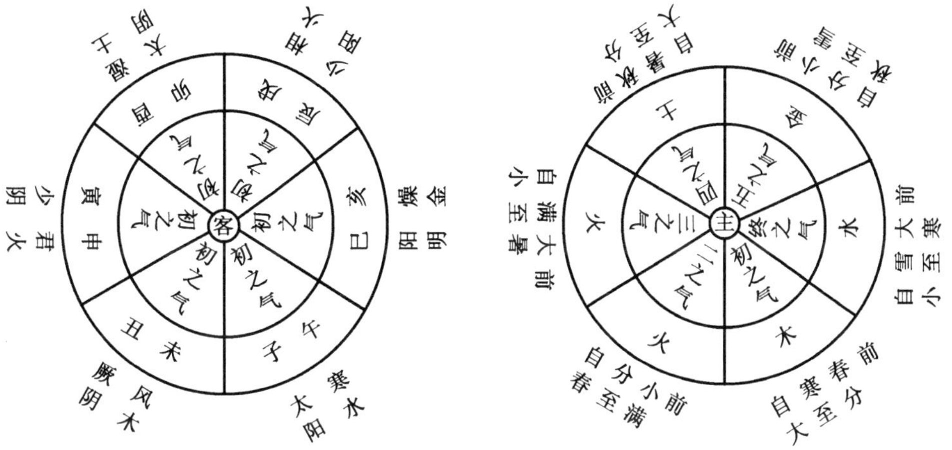

五运图

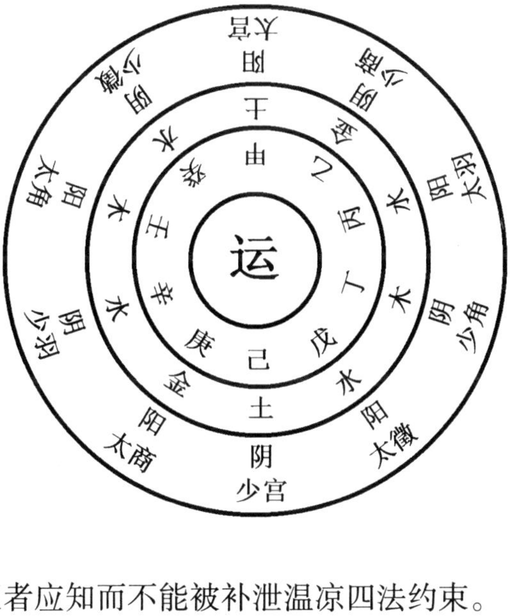

某年是某运，医者应知而不能被补泄温凉四法约束。

愚见

甲己之年为土运

土爱暖而不爱寒，且以温剂而助之。

乙庚之年为金运

金宜清而不宜燥，且加平剂而清之。

丙辛之年为水运

水欲暖而寒则凝，宜加热剂而温之。

丁壬之年为木运

木性寒宜加和剂以平之，又怕燥。

戊癸之年为火运

火宜寒而不宜热，加凉解之。

六气图

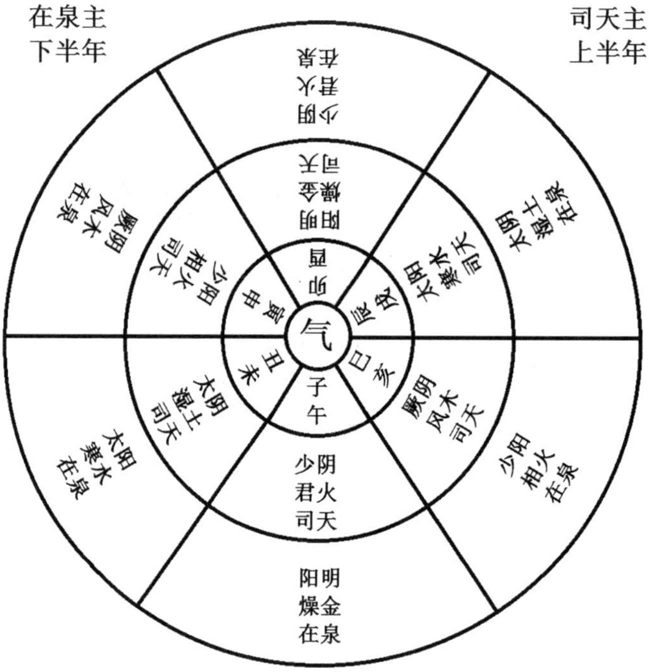

子午卯酉宜清之，辰戌丑未宜温之，寅申巳亥宜凉之，以和之，然又当察病以调治之，不可执一也。

天以六气动而不息，上应乎客。

地以五行静而守位，下应乎主。

六气说图

太阳寒水治宜热，阳明燥金治宜苦温，少阳相火治宜咸寒，太阴湿土治宜苦热，少阴君火治宜咸寒，厥阴风木治宜辛凉，六气之肯（期）各居六十日有奇，以其时而化其气，过犹不及，病乃生焉，故察其盛衰而拆之，以正其气。经云：必折其郁气而取化源，益其岁气所不足，无使邪盛，使暴逆不生，奇疾不起，是理岁之大要也。

天符 运气相同曰天符

戊子、戊午、戊寅、戊申，此四年皆火运，丙辰、丙戌二年运气皆水，己丑、己未二年运气皆土，乙卯、乙酉二年运气皆金，丁巳、丁亥二年运气皆木。六十年中有此十二年天符也。

顺化 天气生运顺化

甲子、甲午、甲寅、甲申，火下生土也；壬辰、壬戌，水下生木也；乙丑、乙未，土下生金也；辛卯、辛酉，金下生水也；癸巳、癸亥，木下生火也。六十年中有此十二年顺化也。

天刑 天气克运曰天刑

庚子、庚午、庚寅、庚申四年，火下克金也；戊辰、戊戌二年，水下克火也；辛丑、辛未二年，土下克水也；丁卯、丁酉二年，金下克木也；己巳、己亥二年，木下克土也。六十年中有此十二年天刑也。

小逆 运生天气曰小逆

壬子、壬午、壬寅、壬申四年，木上生火也；庚辰、庚戌二年，金上生水也；癸丑、癸未二年，火上生土也；己卯、己酉二年，土上生金也；辛巳、辛亥二年，水上生木也。子临父位，详理未当，六十年中有此十二年小逆也。

不和 运克天气曰不和

丙子、丙午、丙寅、丙申四年，水上克火也；甲辰、甲戌二年，土上克水也；丁丑、丁未二年，木上克土也；癸卯、癸酉二年，火上克金也；乙[1]巳、乙亥二年，金上克木也。六十年中有此十二年不和也。

岁会 运临本气之位岁会

子，水位也，丙子年水运临之；酉，金位也，乙酉年金运临之。辰、戌、丑、未，土位也，甲辰、甲戌、己丑、己未年土运临之。六十年中有此六年岁会也。[2]

太乙天符 天符岁会相合曰太乙天符

戊午、乙酉、己未、己丑，六十年中有此四年太乙天符也。

支德符运 与四孟月同曰支德符运

寅属木，春，孟月也，壬寅年，木运临之；巳属火，夏，孟月也，癸巳年，火运临之；申属金，秋，孟月也，庚申年，金运临之；亥属水，冬，孟月

---

① 原文作“己”，有误，当作“乙”。

② 岁会之年尚有“丁卯”和“戊午”两年，共八年。

也，辛亥年，水运临之。六十年中，有此四年支德符也。

干德符 运与交司日会合曰干德符

甲与己合，乙与庚合，丙与辛合，丁与壬合，戊与癸合，一年遇此二干，天地德合，亦为平与气之岁。

同天符

庚子、庚午，年运同司地燥金；壬寅、壬申，年运同司地风木；甲辰、甲戌，年运同司地湿土。六十年中有此六年同天符也。

同岁符 不及之运加地气曰岁符

按语：此乃五运六气分晰各种名辞，皆不离生克制化之理。

辛丑、辛未，年运临司地寒水；癸卯、癸酉，年运临司地君火；癸已、癸亥，年运临司地相火。六十年中有此六年同岁符也。

五运六气图说

夫五运六气相摩相荡，上下相临，六十年之纪，不能齐矣。太过之纪有五：木曰发生，火曰赫曦，土曰敦阜，金曰坚成，水曰流衍。不及之纪有五：木曰委和，火曰伏明，土曰卑坚，金曰从革，水曰涸流。平气之纪有五：木曰敷和，火曰升明，土曰备化，金曰审平，水曰静顺。太过则乘已所胜而侮所不胜，返受邪，寡于畏也。不及则胜已者来欺之，子必为母复之雠也。

按语：此系是他脏相助自然疗能之意，学者应与科学吻合则有真理可明，切勿尽信书。又志。

发生之纪 谓壬子、壬午、壬寅、壬申、壬辰、壬戌六年，岁木太过，风气流行，脾土受邪，偃木飞沙，草木早生，岁星明，见民病腹痛濡泻，饮食不下，上支两胁，咽干不通，胃脘当心而痛，甚则忽忽眩晕巅疾。

赫曦之纪 谓戊子、戊午、戊寅、戊申四年也，岁火太过，热气流行，肺金受邪，阳焰沸腾，山川赤地，荧惑星明，见民病咳嗽喘逆，肺痿寒热，血溢血泻，则肤痛。

敦阜 即训卓也。谓甲子、甲午、甲寅、甲申、甲辰、甲戌六年也，岁土太过，湿气流行，肾水受邪，淫雨水潦，田牧土鬲，颠配镇星明，见民病七疝鹜溏，甚则大肿满。

坚成之纪 谓庚辰、庚戌二年也，岁金太过，燥气流行，肝木受邪，草木晚发，不时霜降，太白星明，见民病胁痛，善恐，如人将捕之，甚则肤皱揭。

流衍之纪 谓丙子、丙午、丙寅、丙申、丙辰、丙戌六年也，岁水太过，寒气流行，心火受邪，雪霜凛冽，水泽冰坚，辰星明，见民病心悬如病，肌坚痞急，痛甚则厥逆禁固。

委和之纪 谓丁丑、丁未、丁卯、丁酉四年也，岁木不及，燥气妄行，肝反受邪，草木晚发，黄叶凋损，太白星光芒，民病胁痛肢满，火令大举，肺金受制，民病喘逆吐血。

伏明之纪 谓癸丑、癸未、癸卯、癸酉四年也，岁火不及，寒气流行，心反受邪，雪霜时降，寒气凛冽，辰星光芒，民病吐利腥秽，食已不饥，复则湿令大举，肾水受制，民病膝肿胫痛。

卑坚之纪 谓己卯、己酉、己巳、己亥四年也，岁土不及，风气妄行，脾反受邪，雨水愆期，大风数举，岁星光芒，民病胃脘而痛，复则燥冷大举，肝木受制，民病胁痛。

从革之纪 谓乙丑、乙未二年也，上逢顺化生之，乙卯年逢天符，乙酉年逢太乙，天符助之得其平也，金本不及，上逢助之，气化均，民病少。

涸流之纪 谓辛丑、辛未、辛巳、辛亥四年也，岁水不及，湿气妄行，肾反受邪，阴雨淋溃，雪霜晚降，镇星光芒，民病膝肿胫痛，复则风令大举。脾土受制，民病腹痛濡泻。

敷和之纪 谓丁巳、丁亥二年也，本木不及，上逢天符助之，得其平也，气化均，民病少。

升明之纪 谓戊辰、戊戌二年也，火本不及，上逢天刑克之，减而得其平也。癸巳、癸亥二年，火本不及，上逢顺化，天气生之，助而得其平也，气化均，民病少。

备化之纪 谓己丑、己未二年也，上逢太乙天符助之，得其平也，气化均，民病少。

审平之纪 谓庚子、庚午二年也，上逢君火，庚寅、庚申二年，上逢相火，天刑克之，减而得其平也，气化均，民病少。

静顺之纪 谓辛卯、辛酉二年也，上逢顺化生之得其平也，气化均，民病少。

按语：五运之纪是一年中气候偏盛而发生疾病，某纪准发见某种疾病，应查其理由。

甲己土运加临图

初之运　甲太宫　己少宫　湿土　加风木

客　　　　　　　　主

二之运　乙少商　庚太商　燥金　加热火

三之运　丙太羽　辛少羽　寒水　加湿土

运　　　　　　　　运

四之运　丁少角　壬太角　风木　加燥金

五之运　戊太徵　癸少徵　热火　加寒水

乙庚金运加临图

初之运　乙少商　庚太商　燥金　加风木

客　　　　　　　　主

二之运　丙太羽　辛少羽　寒水　加热火

三之运　丁少角　壬太角　风木　加湿土

四之运　戊太徵　癸少徵　热火　加燥金

运　　　　　　　　运

五之运　甲太宫　己少宫　湿土　加寒水

丙辛水运加临图

初之运　丙太羽　辛少羽　寒水　加风木

客　　　　　　　　主

二之运　丁少角　壬太角　风木　加热火

三之运　戊太徵　癸少徵　热火　加湿土

四之运　己少宫　甲太宫　湿土　加燥金

运　　　　　　　　运

五之运　庚太商　辛少商　燥金　加寒水

丁壬木运加临图

初之运　丁少角　壬太角　风木　加风木

客　　　　　　　　主

二之运　戊太徵　癸少徵　热火　加热火

三之运　己少宫　甲太宫　湿土　加湿土

四之运　庚太商　乙少商　燥金　加燥金

运　　　　　　　　运

五之运　辛少羽　丙太羽　寒水　加寒水

戊癸火运加临图

初之运　戊太徵　癸少徵　热火　加风木
客　　　　　　　　　　　　　主
二之运　己少宫　甲太宫　湿土　加热火
三之运　庚太商　乙少商　燥金　加湿土
四之运　辛少羽　丙太羽　寒水　加燥金
运　　　　　　　　　　　　　运
五之运　壬太角　丁少角　风木　加寒水

十二支年分运气

子午年，少阴君火司天，岁气热化之候。司天者，天之气候也；君火者，手少阴心经也。心者，君主之官，神明出焉。君火乃主宰阳气之本，余象生土，乃发万物之源。阳明燥金在泉，在泉者，地之气候也。

初之气　厥阴风木用事，子上父下，益辛泻苦。自年前十二月大寒节起，至二月惊蛰终止。天时寒风切冽，霜雪水冰，蛰虫伏藏。民病关节禁固，腰腿疼，中外疮疡。

二之气　少阴君火用事，火盛金衰，补肺泻心。自二月春分节起，至四月立夏终止。天时风和时雨寒，大生羽虫。民病淋，气郁于上而热，令人目赤。

三之气　少阳相火用事，君相二火，泻苦益辛。自四月小满节起，至六月大暑终止，天时大火行，热气生，羽虫不鸣，燕百舌杜宇之类。民病厥热心痛，寒更作，咳嗽，目赤。

四之气　太阴湿土用事，子母相顺，泻肺补肾。自六月大暑节起，至八月白露止。天时大雨时行，寒热互作。民病黄瘟①衄血，咽干呕吐痰饮。

五之气　阳明燥金用事，心盛肺衰，火怕水复。自八月秋分节起，至十月立冬终止。天时瘟气乃止，初冬尤暖，万物向荣。民病寒热为邪，于春为疟。

终之气　太阳寒水用事，火衰心病泻咸益苦。自十月小雪节起，至十二月小寒终止。天时暴寒劲切，火邪恣毒，寒气暴止。民病生肿，咳嗽喘，甚则血溢，下连小腹而作寒中。

丑未年，太阴湿土司天，岁气湿化之候，太阳寒水在泉。

---

① 黄瘟：一作“黄疸”。

初之气　厥阴风木用事，主旺客衰，泻酸补甘。自年前十二月大寒节起，至二月惊蛰终止，天时大风发荣，雨生毛虫。民病血溢，经络拘强，关节不利，身重筋痛。

二之气　少阴君火用事，以下生上，泻甘补咸。自二月春分节起，至四月立夏终止，天时大火至，疫疠，君令宜行，湿蒸相搏，暴雨时行。民病瘟疫盛行，远近咸若。

三之气　少阳相火用事，土旺克水，补肾泻脾。自四月小满节起，至六月小暑终止。天时雷雨电雹，地气盛，湿气降。民病身重胕肿，胸腹满，感冒湿气。

四之气　太阴湿土用事，甘旺咸衰，补肾益膀胱。自六月大暑节起，至八月白露终止。天时炎热沸腾，地气升，湿化不流。民病腠理热，血暴溢，寒疟，心腹胀，浮肿。

五之气　阳明燥金用事，土能生金，益肝泻肺。自八月秋分节起，至十月立冬终止。天时大凉雾露降。民病脾胃寒，疟痢甚行。

六之气　太阳寒水用事，以上克下，泻脾补肾。自十月小雪节起，至十一月小寒终止，天时大寒凝冽。民病关节禁固，腰腿拘痛。

寅申年，少阳相火司天，岁气火化之候，厥阴风木在泉。

少阳相火，三焦浮流之火，火邪炎上，上克肺金，金受火克，肾水生母，则上盛下虚，虚阳上攻，变生诸疾，致伤元气。

初之气　厥阴风木用事，子父相逢，泻苦益辛。自年前十二月大寒节起，至二月惊蛰终止。天时热风伤人，时气流行。民病寒热交作，咳逆头疼，血气不调，心腹不快。

二之气　少阴君火用事，肺衰心盛，制苦益辛。自二月春分节起，至四月立夏终止。天时暴雨疾风，湿温相蒸。民病上热咳逆，胸膈不利，头痛寒热。

三之气　少阳相火用事，夏旺火炽，寒热，补肺益大肠。自四月小满节起，至六月小暑终止。天时炎暑亢旱，草萎河输。民病烦热目赤，喉闭失血，热渴风邪，人多暴死。

四之气　太阴湿土用事，火能生土，泻甘补咸。自六月大暑节起，至八月白露终止。天时风雨时至，炎暑未去。民病疟痢交作，寒热头疼。

五之气　阳明燥金用事，肺金受邪，泻苦补辛。自八月秋分节起，至十月立冬终止。天时寒热，风雨，草木黄落。民病寒邪风热，君周密①。

---

① 君周密：当作“君子周密”。

六之气　太阳寒水用事，心火受克，泻咸补苦。自十月小雪节起，至十一月小寒终止，天时寒温无时，地气正寒，霜露乃降。民病感冒寒邪，关节不利，心腹疼痛。

卯酉年，阳明燥金司天，岁气燥化之候，少阴君火在泉。阳明燥金者，肺与大肠之气，象西方庚辛也。

初之气　厥阴风木用事，金木相克，补酸泻辛。自年前十二月大寒节起，至二月惊蛰终止。天时阴始凝，风始肃，水乃冰，寒雨多，花开迟。民病寒热浮肿，失血呕吐，小便赤淋。

二之气　少阴君火用事，火盛金衰，泻苦益辛。自二月春分节起，至四月立夏终止。天时臣居君位，大热早行。民病疫疠流行，人多暴卒。

三之气　少阳相火用事，主盛客衰，泻心补肺。自四月小满节起，至六月小暑终止。天时燥湿交合，风雨暴至。民病寒热头疼，心烦作渴。

四之气　太阴湿土用事，以上生下，泻辛补酸。自六月大暑节起，至八月白露终止。天时早秋寒雨，有伤苗稼。民病卒暴寒热，风邪伤人，心疼浮肿，疮疡失血。

五之气　阳明燥金用事，金盛木衰，泻肺补肝。自八月秋分节起，至十月立冬终止。天时冬行春令，草木生芽青，风雨生虫。民病寒热作痢，气血不和。

六之气　太阳寒水用事，客来助主，益苦泻咸。自十月小雪节起，至十二月小寒终止。天时气候反温，热虫出现，反行春令。民病疫疠瘟毒，寒热伏邪。

辰戌年，太阳寒水司天，岁气寒化之候，太阴湿土在泉。太阳寒水者，足膀胱经也，与少阴肾经，合为表里，属北方壬癸水也。

初之气　厥阴风木用事，脾胃受邪，泻咸助甘。自年前十二月大寒节起，至二月惊蛰终止。天时气早暖，草早荣，温风至。民病瘟疠，寒热头疼，呕吐疮疡。

二之气　少阴君火用事，心火受邪，泻咸补甘。自二月春分节起，至四月立夏终止。天时春寒多雨，寒湿无时。民病气郁中病，浮肿寒热。

三之气　少阳相火用事，以上克下，泻咸助苦。自四月小满节起，至六月小暑终止。天时暴热乍凉，疾风暴雨。民病寒热吐痢，心烦闷乱，痈疽疮疡。

四之气　太阴湿土用事，土旺木衰，泻甘补酸。自六月大暑节起，至八月白露终止。天时风湿交争，雨生羽虫，暴风疾雨。民病大热短气，赤白痢泻。

五之气　阳明燥金用事，金生水旺，制咸益苦。自八月秋分节起，至十月立冬终止。天时湿热而行，客行主令。民病气虚客热，血热妄行，肺气壅盛。

六之气　太阳寒水用事，水盛火衰，泻咸助苦。自十月小雪节起，至十二月小寒终止。天时凝寒雨雪，地气正行湿令。民病病乃凄惨，孕妇多灾，脾受湿侵，肺旺肝衰。

巳亥年，厥阴风木司天，岁气风化之候，少阳相火在泉。厥阴风木者，足厥阴肝经也。肝属东方甲乙木，春旺七十二①也。

初之气　厥阴风木用事，脾胃受邪，泻酸补甘。自年前十二月大寒节起，至二月惊蛰终止。天时寒始肃，客行主令，杀气方至。民病寒居右胁，气滞脾胃虚壅。

二之气　少阴君火用事，火旺金衰，泻心补肺。自二月春分节起，至四月立夏终止。天时寒不去，霜雪冰，杀气施，草木焦，寒雨至。民病热中，气血不升降。

三之气　少阳相火用事，肺金受邪，泻苦益辛。自四月小满节起，至六月小暑终止。天时风热大作，雨生羽虫。民病泪中②耳鸣掉眩。

四之气　太阴湿土用事，木土相刑，泻酸益甘。自六月大暑节起，至八月白露终止。天时热气返用，山泽浮云，暴雨溽湿。民病心受邪，黄疸，面为浮肿。

五之气　阳明燥金用事，以金刑木，泻肺益肝。自八月秋分节起，至十月立冬终止。天时燥湿更胜，朦阴乃布，风雨乃行。民病寒气及体，肺受风，脾受湿，发为疟。

六之气　太阳寒水用事，主助客胜，泻酸补甘。自十月小雪节起，至十二月③小寒终止。天时畏火司令，阳乃火化，蛰虫出现，流水不冰，地气大发，草乃生。民病瘟疫，心肾相克。

按语：十二支分运某年六之气，发见民病尚不能作标准，而临床上亦可为之参考，不负前人之苦心。

心脏手少阴，本脏引经独活、细辛，补人参、天竺黄、麦冬、远志、山药、川芎、当归、羚羊、红花、炒盐金屑、银屑，泻枳实、葶苈、苦参、贝

① 七十二：一作“七十二日”。
② 泪中：一作“泪出”。
③ 十二月：原作“十二”，今据上下文补。

母、玄胡索、杏仁、郁金、黄连、前胡、半夏，温藿香、苏子、木香、沉香、乳香、石菖蒲，凉黄连、牛黄、竹叶、知母、山栀、连翘、元明粉、犀角、贝母、芦根、珍珠。

本脏病宜食麦、羊肉、韭，宜苦物，忌咸物。

小肠手太阳，本腑引经藁本、羌活行上、黄柏行下，补牡蛎、石斛、草梢，泻海金沙、大黄、续随子、葱白、荔枝、紫苏，温巴戟、茴香、大茴香、乌药、益智仁，凉木通、黄芩、滑石、黄柏、通草、山栀、车前、茅根、猪苓、泽泻、芒硝。

肝脏足厥阴，本脏引经柴胡行上、川芎行上、青皮行下，补木瓜、阿胶、沙参、橘叶、酸枣仁、青梅、米醋、猪肉、羊肉、山萸、薏米、鸡肉、诸肉，泻柴胡、黄连、白芍、川芎、黄芩、青皮、青黛、胆草，温木香、肉桂、吴萸、杨梅、栀子、杏仁、李子，凉黄连、黄芩、胆草、车前子、胡黄连、草决明。

本脏宜食芝麻、犬肉、李、韭，宜酸物，忌辛物。

胆腑足少阳，本腑引经柴胡、川芎行上、青皮行下，补当归、山萸、酸枣仁、五味子、诸酒、胡椒、鸡肉，泻柴胡、青皮、黄连、白芍、川芎、木通，温干姜、生姜、肉桂、陈皮、半夏，凉黄连、黄芩、柴胡、竹茹、胆草。

脾脏足太阴，本脏引经葛根行上、升麻行上、白芍、石膏行下，补人参、白术、黄芪、炙草、山药、芡实、陈皮、酒芍、南枣、枸杞、白茯苓、蜜糖、牛肉、升麻少用、柴胡少用，泻枳壳、巴豆、葶苈、青皮、大黄、山楂、神曲、麦芽、防风、赤芍，温丁香、木香、干姜、生姜、附子、官桂、砂仁、肉蔻、川芎、益智、吴萸、胡椒、花椒、良姜、糯米、甜酒，凉黄连、连翘、大黄、黄芩、寒水石、石膏、山栀、芒硝、西瓜、绿豆、苦茶、元明粉。

本脏食物同胃腑，宜食牛肉，宜甘，忌酸。

胃腑足阳明，本腑引经同脾脏，补白术、人参、黄芪、莲子、炙草、芡实、山药、陈皮、半夏、糯米、蜂蜜、白糖、荔枝、枣仁、山楂、神曲、麦芽，泻大黄、芒硝、牵牛、巴豆、厚朴、三棱、莪术、枳实、枳壳，温附子、肉桂、干姜、生姜、丁香、木香、藿香、砂仁、益智、香附、川芎、胡椒、吴萸、肉蔻、糯米、诸糖，凉石膏、山栀、大黄、元明粉、寒水石、黄连、生地、知母、黄芩、石斛、连翘、滑石、葛根、芦根。

本腑虚寒者，宜辛甘，忌苦；实热者，宜苦淡，忌甘。

肺脏手太阴，本脏引经桔梗，补人参、黄芪、天冬、阿胶、紫菀、山药、五味子、麦冬、瓜蒌、百部、白胶、沙参、兜铃、白茯苓，泻葶苈、防风、枳壳、槟榔、桑皮、通草、泽泻、琥珀、赤苓、苏叶、枳实、广黄、杏仁、莱菔子，温干姜、生姜、肉桂、木香、白蔻、苏子、半夏、橘红、胡椒、川椒，凉黄芩、山栀、桔梗、石膏、杷叶、元参、贝母、青黛、羚羊、竹沥。肺病饮食宜黍鸡、桃、葱，宜辛物，忌苦物。

大肠腑手阳明，本腑引经葛根、升麻行上、白芷、石膏行下，补粟壳、牡蛎、木香、莲子、肉蔻、诃子、棓子[1]、龙骨、沙糖、糯米、石蜜、棕榈子，泻大黄、芒硝、牵牛、巴豆、枳壳、枳实、桃仁、槟榔、葱白、麻子仁、续随子、榧实，温人参、干姜、肉桂、吴萸、半夏、生姜、胡椒、丁香、糯米、桃花石，凉条芩、槐花、黄连、大黄、胡连、栀子、连翘、芒硝、苦参、石膏。

肾脏足少阴，本脏引经独活、肉桂、盐、酒，补知母、黄柏、生地、熟地、龟板、虎骨、覆盆子、牛膝少用、杜仲少用、锁阳、山药、鹿茸、枸杞、当归、苁蓉、山萸，泻猪苓、泽泻、琥珀、苦茗、赤苓、白苓、木通，温附子、干姜、肉桂、沉香、破故纸、枳实、乌药、钟乳、胡芦巴、白马茎、狗肉、阳起石、五味子、巴戟天、诸酒，凉黄柏、知母、生地、地骨皮、丹皮、元参。肾病宜食大豆、猪肉、粟、藿，宜咸，忌甘。

膀胱腑足太阳，本腑引经藁本、羌活行上，黄柏行下，补橘核、龙骨、续断、菖蒲、益智、黄芩，泻芒硝、猪苓、泽泻、滑石、车前子、瞿麦、木通，温茴香、肉桂、乌药、沉香、荜澄茄、山萸，凉黄柏、知母、地肤子、防己。

三焦腑手少阳，本腑引经柴胡、川芎行上、青皮行下，补人参、黄芪、藿香、炙草、白术、桂枝，泻枳壳、枳实、青皮、莱菔子、乌药、神曲、泽泻，温附子、丁香、益智、山茅、荜澄茄、厚朴、干姜、茴香、菟丝子、沉香、山萸、胡椒、补骨脂，凉石膏、黄芩、黄柏、山栀、滑石、木通、车前子、胆草、地骨皮、知母。

包络腑手厥阴，本腑引经柴胡、川芎行上、青皮行下，补黄芪、人参、肉桂、苁蓉、胡芦巴、鹿血、菟丝子、沉香、故纸、狗肉、诸酒，泻大黄、芒硝、枳壳、黄柏、山栀子、巴豆、乌药，温附子、干姜、肉桂、沉香、腽肭脐、川芎、益智、柏子仁、白蔻、补骨脂、猪肉、茴香、硫黄、乌药、钟乳、烧酒，凉黄柏、知母、黄连、黄芩、山栀、柴胡、石膏、滑石、腊雪、元明

---

① 棓子：五倍子的别名。

粉、寒水石。

仍宜遵《本草纲目》作准绳。

十二阴阳五脏六腑经络诀

肺经手太阴　阳明大肠经　手少阴君火心　太阳小肠行
厥阴心包络　三焦少阳停　太阳足膀胱　少阴肾经寻
胆为少阳位　厥阴肝即逢　阳明胃经络　太阴脾土成

六气主客胜负　上下加临　主客胜负

子午之纪图客气主岁如何判，在泉左起相生算。土生相火相生金，五行顺生从此断

主气万载而不易　主气应地者静

初之气太阳寒水	天时水流覆冰　霜雪时降	民病腹痛清厥	风
二之气厥阴风木	天时地起飘风	民病眩冒	火
三之气少阴君火	天时炎炽大作	民病疫疠盛行	暑
四之气太阴湿土	天时雨水淋争	民病濡泻肿满	湿
五之气少阳相火	天时凉风愆期	民病疟	燥
终之气阳明燥金	天时寒气潇洒	民病肺嗽风热	寒

客气一岁而一迁，客气应地者动。

丑未之纪图

初之气厥阴风木	天时大风数举	民病强直肢痛	风
二之气少阴君火	天时暄热	民病血溢血泻	火
三之气太阴湿土	天时暑雨蒸溽	民病黄疸	暑

上下加临　主客胜负

四之气少阳相火	天时热郁淫雨	民病疟痢	湿
五之气阳明燥金	天时大凉	民病咳逆	燥
终之气太阳寒水	天时大寒凛冽	民病厥逆禁固	寒

寅申之纪图

初之气少阴君火	天时温和风举	民病掉眩	风
二之气太阴湿土	天时雨降复暖	民病温热之喘	火
三之气少阳相火	天时赤地炎蒸	民病暴病暴死	暑

上下加临　主客胜负
四之气阳明燥金　天时凉雨时降　民病疟肿濡泻　湿
五之气太阳寒水　天时霜雪大凉　民病郁热之疢　燥
终之气厥阴风木　天时霜雪少风大起　民病目病赤肿　寒

卯酉之纪图

初之气太阴湿土　天时雨作风举　民病泻肿眩晕　风
二之气少阳相火　天时湿热　民病疫疠天行　火
三之气阳明燥金　天时雨水愆期，天气燥热　民病痈肿疮疡　暑
上下加临　主客胜负
四之气太阳寒水　天时雨雹不时　民病泻泄　湿
五之气厥阴风木　天时云雾不宁　民病强直　燥
六之气少阴君火　天时雨雪愆期　民病中热　寒

辰戌之纪图

初之气少阳相火　天时暄暖　民病温风　风
二之气阳明燥金　天时万物干燥　民病诸热之疾　火
三之气太阳寒水　天时热郁　民病内热　暑
上下加临　主客胜负
四之气厥阴风木　天时风雨交作　民病痹　湿
五之气少阴君火　天时凉风愆期，草木晚凋　民病疮疡　燥
六之气太阴湿土　天时雨雪交作　寒风凛冽　民病痹厥　寒

己亥之纪图　主气应地者静　客气应天者动

初之气阳明燥金　天时草木晚发　民病两胁痛　风
二之气太阳寒水　天时天气反凉　民病郁热　火
三之气厥阴风木　天时风火交作　民病眩晕呕逆　暑
上下加临　主客胜负
四之气少阴君火　天时蒸溽淋雨　民病泻痢　湿
五之气太阴湿土　天时淫溃　民病泻肿　燥
六之气少阳相火　天时蛰虫反现，流水不冰　民病风热之疾　寒
主气万载而不易　客气一岁而一迁

五运六气总论

夫五运者，金木水火土也；六气者，风火暑湿燥寒也。天干取运，地支取

气。天干有十，配合则为五运；地支十二，对冲则为六气。天气始于甲，地气始于子，故甲子者，干支之首也。天气终于癸，地气终于亥，故癸亥者，干支之末也。阴阳相隔，刚柔相须，是以甲子之后，乙丑续之，壬戌之后，癸亥续之，三十年为一纪，六十年为一周，太过不及，斯见知矣。然以天干兄弟次序言之，甲乙东方木也，丙丁南方火也，戊己中央土也，庚辛西方金也，壬癸北方水也。以其夫妇配合言之，甲与己合而化土，乙与庚合而化金，丙与辛合而化水，丁与壬合而化木，戊与癸合而化火。故甲己之岁，土运统之；戊癸之岁，火运统之。然以地支循环之序言之，寅卯属春木也，巳午属夏火也，申酉属金秋也，亥子属冬水也，辰戌丑未属四季土也。以其对冲之位言之，子对午而为少阴君火，丑对未而为太阴湿土，寅对申而为少阳相火，卯对酉而为阳明燥金，辰对戌而为太阳寒水，巳对亥而为厥阴风木。故子午之年，君火主之；丑未之岁，湿土主之；寅申之岁，相火主之；卯酉之岁，燥金主之；辰戌之岁，寒水主之；巳亥之岁，风木主之。诗曰：子午少阴君火暑，丑未太阴湿土雨，寅申相火少阳炎，卯酉阳明燥金主，辰戌太阴司寒水，巳亥厥阴风木举。然五运者，有主运，有客运；六气者，有主气，有客气。主运、主气，万载而不易；客运、客气，每岁而一迁。然则客运也，有太过，有不及。太过之年，甲、丙、戊、庚、壬，五阳干也；不及之年，谓乙、丁、己、辛、癸，五阴干也。太过者，其至先；不及者，其至后。客气也，有正化焉，有对化焉。正化之岁，谓午、未、寅、酉、辰、亥之年也；对化之岁，谓子、丑、申、卯、戌、巳之年也。正化者，令之实；对化者，令之虚。假令甲子年，甲为土运，统主一年，子为君火，专司一岁，一期三百六十五日零二十五刻，合乎周天三百六十五度四分度之一也。一期之中，主运以位而相次于下，客运以气而周流于上。主运者，木为初之运，火为二之运，土为第三运，金为第四运①。客运者，假如甲子年，甲为土运，初之运即土也；土生金，二之运即金也；金生水，三之运即水也；水生木，四之运即木也；木生火，五之运即火也。火生土，每一运各主七十三日零五刻。太过之年，大寒前十三日交名曰先天；不及之岁，大寒后十三日交，名曰后天；平气之年，正大寒日交，名曰齐天。一岁之内，主气定守于六位，客气循行于四时。主气者，风为初之气，火为二之气，暑为三之气，湿为四之气，燥为五之气，寒为终之气。客气者，假如子午年，少阴君火司天，阳明燥金在泉，太阴湿土为天之左间，厥阴风木为天之右

① 此处当补“水为第五运”。

间，所以面南而命其位也。一气在上，一气在下，二气在左，三气在右。经曰：天地者，万物之上下也，而左右者，阴阳之道路也，地之左间为初之气，天之右间为二之气，司天为三之气，天之左间为四之气，地之右间为五之气，在泉为终之气，每一气各主六十日八十七刻半有奇。申子辰之岁，大寒日寅初一刻交初之气，至春分子时之末交二之气，至小满日亥时之末交三之气，至大暑日戌时之末交四之气，至秋分日酉时之末交五之气，至小雪日申时之末交终之气，所以一六天也。已酉丑之年，大寒日巳初一刻交初之气，至春分日卯时之末交二之气，至小满日寅时之末交三之气，至大暑日丑时之末交四之气，至秋分日子时之末交五之气，至小雪日亥时之末交终之气，所谓二六天也。寅午戌之年，大寒日申初一刻交初之气，至春分日午时之末交二之气，至小满日巳时之末交三之气，至大暑日辰时之末交四之气，至秋分日卯时交五之气，至小雪日寅时之末交终之气，所谓三六天也。亥卯未之年，大寒日亥时初一刻交初之气，至春分日酉时之末交二之气，至小满日申时之末交三之气，至大暑未时之末交四之气，至秋分日午时之末交五之气，至小雪日巳时之末交终之气，所谓四六天也。盖因客运加于主运之上，主气临于客气之下，天时所以不齐，民病所由生也。

按语：五运六气总论是天时合民病，简而易明之言，学者在迩勿求之远。

五运主病

诸风掉眩皆属肝木，诸痛痒疮疡皆属心火，诸湿肿满皆属脾土，诸气膹郁痿病皆属肺金，诸寒收引属肾水。

运气论

运气之教，先立其年，干分五运，支分司天。土运甲己，金运乙庚，水运丙辛，木运丁壬，火运戊癸，土君余臣。司天分例，司天为主气也，六化图推少阳之右，阳明治之，阳明之右，太阳治之，太阳之右，厥阴治之，厥阴之右，少阴治之，少阴之右，太阴治之，太阴之右，少阳治之。子午之上，少阴君火；丑未之上，太阴湿土；寅申之上，少阳相火；卯酉之上，阳明燥金[1]。

① 按文义当补“辰戌之上，太阳寒水；巳亥之上，厥阴风木”。

运气掌握图

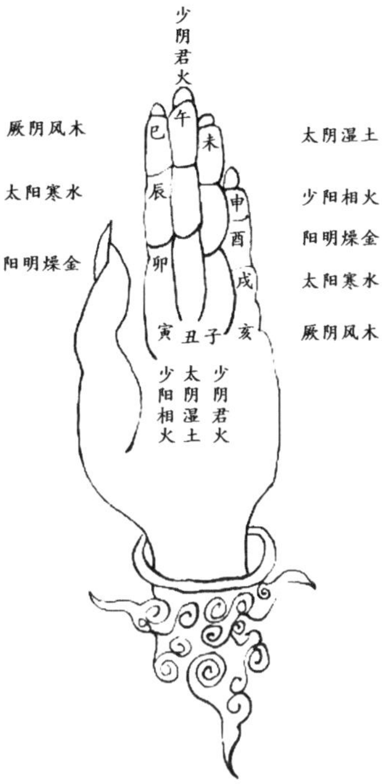

运气捷要

运者十干相合化，为金、木、水、火、土，五运也；气者十二支相冲制，成风、寒、暑、湿、燥、火也，此六气也。但运气皆有主客之分，不可不知。主运、主气，岁岁皆然，兹故不录。今将客运并录于下。客运者，假如甲年，即以土起运，亦从大寒日始，以次相生，至水①而终。每运亦各主七十二日零五刻，逐岁迁变者也。

客气者，以本年年支后第三支起运，假如子午年，子后第三支是戌，戌属水，就从大寒日起，太阳寒水为初之气，厥阴风木为二之气，少阴君火为三之气，太阴湿土为四之气，少阳相火为五之气，阳明燥金为六之气，三之气司天，六之气在泉。初之气，为在泉左间，五之气为在泉右间。二之气为司天右间，四之气为司天左间。每年一易者也，余皆仿此，每气亦各主六十日八十七刻半有奇。

① 此处“水”或当作“火”。

附：滑伯仁阴阳脉

浮者，不沉也，按之不足，轻举有余，满指浮上曰浮，为风虚运动之候，为胀，为满，为不食，为风，为喘，为表热。浮大乃伤风、鼻塞，浮滑疾为宿食，浮滑为饮。左寸浮，主伤风发热，头疼目眩及生痰；浮而虚迟，心气不足与心神不安；浮散，心气耗而虚烦；浮而洪数，心经热。左关浮，主腹胀；浮数而风热入肝；浮促则怒气伤肝，于心胸逆满。左尺浮，主膀胱风热，小便赤涩；浮而芤，男子小便血，而妇崩带；浮而迟，冷侵脐下而疝气痛。右寸浮，主肺感风寒，咳喘清涕，自汗体倦；浮而洪，肺热而咳；浮而迟，肺寒而嗽。右关浮，主脾胀中满不食；浮大而涩，为宿食；浮而迟，为脾虚。右尺浮，主风邪客下焦，大便秘；浮而虚，元气不足；浮而数，下焦风热。

沉者，不浮也，轻手不见，重手乃得，为阴逆阳郁之候，为实，为寒，为气，为水，为停饮，为癥瘕，为胁胀，为厥逆，为洞泄。沉细为少气，沉迟为痼冷，沉滑为宿食，沉伏为霍乱，沉而数内热，沉而迟内寒，沉而弦心腹冷痛。左寸沉，主心内寒邪，为痛，胸中寒饮，胁痛。左关沉，主伏寒在肝，两胁刺痛；沉弦为痃癖内痛。左尺沉，主肾脏感寒，腰背冷痛，小便频而浊，男为精冷，女为血结；沉而细，为胫痠阴痒，溺有余沥。右寸沉，主肺冷寒痰，虚喘少气；沉而紧滑，为咳嗽；沉细而滑，为骨蒸寒热，皮毛焦干。右关沉，主胃中寒积，中满吞酸；沉而紧，为悬饮。右尺沉，主病水，腰脚疼；沉而细，为下痢，兼小便滑而脐下冷痛。

迟者，不及也，呼吸之间，仅得三至，减于平脉一至，为阴盛阳亏之候，为寒，为不足。浮而迟，表有寒；沉而迟，里有寒。居寸为气不足，居尺为血不足，气寒则缩，血寒则凝。左寸迟，主心上寒而精气惨。左关迟，筋寒急而手足冷，并胁下痛。左尺迟，肾虚便浊，女子不月。右寸迟，主肺感寒，冷痰气短。右关迟，乃中焦寒及脾胃伤冷物不食；沉迟为积，右尺迟，为脏寒泄泻，小便冷痛而腰脚重。

数者，太过也，一息六至，过于平脉两至，浮数表有热，沉数里有热。右寸[1]主头疼上热，关[2]为肝热目赤，右关为脾热口臭。右尺为小便黄，大便

---

① 右寸：滑伯仁《诊家枢要》作“上为”。

② 关：据文义，当为“左关”。

秘涩。

滑者，流利也，如盘走珠，不进不退，为血实气壅之候，盖血不胜于气也①，为喘吐，为痰逆，为宿食，为经闭。滑而断绝者，经闭；不断绝者，不闭。上为喘逆，下为气结。滑数为结热，左寸滑，主心热；滑而实大，为心经舌强。左关滑，主肝热及头目为患。左尺滑，主小便淋涩而茎中痛。右寸滑，主痰饮呕逆；滑实为肺热而毛发焦，咽干膈壅痰嗽，头目昏而涕唾粘。右关滑，主脾热口臭及宿食不消，于吐逆；滑实为胃热。右尺滑，主相火炎而引饮多，脐冷腹鸣，或时下痢，女子主血实气壅，月事不通，和滑而疾为有孕。

涩者，不滑也，虚细而迟，往来极难，三五不调，如雨沾沙，如轻刀刮竹，然为气多血少之候，为少血，为亡汗，为血痹痛，为伤精。女人有孕为胎痛，无孕为败血病。左寸涩，主心神虚耗不安及冷气心痛。左关涩，主肝虚血散，腹胀胁满而身痛。左尺涩，主男子伤精疝气，女人月事虚败，若有孕，主胎漏不安。右寸涩，主荣卫不和，上焦冷痞，气短臂痛。右关涩，主脾弱不食，胃冷而呕。右尺涩，主大便秘，津液不足，小腹寒而足胫冷。经云：滑者伤热，涩者中雾露也。

虚者，不足也，散大而软，举按豁然，不能自固，气血俱虚之候，为伤暑，为虚烦多汗，为恍惚多惊，为小儿惊风。

实者，有余也，举按不绝，迢迢而长，动而有力，不疾不迟，为三焦气满之候，为呕，为痛，为气塞，为气聚，为食积，为痢，为伏阳在内。左寸实，主胸中积热，口舌疮而咽痛；实大为头面风热，烦燥体疼。左关实，主腹胁痛满；实而浮大，为肝盛目昏。左尺实，主小腹痛于小便涩；实而滑，为淋沥茎痛；实大为膀胱热，溺难；实而紧为腰痛。右寸实，主痰壅烦闷；实浮为肺热咽燥，喘嗽气促。右关实，主伏阳蒸内，脾虚食少，胃气滞；实而浮，为脾热，消中善饥，口干。右尺实，主脐下痛而便难，或时下痢后重。

紧者，有力不缓也，其来劲急，按之长，举之若牵绳转索之状，为邪风激搏，伏于营卫之间，为痛，为寒。浮紧为伤寒身痛；沉紧为腹中有寒，为风痫。左寸紧，主头热目痛而项强，紧而沉为心中气冷逆痛。左关紧，主心腹满痛，筋急胁痛；紧而盛，为伤寒浑身疼；紧而实，为痃癖。左尺紧，主腰脚脐下痛而小便难。右寸紧，主鼻塞膈壅；紧而沉滑，为肺实咳嗽。右关紧，主腹痛吐逆；紧盛为腹胀伤食。右尺紧，主下焦筑痛。

① 盖血不胜于气也：滑伯仁《诊家枢要》作“盖气不胜于血也”。

缓者，无力而慢也，往来舒缓，呼吸徐徐，为气血衰弱之候，为风，为虚，为痹而为疼，在上为项强，在下为脚弱。浮缓为风，沉缓为血气弱。左寸缓，主心气不足，怔忡多忘，项背急痛。左关缓，主风虚眩晕，腹胁气结。左尺缓，主肾虚冷而小便数，女人月事多。右寸缓，主肺气言语气短。右关缓，主胃弱；浮而缓，脾弱；不沉不浮，从容和缓，乃脾家之本脉。右尺缓，主下寒脚弱，风气秘滞；浮缓为胁风泄泻；沉缓为小腹冷感。

洪者，太盛也，腾上满指大而且实，举按有余，来至大而去且长，为经络表里皆热，血热燔灼之候，为烦，为咽干，为大小便不通。左寸洪，主心经蓄热，眼赤口疮，头疼内烦。左关洪，主肝热身痛，四肢浮热。左尺洪，主膀胱热而小便赤。右寸洪，主肺热毛焦，唾粘咽干；洪而紧，为喘急。右关洪，主胃热呕吐，反胃咽干；洪而紧，为腹胀。右尺洪，主腹满便难，或时下血。

微者，不显也，指下寻之依稀轻细，似有若无，为气虚血败之候，为弱，为泻，为崩漏，为虚汗，为少气，为败血不止。浮而微者，阳不足，身体恶寒；沉而微者，阴不足，脏寒下痢。左寸微，主心虚忧惕，荣血不足。左关微，主肝虚，四肢恶寒拘急。左尺微，主败血不止，男必损精溺血，女为带崩。右寸微，主上焦寒，冷痰不化而少气。右关微，主胃寒脾虚，饮食不消而气胀，心腹冷痛。右尺微，主内寒泻痢，脐下冷痛。

大者，不小也，浮取之若浮而洪，沉取之大而无力，为血虚气不能相入也。经云：大则病进。

小者，不大也，浮沉取之悉皆损，小在阳为阳不足，前大后小则头疼目眩，前小后大则胸满气短。

长者，不短也，指下有余而过于本位，气血皆有余也，为阳毒内蕴，三焦烦郁，浑身壮热，坐卧不安。

短者，不长也，两头无中间有，不及本位，气不足以前导其血也，为阴中伏阳，三焦气壅，及宿食不消。

芤者，浮大无力也，寻之则中间空而上下两头有，为失血之候，气有余而血不能统也。左寸芤，主心血妄行，为吐，为衄。左关芤，主胁肋痛，腹中停瘀，失血目昏。左尺芤，主小便血，女人月事病。右寸芤，主胸中积血，为呕，为衄。右关芤，主呕血不食，及停瘀肠痈。右尺芤，主大便下血。

牢者，沉小有力也，按之则坚，牢动而不移，为水火刑克，里虚表实，胸中气促，劳伤痿极。又主骨间疼痛，气居于表，此脉谓无胃气，危殆者也。

促者，阳脉之极也，脉来数，时一止复来者，曰促。阳独盛而阴不能相和也，为狂闷，为怒气逆上，为瘀血发斑，有为气、为血、为饮、为食、为痰之不同，盖先以气热脉数，而五者或一留滞于其间，则因之而为促，加则死，退则生。

结者，阴脉之极也，脉来缓，时一止复来者，曰结。阴独盛而阳不能相入也，为癥结，为七情所郁。浮结为寒邪滞经；沉结为积气在内，亦有为气、为血、为饮、为食、为痰之不同，盖先以气寒脉缓，而五者或一留滞于其间，则因之而为结，皆病脉也。

弦者，端直如弦也，按之不移，举之应手，为气血收敛，阳中伏阴，经络间寒气所滞，为痛，为疟，为饮，为疝，为劳倦，为拘急，为寒热，为冷痹，为血虚盗汗，为寒气凝结。弦数为劳疟，双弦为胁急痛，弦长为积。左寸弦，主头疼心惕，劳伤盗汗，乏力。左关弦，主胁急痛痃癖；弦紧为瘕疝瘀血；弦小为寒癖。左尺弦，主小腹疼，弦滑为腰脚痛。右寸弦，主肺气寒，咳嗽，胸中有痰。右关弦，主脾胃伤冷，宿食不消，心腹冷痛，为饮。右尺弦，主脐下急痛，下焦停水。

濡者，无力而软也，应散细如绵絮之浮水中，轻手乍来，重手却去，为气血不足之候，为少气，为无血，为疲损，为自汗，为痹，为下冷。左寸濡，主心虚易惊，盗汗短气。左关濡，主营卫不和，精神离散，体虚少力。左尺濡，主男子伤精，女子脱血，小便数，自汗多。右寸濡，主壮热憎寒，气乏体虚。右关濡，主脾软不化物，胃虚不进食。右尺濡，主下元冷惫，肠虚泄泻。

弱者，衰弱也，极细沉而软，怏怏不前，按之欲绝而未绝，举之即无，皆由精气不足，故脉萎弱而不振，为元气虚耗，萎弱无力，为痼冷，为閧热，为泄精，为虚汗。老得之顺，壮得之逆。左寸弱，主阳虚心痿自汗。左关弱，主筋痿无力，妇人产后，为客风而肿。左尺弱，主小便数，肾虚耳聋，骨肉痠疼。右寸弱，主身冷多寒，胸中短气。右关弱，主脾胃虚，食不化。右尺弱，主下焦冷痛，大便滑泄。

伏者，不见也，轻手取之，绝不可见，重手取之，附着于骨，为阴阳潜伏，关隔闭塞之候，为积聚，为瘕疝，为停食，为霍乱，为水气，为营卫气闭而厥逆。关前得之阳伏，关后得之为阴伏。左寸伏，主心气不足，神失其常；沉伏为忧郁。左关伏，主血冷腰脚疼，及胁下有寒气。左尺伏，主肾冷精虚，疝瘕寒痛。右寸伏，主胸中气滞，寒痰冷积。右关伏，主胸中脘积块作痛，及脾胃停滞。右尺伏，主下焦虚寒，脐下冷痛。

动者，伏如大豆，厥厥动摇，寻之有，举之无，不往不来，不离其处，多于关部见之，为痛，为惊，为崩漏，为泄泻下痢，为虚劳体倦，阳动汗出，阴出[1]发热。

代者，动而中止，不能自还，因而复动，由是复动，中止良久，乃复强起为代，主形容羸瘦，口不能言，如无病羸瘦而见止脉，是谓一脏无气，他脏代之，此凶兆也。若因病而气血骤损，以致元气卒不相续，或风家，或产家，脉见止代，只为病脉，不可同论。故伤寒科亦有虚悸而脉代者，心腹痛亦有结涩止代不均者。凡痛之症，多有是脉，勿以为凶。有妊娠而脉代者，谓二月之胎亦无虑也。

读滑伯仁脉学一遍，则觉胸有成竹，了如指掌。某脉见某部，则现某病，详细载清，果能三复斯篇，善于领会，更上一层楼矣。

再拜敬志

① 阴出：《诊家枢要》作“阴动”。

时疫温病气运徵验论

民国·李兆贞（天池）　撰
刘寨华　张华敏　朱二苓　主校

原书封面印有："是书乐善印送治疫经验各方。诸君于平时细心参考，若见此症，按方用药，自有奇功。如不暇细阅，幸无放弃，转赠他友。救人一命，胜造七级浮屠也。集善堂谨启"，后附有乐善印送捐款名单。扉页印有李天池医馆介绍，"馆寓西关多宝街第十号"，"精医眼科、瘰疬、喉科，统理男妇、小儿方脉"，以及"广州市十八甫，维新印务局承印"。自序后附"李兆贞印""天池"印二帧。参见附图。

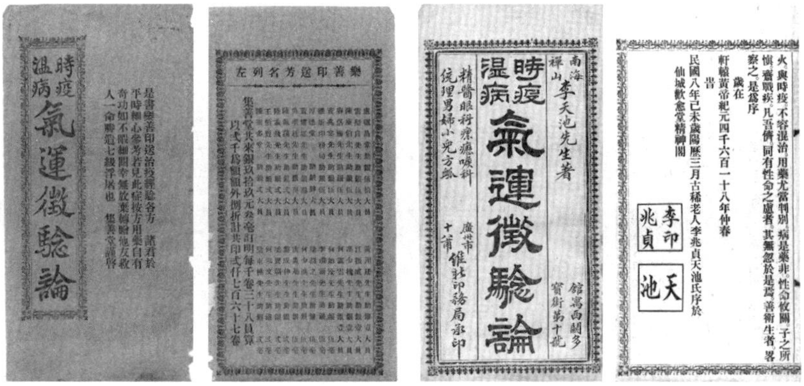

时疫温病气运徵验论

南海禅山　李天池先生著

前　言

天池先生，世医也。祖得青囊之秘，代有真传。且深究《内经》，年逾古稀，好学不倦。《礼》曰：医不三世，不服其药。先生医传五世，盖不待三折肱，已知为良医矣。壬子岁，手著《傩疫活命灵书》（傩，音那，乡人逐疫也），拯阽危以登仁寿，居乡觅医难者，持是书，依其法用药，活人甚众，久已脍炙人口，士夫称羡。去年六月，小儿偶染温病，毒邪壅闭，连日频烧，神昏脚软，急延先生调治，旬日而痊。友人吴君瓒廷，余之同年也，其妾十月，亦染时疫，势甚危殆。余介绍先生往诊，按症用药，迎机而解，半月而愈。同时，伊外孙病惊风水泻，面白、唇青、眼肿，咸谓为慢惊无疑。先生不以为然，谓其外似寒而内实热，仍投以清热泻药，须臾身热退，其疴立止。足见先生胆识具备，学问过人，且心存济世，悯人生之疾苦，于本年复著《时疫温病气运征验论》，俾阅者知所防患于未然，挽垂危于已病，诚医道中之乐善爱人也。余与瓒廷君同感先生盛德，谨撰数言以颂之。

时　民国七年戊午岁孟冬榖旦

黄永业　吴仕清　拜撰

序

壬子之岁，余所著《傩疫活命灵书》，疗疫一法，昭示来兹，亦既详且尽矣。惟《内经》岐[①]伯所论，五运六气，发病之源，未能详说其精微，不无遗憾。

凡人感风、寒、暑、湿、燥、火之生病，本于岁运，偏胜变化所致，守身不慎，感之者则百病丛生。按时疫与伤寒、温病，本不同源；认症治法，尤当分别。然疫乃毒疠之气，能速人于死期。盖风寒温病，乃四时之[②]常病也，略可缓治。每见时疫盛行之际，有感风寒之病求医者，医认症不确，将四时常病混归疫治。在病者无知，惟医所定；医之轻视，及而不察，实难免其咎。不知伤寒初感三日之内，以发汗为先，而时疫、温病又忌疏散，斯时介于两可之间，若罔知病情，用药失当，最易牵入危机；或症急药缓，得稳当之名，有耽搁之误。昧经权之妙者，无格致之明。

观于去年，戊午夏秋之交，淫雨缠绵，西流盛涨，夏行冬令，所感风寒者甚众，然误作疫治而殒命者亦不鲜。危急之际，奚堪庸妄之误投？疑似之秋，岂可纷纭之错乱！一着之谬，此生付之矣。余深悯之，兹录《内经》岐伯所论气运之征验，因名其篇曰：气运征验论。将余鄙见所及，次第条陈，以供诸大雅，并用浅言俗语解释注叙，俾常人未谙医学者皆晓然。未病以前，节饮食，慎起居，知所趋避；既病以后，当知风、寒、暑、湿、燥、火与时疫不容混治，用药尤当判别。病是药非，性命攸关。子之所慎，齐战疾。凡吾侪同有

---

① 岐：原作“歧”，据改，下同。
② 原作“四之时常病”，据文义改。

性命之虑者，其无忽于是焉，善卫生者略察之。是为序。

岁在　轩辕黄帝纪元四千六百一十八年仲春
时　民国八年己未岁阳历三月
古稀老人李兆贞 天池氏
序于仙城欢愈堂精神阁

时疫温病气运徵验论

男卓英剑萍氏 编辑
受业张悦祺　陈敬贤 同参
孝廉黄永业耀墀先生 评阅

《内经》解义

《内经》即《灵枢》《素问》之总名。素者，本也。问者，黄帝问岐伯也，问其天时、地利、人事、民生疾苦、脉理、用药、治病，陈其性情之源、五行之本，故曰《素问》，为医学之祖也。

在昔，黄帝生而神灵，弱而能言，幼而徇齐，长而敦敏，道成而登天。

注：黄帝，有熊国君之子，姓公孙徇疾也，都轩辕之丘，故号之曰“轩辕黄帝”，在位一百载。

岐伯，黄帝之师也，与黄帝所论司天、在泉，五运、六气，生病之因，用药治病之法，实为医道中万世之圣教也。

发明六十年花甲五运生病之原

盖天干五行化五运者，甲己化土运，乙庚化金运，丁壬化木运，丙辛化水运，戊癸化火运。此天干所化五行，即五运也。天干，甲乙丙丁戊己庚辛壬癸，十年轮回一次。地支，子丑寅卯辰巳午未申酉戌亥，十二年轮回一次。于是将天干加于地支之上，成六十年一花甲，由甲子、乙丑，数至癸亥止，于是六十年，无一年相同其年号者。六十年之中，一岁之内，分为五运六气内淫者，过也，乱也，又浸淫而生病。天地之气，不无偏胜偏者，不正也。胜者，太过也。六淫者，风寒暑湿燥火也，又曰：阴阳风雨晦明，亦谓之六淫。其名则殊，其理一也。

按：《左传》昭公元年，医和曰：天有六气，以生人百病。曰：阴阳风雨晦明也。注：阴淫生寒疾，阳淫生热疾，风淫生末疾末，言手足四肢病也，雨淫生腹疾天雨多则成注泄、肚痛疴也，晦淫生惑疾晦，夜也，宴寝过节，其心惑乱，明淫生心疾明，昼也，思虑烦多，心劳生疾。

发明司天、在泉解义

按：司天、在泉，即天地分上下，各半年用事也。司天者，即天司其政也。在泉者，即地行其令也。司天由先年大寒起，上半年归司天，行其五运六气之政令，至本年夏至后、立秋前，司天交代在泉行政，下半年归地用事，即在泉也。

五脏六腑详说

心、肝、肾、肺、脾，谓之五脏。肝，人称曰肝，豕名猪润。脾，人称曰脾，豕名横利。

六腑名目：三焦、胆、膀胱、小肠、大肠、胃，此名六腑。三焦，即右肾，又名相火。膀胱，人称曰膀，豕名小肚。胃，人称曰胃，豕名猪肚。

五脏六腑总名：心名手少阴，肾名足少阴；心包名手厥阴，肝名足厥阴；肺名手太阴，脾名足太阴。五脏为阴。

三焦名手少阳，胆名足少阳；小肠名手太阳，膀胱名足太阳；大肠名手阳明，胃名足阳明。六腑为阳。

何以谓之手三阳、足三阳、手三阴、足三阴？盖手三阳，其脉循手指上臂，直行至头顶，极而下行至足指也。足三阴，由足指起脉，上行至头顶，极而下行，循臂至手指端止。其阴阳气血来往，日夜周流不息。

阅者能明司天、在泉之解义，能记五脏六腑之名目，则下文所述岐伯论司天在泉、生病之源，自能洞悉其精微。

论五运六气瘟疫温病之起止

按一年之内，春夏秋冬谓之四季。辰戌丑未，谓之四土。每季必兼一土，惟六月未月之未土，属长夏，脾土用事。此六月作一季论，故有五季之称，即五运也。

又分为六气，由先年大寒起至惊蛰，为初气。春分至立夏，为二气。小满至小暑，为三气。夏至至立秋前，为气交，由此交下半年在泉用事也。大暑至白露，为四气。秋分至立冬，为五气。小雪至小寒，为终，六气止。

随录《内经》十二年内六气生瘟疫、温病时候之起止。子午之岁，五之气民病温。丑未之岁，二之气瘟疠大行，远近咸若。瘟疠即瘟疫也，远近皆有出现。寅申之岁，初之气温病乃起。卯酉之岁，二之气疠大至，民善暴死；又卯酉之岁，终之气其病温。辰戌之岁，人病疠温。巳亥之岁，终之气其温病疠。此十二年内，岁运之生温疠也。

盖疫疠之来，在乎世道之兴衰。盖时和岁稔，天气以和，民气以宁，虽当盛之岁亦微。至于凶荒、兵火之后，虽应微之岁亦盛。此气运自然之道也。

兹录《内经》黄帝与岐伯所论，气运司天、在泉，内淫生病之因。将十二年内，选出戊午、己未、庚申三年内淫病情，详叙于后。

戊午岁少阴心火司天民生疾病谱

黄帝问岐伯曰：天地之气，内淫而病何如？岐伯对曰：少阴司天，热淫淫者，过也，乱也，又浸淫而生病。所胜，怫音弗，仿怫也。热至，火行其政心火行政也，大雨且至本年雨多且大。民病胸中烦热，嗌音盍，软喉也干咽喉干也，右胠音拘，腋之下，肋之上。满满者，肋骨澎胀而痛。皮肤骨痛，寒热喘咳，唾血气喘咳且吐血，血泄痔血也，鼽音求，鼻内肉肿痛也，衄音忸，流鼻血也，嚏音涕，打咳呵也，呕，溺色变尿变黄赤色也，甚则疮疡音羊，生疮也，胕音付，背脊骨肿痛也肿，肩背臂臑音如，膊之下，肋之上。及缺盆中痛喉核左右，谓之缺盆，心痛肺䐜音田，咳至肺叶肿胀也，腹大满澎，澎而喘咳，病本于肺火盛伤金，故病本于肺。

（戊午岁）下半年阳明燥金在泉

帝曰：在泉下之变何如？岐伯曰：岁阳明在泉，燥淫所胜谓燥气太过也，则霿音梦，晦也。雾落雺多清瞑音茗，暗也。清者，天时薄寒也，民病喜呕，呕有苦呕苦水也，善太息呻大气叹息也，心胁痛，不能反侧心胸痛至不能转便，嗌干，面尘面上如有触冒尘土之色，身无膏泽皮肤燥也，足外反热因燥火克肾水，足外反热。

按：戊午岁，天干戊癸化火，阳火也。地支午火，阴火也。上半年阴阳两火合明，下半年燥金在泉，燥亦火之类也。一年之内，三火同炎，是故岐伯所论，本年民病俱皆热症。况复本年五之气民病温，是以有疫症出现之惨也。

己未岁太阴脾土司天

岐伯曰：太阴司天，湿淫所胜，则沉阴且布本年天阴居多，雨变枯槁是年土太过则克水，雨反枯槁而少，民病胕肿，骨痛阴痹阴痹，小便痹痛也，阴痹者按之不得言其痛甚也，腰脊头项痛肾与膀胱病也，时眩音元，眼花眩运也，大便难土盛克水，不能润下，阴气不用肾经受病，阳事不举，饥不欲食，咳唾则有血因咳见血，心如悬病饥悬者，挂也。见饭不思食，其心周日挂住肚饿，病本于肾肾被土克而病。

按：上半年，湿淫所胜，本患湿者多。又伤于湿者，下先受之，其病亦归于肾。是以岐伯所论胕肿、骨痛、阴痹、腰脊头项痛、大便难、阴气不用、心悬如病饥，此皆肾病也。盖本年己未岁，甲己化土，地支未亦土，两重土克制肾水，肾之水源既竭，不能制火，故有咳血之病生焉。然上半年用药治病，必先救肾之真阴，泻脾土之强盛，其次治湿，诚不异之法也。

己未下半年太阳寒水在泉

岐伯曰：岁太阳在泉，寒淫所胜，则凝肃惨慄。民病少腹少腹，小肚也控睾睾音亦，肾子也，引腰脊上冲心痛即肾气冲心也，血见吐血也，嗌痛喉痛也，颔肿口之下曰颔，腮颊肿痛也。

按：太阳即膀胱也。凝肃，谓天时寒气凝而不散。惨慄，寒甚也。控，牵引也，谓小肚牵连肾子，引腰脊上冲心而痛，此膀胱与肾之病也。血见，或口鼻见血。下颔肿也。

兹录己未岁一年之内，分别六气轮值内淫，生病变幻之异。绘图详释于后，俾阅者了然于心目也。

	上属天干为客，每气轮值　　下属地支为主，实居本位，年年如是，不用轮值
初气	天干厥阴肝风行政　　地支厥阴肝风用事 始大寒巳初初刻接任行政，终惊蛰卯初四刻交代二气 初气，客主皆风。本年湿土司天，风湿相混，风伤肝，湿困脾 民病血溢，筋络拘挛，关节不利，身重筋痿。痿者，手足无力
二气	上客　天干少阴心火行政　　下主　地支少阴心火用事 始春分卯正初刻接任行政，终立夏丑正初刻交代三气 二气，客主皆君火主政。本年湿土司天，湿火相蒸，火盛气热 民病瘟疠大行，远近咸若
三气	天干太阴湿土行政　　地支少阳相火用事 始小满寅初初刻接任行政，终小暑子初四刻交代在泉 三气，客太阴湿土行政，主少阳相火用事。又太阳寒水在泉，渐起行政，地之寒气上腾，天雨时降，雨后寒随之而起也 民病寒凝湿滞，身重胕肿，胸腹澎满
气交	夏至后立秋前　　太阴湿土司天交代太阳寒水在泉行政 民病寒湿，腹满气逆，寒厥拘急。气，气逆喘也。拘急，抽筋也
四气	上客　天干少阳相火行政　　下主　地支太阴湿土用事 始大暑子正初刻接任行政；终白露戌正四刻交代五气 四气，客相火，主湿土。火土合气，溽蒸上腾，天气为之否隔。然太阳在泉，寒风随发于朝暮，湿热相集，风火相搏 民病腠理郁热，湿热并行，血热暴溢，热逼吐血。疟，发冷也。心腹满热，甚则腹胀胕肿
五气	天干阳明燥金行政　　地支阳明燥金用事 始秋分寅初初刻接任行政，终立冬酉初四刻交代六气 五气，客主皆阳明燥金。燥令火行，寒露下，霜乃早降，草木黄落，寒气及体 民病在于皮肤腠理。多感风寒之病

续表

六气	天干太阳寒水行政　　　　地支太阳寒水用事 始小雪酉正初刻接任行政，终小寒未正四刻交代大寒 六气，客主皆寒水。寒大举，湿大化，阳光不振 民病感寒，关节禁固，筋骨不舒，腰腹痛

此己未岁之六气也。凡人五脏六腑，必跟岁运之偏胜变化以生病。是故黄帝曰：夫百病之生也，皆生于风寒暑湿燥火，以之化之变也。

按：风寒暑湿燥火，天之六气也，静而顺者为化，动而变者为变。何以谓之化？如春暖、夏热、秋凉、冬寒，四季之内，应热则热，应寒则寒，依其时而至，谓之化。化者，化生万物也。不但人无染病，即六畜、田禾、树木、鱼虫，皆沾其生化福。倘不依其时之次序，谓之动而生变。而去年戊午，天干戊癸化火，地支午火，一交四、五两月，又属巳午之火月，三火会合，本应行暑令时，热极为是。去岁不然，大雨多至，西流泛滥，夏暑反若冬寒，人患伤寒湿热，骨痛居多。迨交八月，寒气离位，炎火秋燥，复行其政，则寒暑针升至八十余度①，此之谓动变也。在人则染时疫，即禽畜多受其殃。吴又可先生谓“非其时而有其气者”，此也。

庚申岁三焦少阳相火司天病情谱

岐伯曰：少阳司天，火淫所胜，则温气流行温热之气流行也，金气不平肺属金，肺金受火克，故金气不平也。民病发热，恶寒而疟疟即发冷也，热上皮肤痛肺主皮肤，肺受火伤，故皮肤痛，色变黄赤因相火上炎，面变黄赤色，传而为水肾属水，因相火太盛，传至肾水亦病，身面胕肿身而背脊皆肿，仰息呻大气叹声也，泄注赤白肚泻且痢红白痢，疮疡音羊，亦疮也，咳唾血咳血，吐血，腹满满，膨②胀也，烦心心烦燥也，胸中热甚，则鼽衄③鼻肿流血也，病本于肺火炎伤金，病本于肺。

按：人有两肾，左肾属水，右肾属相火，肾水与相火相隔不远。本年相火行政，盛火流行，当必由近及远，近则先伤肾水，远则上烁肺金，岐伯所谓

① 寒暑针：即温度计。八十余度，当为华氏温度，相当于40℃以上。

② 膨：原作“澎”，下同。

③ 衄：原作“屻”，下同。

“金气不平者”是也。又曰：传而为水。盖言肾水亦被火逼而受伤，肺金既被焚其身，不能生养肾水，肾水已绝生化之源，母子同病，已成火炎水竭、阳光上泛之象。是故，经曰“寅申之岁，初之气温病乃起”者，言其热来之速也。

下半年厥阴风木在泉病情

岐伯曰：岁厥阴在泉，风淫所胜，则地气不明，平野昧天气阴昧，不明者多，草乃早秀。民病洒洒振寒如冷水浇背振寒一般，善伸善伸者，好伸舒其筋骨也，数欠欠者，俗语所谓打喊路也，心痛支满，两[①]胁里急心痛且两胁膨胀，里急也，食欲不下饮食不能落胃，鬲咽不通中膈与咽喉不通也，食则呕，腹胀善噫音衣，善呻大气，又噫嘻，恨声也，得后与气，则快然如衰，身体皆重。

按：得后者，谓本年所发之症，后至十二月，交大寒节，其岁气之病则快然如衰。衰者，去也。其病则快然而去。盖已上三年，火土行政，是以岐伯谆谆告诫，谓病本于肺与肾。然肺金受火之燥烁，肾水受相火之煎熬，复被土克，其伤也甚矣。以此三年而论，若不滋养肺金之津液，不救肾水之真阴，不泻相火之强盛，不审岁气以用药，其不死者几稀矣。

黄帝问岐伯曰：治司天、在泉之变，百病之生，奈何？岐伯对曰：高者抑之抑者，遏其火之炎上也，下者举之举者，升散其火之伏下也，有余折之折者，剉折泻其锐气之有余也，不足补之五脏六腑有不足者，扶其元气，调其精神，佐以所利，和以所宜利于补则补之，利于滋者养之，使各得其所宜，必分其主客身中平日有病，谓之主病；由外新感而得者，谓之客病也，适其寒温应清应补，各适其宜，同者逆之，异者从之。五脏六腑有同病者逆之。逆者，用药而攻也。有不同病者从之。从者，顺也，顺其性而补之。

论瘟疫

《内经》一书，医学之权舆也。轩辕黄帝与岐伯所论，民生疾苦，切脉用药，岁气内淫，生病之故，莫不穷究其本源，发挥其义理，以为后日治病之标准。其痌瘝在抱[②]，遗爱万世，足见圣教之深切也。惟瘟疫一症，为害最烈，

---

① 两：原作“西”，形误。

② 痌瘝在抱：痌瘝，音 tōng guān，指病痛，疾苦。意为把百姓的疾苦放在心里。

故言之特详。然时疫流行，何代蔑有？远者姑勿具论，就其耳目所及者，溯自甲午以来，或每年一见，或间岁一闻。有染是症者，存亡之机，在于顷刻，偶或不慎，身命随之，非细故也。

论其治法，有急、中、缓三者之别。然急者，无如触疠气、地毒之惨酷，病起仓猝，暴薨路毙，朝发夕死，语言错乱，神魂失守，药石无灵，此非人事所能挽救者，此急症也。其次中症，一起即发热，绝无寒冻之现象，身如火燎，日夜频烧，病者必见心痛、胸满、气喘，食不落膈，停滞胸中，即食即呕，甚则呕至苦水，舌苔黄黑，大小便闭结。或疴溏粪，其色黑臭，口干舌燥，大渴茶水。其脉与症，一日数变，此症之中者。至于缓症，初起时觉有微寒，或三两字钟久不等，及后寒气一散，身体发热不退，或日轻夜重，午后潮热，或有汗，或无汗，变幻不同。病者多见心翳，或疴呕，咽喉红肿，或因咳见血，腮颊浮肿，名曰大头瘟。眼见眩运，头项强，四肢骨痛，人神困倦，此症之缓者。

亦有初似缓，渐而重者，起时舌苔白如积粉，继则病深，渐变黄黑色。由此转症，不可不知也。倘疫疠盛行之际，以上之症，有三五样相同者，幸无忽略。缓症似可缓治，急症急攻，半日之疏虞，因轻致重，性命不保。刻即泻其疫火，一日之内，多则服药三剂，少则两剂，必审其症之缓急，观病者资质之强弱，用药之轻重，庶几无误。治疫经验方附录于后。

论温病

按温病与瘟疫，两者比较，盖温病多而瘟疫少也。按《内经》所论，瘟疫出于有时，人所共见，过时则无。温病乃个人之疾，所感者风寒暑湿燥火，乃天地六淫之常气。

按：温者，火病也，仍有外感、内因之别。从外而感者，如伤风寒，未经服药疏解，复误食酸敛腻滞，困邪入里，而成潮热咳嗽。内伤吐血之温病者，有伤寒传里，大热不退，以致谵言乱语，发癍之温者。有伤暑伏热，大汗淋漓，热甚口渴而成温者。有伤湿，久注中下焦，脾肾受病，湿久成热，中焦则病四肢、痿而无力，下焦则核症发现，此由外邪不解，而热结于中而成温也。有因饮食不节，五味所淫，平时酷嗜煎炒、甘脆、肥腴之物，纵酒不节而火伏于胃，积久成热，以致霍乱吐泻、抽筋之温者，岐伯谓“饮食太甚，筋脉横解，肠澼为痔，肠澼疴痢”也。为痔，大便成痔瘘也。即饮食中发生之温病矣。岐伯又云：冬不藏精，春必病温。然则亦有因房劳伤肾、阴亏火燥，而成春季之温病矣。此皆内外温症之所由生也。

集古人论由外感风寒传入阳明胃经化温病之原

魏荔彤曰：太阳伤风，以汗出、恶寒为正病。太阳伤寒，以无汗、恶寒为正病。若传入阳明胃经，以汗出、恶热为正病。

张令韶谓：燥气为阳明本气。燥气盛于上，则胃气实于中，故阳明燥气之为病，为胃家实热。

陈修园谓：表邪以解，故不恶寒。里邪以甚，故反恶热。

柯韵伯云：太阳以皮毛为表，阳明以肌肉为表。而阳明之表有二，有外邪传里之表，有内热达外之表，两者皆称温病。

吴人驹谓：身热汗自出，不恶寒反恶热，则病已离太阳经，而入阳明胃经矣。

张介宾云：太阳经为三阳之表，阳明经为三阳之里。

陈修园又云：胃土为万物所归。凡表热、里热之邪，无所不传胃，无所不化火。即与阳明胃经燥气混为一家，而成温病。

王安道谓：凡称阳明温病者，皆身热汗出，不恶寒而反恶热。

刘守真曰：呕者，火气炎上之象也，故胃热甚则呕。

成无己谓：盗汗，睡中出汗也。阳明病，表热则出自汗，里热则出盗汗。

以上诸公所论，多由外感风寒之邪，传入阳明胃经，化而成温病者。凡人最易生温病，莫如三阳。足太阳膀胱、手阳明大肠、足阳明胃此三者，名曰三阳。岐伯谓：三阳为器。器者，能容物器皿也。太阳膀胱，装溺之器。手阳明大肠，装大便糟粕之器。足阳明胃，贮谷食之器。三阳闭结不通，大小便不行，则五脏六腑之温病从此发生。是故岐伯曰：阳蓄积病死。而阳气当隔，隔者当写音泻，不亟正治，粗乃败之。

按：阳蓄积病死，言三阳蓄热太甚，则大小便闭结日深，以致阳气当隔。隔者，隔绝阳气，不能上下流行周身则死矣。不亟正治，亟，急也。不急从大便解决，泻其温毒之火，粗乃败之。粗者，粗工也。粗工二字，指庸拙之医士，谓之粗工。被拙医轻侮病者之症，用缓药羁迟，耽搁失治，或妄投温补，温病用温燥之药，刚与刚为，以致阳气破散，阴乃败亡也。

盖人平日，自内生之温病，因循不自知觉，由浅至深，变症百出。或误药而殒命，有不可胜言者。观于汪訒庵先生所言，凡人有由五脏六腑自生温病者，如忿怒生肝火，劳倦生脾火；有五行相克而生温病，如心火太盛，必克肺金，肝火太甚，必克脾土；有脏腑相移者，如肝移热于胆则口苦，心移热于小肠则便赤淋闭，此他经相移之温病也；有数经合而成温病者。相火起于肝肾，虚火由于劳损，实火生乎亢害，燥火本乎血虚，湿久而成温热，人火由于遏抑。何以谓之人火？凡事为人所制肘，肝气不舒，心郁成热，以致内伤吐血。此症妇人尤多。又有无名之火，无经络可寻，无脉证可辨，故有暴病暴死者。前辈谓“诸病之中，温病最多”，不可不加察也。

按：医之一道，为人命所悬。凡业斯道者，无论病之深浅，症之奇难，自当细心研究，方不愧仁者之术。余业医五世，且历经数十载，将管见所及，举其疫与温病，分两大纲目言之，以觉后世之患疫者。然疫疠与温病，症本同源，均属邪火也，然发病之因则各异。盖瘟疫，天火也，由天之五运六气而生，谓之标病。出现有时，过期若失，由外而至，又谓之客病也。观于历年疫发之盛衰，气运之征验，必出自天干，甲丙戊庚壬，阳年居多。如戊癸化火之岁，巳午火令之年。其余观于一岁之内六气属火者，如本年己未之岁，二之气，天干、地支皆少阴火令，故有温疠大行、远近咸若之言。夫温病者，人火也，由人之五脏六腑而生，为本病。积于平日，由内而生，即主病也。盖人之温病，有由七情喜、怒、忧、思、悲、恐、惊而生，有外邪传里化火而成，有饮食不节而蓄热于肠胃，有热入血室，烁尽精血之真阴，以成空火之温病者。岐伯所谓“病温，虚甚者死”，盖言其无水以济火也。倘一遇岁气天火流行，此时外则疫焰熏蒸，内则温病乘机泄发，同气相投，内外之火会合，难逃疫疠之殃。倘脏腑平和，虽外有疫焰之威，如乡无内匪，焉惹外盗之侵？若五内有蕴热在先，偶值岁气融和，外无助火之薪，有何妨害？惹疫导火之线，在乎人积温病之深浅。避温病之伏热，当于未病之前，节饮食之辛温，慎风寒之传里，即偶沾疫疠，可无性命之忧。守身在我，何患于六气耶？人定胜天，不亦然乎！

以后所列各方，观人之强弱，按症之轻重，初起时，或日服一剂至三剂止。疫乃烈焰之邪火，救之稍迟，肠胃为之糜烂，如屋宇之被焚，必以水救，疫火必以药治，幸无轻视，以致自蹈危机也。

治疫经验各方

五花傩疫饮

凌霄花贰[1]钱　川朴花壹钱　土银花肆钱　黄槐花贰钱　野菊花叁钱，后下　生栀[2]子叁钱，打　人中黄叁钱　牛蒡[3]子叁钱　条黄芩叁钱　牡丹皮叁钱，盐水煮

净水煎服。

如有兼症，加入后列各药同煎。

大渴茶水，加此二味：生芦笋壹两，生竹苾陆钱。

四肢骨痛，加此三味：老桑枝伍钱先煎，宽筋藤伍钱，生柳枝伍钱。

眼花眩运，加此三味：川天麻叁钱，双钩[4]藤叁钱，蔓荆子叁钱，打。

霍乱呕吐，加此四味：藿香叶钱半，鲜竹茹伍钱，生姜壹钱，大枣二枚。

瘟疫身热有汗，定必兼暑风，加此二味：香薷钱半，生莲叶伍钱。

疫之邪火，有内外分传，有从三阳传入，有由内传出三阳。一经三阳，定有头痛，分其头痛部位，加入后之引药。

太阳之脉主脑，头顶颈项痛，加此二味：藁[5]本钱半，羌活钱半。

阳明之脉主额，额与眉心痛，加此二味：升麻伍分，白芷壹钱。

少阳之脉主侧，两边额角痛，加此二味：川芎伍分，柴胡贰钱。

倘无头痛，疫非由三阳而入，无庸用此三阳引经药，嫌其燥散。

一有头痛，非此不能解决，在乎用时细详。

备录瘟疫应泻各症

大热不退，日夜频烧，谵言乱语，喉干口苦，气喷如火，胃逆呕吐，舌苔黄黑，大便闭结，小便刺痛，下痢胶毒，大渴茶水，午后潮热，心胸膨胀，脉沉而数，脉洪而实。

---

① 贰：原作“弍”，下同。
② 栀：原作“枝”，下同。
③ 蒡：原作“旁”，下同。
④ 钩：原作“勾”，下同。
⑤ 藁：原作“稿”，下同。

已上应泻各症，稍有二三相同，即用后列之洗肠涤胃五根饮，早泻行其疫毒，可获再生之庆。若执迷不悟，俟各症出齐而后泻，不免有顾此失彼之忧也。

洗肠涤胃五根饮

生芦根壹两　生茅根壹两　干葛根叁钱　大蓟根贰钱半　茜根片贰钱半　人中黄叁钱　川独活贰钱　川枳实贰钱　玄明粉钱半，冲服　生锦军肆钱，后下

净水煎服。

治疫紧要，在分已入胃、未入胃，此即性命之机关也。未入胃，其舌苔必白润而不渴；已入胃，必发热，大渴茶水，舌苔必黄，此疫邪入胃之证也。然疫疠初起有缓急，无论起自午前、午后，或先晚，或前两三日不等，有前列应泻各症发现，当即泻行大便，以引导疫毒从下而解，当必易愈。如服药有两三点钟之久，尚未见泻，仍可照方再服，务求泻出为度，令疫邪得路而出，庶无困毒之虞。其次用尖尾芋，擦匀周身手弯、脚弯，此亦分热出外之一法也。

按：服洗肠涤胃五根饮，或日服一二剂，或两三剂不等。经以泻出，审其症之轻重。如症重者，泻出大便臭而瘀黑，此外则染疫，内则借平日所积温病之胶毒而发也。观于《瘟疫论》，吴又可谓：治同里周因之者，患疫月余，计服大黄二十两，始得病退身安。据谓有是症则投是药，医家见理不透，经历未到，往往中道生疑，耽搁失治。但其中有一连泻两三日者，有间日而泻者，其中宽缓之施，有间用犀角地黄汤者，有补泻兼施者。按此论，诚治疫之经历语也。

盖泻过之后，身热有汗，尚见烦燥口渴，鼻干唇红，睡卧不安，此胃经疫火未清也。宜服加减竹叶石膏汤，或间服加减之犀角地黄汤。倘转午后潮热，日轻夜重，自泻过之后，五六日不大便，宜服加减之清骨散。此数方乃清热养阴之法也。

竹叶石膏汤

生石膏伍钱　干地黄叁钱　紫草茸五分　开麦冬叁钱　厚白芍叁钱　人中黄叁钱　生竹�壹两

用二过米水煎服。

此方如人虚弱，加花旗参贰钱。有痰，加制半夏贰钱，无痰免用。

犀角地黄汤

摩犀尖贰钱，另煎作茶[①] 生地黄叁钱 盐丹皮叁钱 厚白芍贰钱 红条紫草打，叁钱 生甘草贰钱

将犀角渣同药煎服。

按：服过此两方，转午后潮热，或五六日不大便，宜服清骨散以主之。

加减清骨散

银胡贰钱 青蒿钱半 知母叁钱 甘草贰钱 紫草茸伍分 川地骨壹两 鳖甲陆钱，打，先煎[②] 洋泻叶叁钱，后下[③] 玄明粉壹钱，冲服[④] 川枳实钱半。

净水煎服。

按：服过此方，大便通行，潮热以退则已。然大便虽有，其热尚未退清，此真阴亏损，胃经有郁火未散，宜服仲景升麻鳖甲汤。

升麻鳖甲汤

白油归叁钱 川升麻叁钱 鳖甲壹两，打，先煎 甘草叁钱

净水煎服。

盖感疫以后，间有呕吐不止，此疫邪入胃，胃家津液枯涸，空火上炎，水粥入口即吐，百药不效。宜服五汁饮以止之，冻饮更妙，无须助暖。

鲜藕汁贰两 雪梨汁贰两 林蹄汁贰两 老姜汁壹酒杯 旧金汁贰两

以上五汁饮，有用生地贰两，切薄片，另用生藕汁四两，浸透生地，擂烂揸汁，和前五汁，循循饮之。此亦养阴退热、生津止呕之一法也。如呕止，去姜汁勿用。

按：己未岁，太阴湿土司天，岐伯所谓“湿淫所胜”。且二之气心火当令，本年湿火相集，多因积湿而成温病，或水肿，或发黄，皆由湿热熏蒸而化出各症。宜当分两治法，一从小便引导，用驱湿三阳散；次从大便解决，用愈湿启泰汤以主之。

---

① 另煎作茶：原书在药名前。

② 打，先煎：原书在药名前，下同。

③ 后下：原作在药名前。

④ 冲服：原作在药名前。

驱湿三阳散

生栀子叁钱　车前子叁钱　地肤子叁钱　草梢叁钱　扁蓄贰钱　川萆薢肆钱　地龙干叁钱　川滑石叁钱　石韦叁钱　茵陈叁钱

净水煎服。

此方治湿热下注，咽干口渴，少腹膨满，小便不通，或淋浊尿血，或因热以成水肿等症。

愈湿启泰汤

大腹[1]皮叁钱　川加皮叁钱　桑白皮肆钱　地骨皮伍钱　嫩青皮钱半　土茵陈肆钱　生栀子叁钱打　川枳实贰钱　洋泻叶[2]肆钱，后下　玄明粉贰钱，冲服。

净水煎服。

此方治疫邪已[3]退，胃经仍有蓄热，渴饮水浆，心胸烦满，喘急气涌。此聚湿在里，急服此方，迟则势必发黄，以致眼白、皮肤皆转黄色也。如患寒湿者，宜服仲景五苓散以主之。

五苓散方

天生术叁钱　云茯苓伍钱　猪苓叁钱　泽泻[4]叁钱　边桂心叁分，另焗冲服

净水煎服。

时疫温病止渴代茶方

雪梨干伍钱，拣好[5]　紫草茸伍分　生竹苾伍钱　灯心花叁札

净水煎作茶。

又方：

生茅根壹两　生芦笋壹两　煎浓水局龙井茶贰钱

以上止渴两方，煎好后，随时分饮量与。

又方：

---

① 腹：原作“福”。

② 洋泻叶：即番泻叶。

③ 已：原作“以”。

④ 泻：原作“泄”。

⑤ 拣好：原作在药名前。

大麦芽伍钱　布渣叶叁钱　旧陈皮壹钱　七夕仙禾叁钱　旧渣炭钱半　旧建曲钱半

煎好局旧普洱茶钱半。

是方无论伤寒、伤暑、时疫，及病前、病后，如有误食腻滞，米气太早，宜服此方以解之。

病初起宜食杂粮

煲老冬瓜加旧陈皮，兼暑加生莲叶，旧参薯，白皮心番薯要出过水，生鸭肾煲把齿萝卜，火腿生鸭利翼煎汤泡固城面；腊鸭肾煲通米粉；火腿煲桂花粉；生鸭肾煲河口粉丝。

病愈调痊补益各方

傩疫奏凯汤

正花旗参贰钱　荠苨叁钱　泽兰叁钱　白芍叁钱　鲜鳖甲肆钱，打，先煎　白薇叁钱　淮山叁钱　桑白叁钱　鲜龟板伍钱，打，先煎　甘草贰钱　元参叁钱　丹皮叁钱

净水煎服。

还我精神欢愈饮

石柱参叁钱　白油归叁钱　蒸枣仁贰钱半　炙甘草贰钱　大熟地肆钱　淡茯蓉叁钱　天生术贰钱半　制首乌肆钱　厚白芍贰钱　旧陈皮壹钱　川狗脊叁钱　冬虫草叁钱

净水煎服。

五子养亲汤

菟[1]丝子贰钱　桑椹子叁钱　女贞子叁钱　冬葵子叁钱　枣杞子贰钱　胡桃肉叁钱　晒圆肉贰钱　猕仁肉叁钱　北沙参叁钱　黑玄参叁钱　苦参贰钱　炙甘草贰钱

净水煎服。

---

① 菟：原作“兔”。

按：人之患时疫瘟病，倘病势已痊，自当审其人之强弱，如气血充足，染疫虽重，元神未坏，既愈以后，饮食日进，精神日旺，何须仗药力以调补！如体质素弱之人，患病日深，体魄既伤，若非培养得宜，难图复其精神。每见人弱病深者，虽则病势全消，失于调补之方，后则以成痼疾者不少。是以时疫有难治之症者三：一，六脉阴阳俱洪，次第浮沉不分，此因火焰水竭，阳光上泛，油尽灯烘之象。二，六脉皆沉细无力，此先天胎元薄弱，补之则疫火愈甚，攻之则几微之气不胜其攻，攻不可，补不可，立于两危之道。三，左肾、右肾两尺脉浮洪，其余心、肝、肺、脾四脉不现，此阴盛阳绝之候也。盖左肾属坎卦，为龙火；右肾三焦，属震卦，为雷火。此龙雷两火，宜静不宜动。凡人肾水先亏，内则蓄成温病，龙雷两火隐伏，待时而发。惹疫之难救者，在此三也，岐伯所谓“病温，虚甚者死”，此其证也。然疫毒之伤人，先伤气与津液，其次伤精血，其次伤五脏六腑。一旦扫除疫疠之日，喜获再生之庆，为气乃无形之物，病退易于复原，然精与血属有形之质，在于培养及时，如三冬旱草，得雨即荣。补之轻重，智者当知，尚须节饮食、慎风寒以自卫。

以上所订三方，先养肺金之元气，暨滋肾水之真阴，宁心神以生血，助脾胃以进饮食，按症用药，自当临时斟酌，以收圆满之效果。是诚善其后，以奏肤功也。

附：《时疫温病气运徵验论》治疫经验

杨威　刘寨华　于峥

《时疫温病气运徵验论》对温病、瘟疫的辨识自成纲目，治疫之法次第有序，对《内经》五运六气之理的阐发颇合临证之用，兹总结如下。

1. 穷究疫病本源，温病为本病、主病，瘟疫为标病、客病

《时疫温病气运徵验论·论五运六气瘟疫温病之起止》录《内经》十二年内六气生瘟疫、温病时候起止："子午之岁五之气，民病温。丑未之岁二之气，瘟疠大行，远近咸若。寅申之岁初之气，温病乃起……"又以疫疠在乎世道兴衰，"盖时和岁稔，天气以和，民气以宁，虽当盛之岁亦微，至于凶荒、兵火之后，虽应微之岁亦盛。此气运自然之道也。"此说与吴鞠通《温病条辨》卷首之语相似。

该书详叙戊午、己未、庚申三年内淫病情，可与书成前后（1918 戊午、1919 己未、1920 庚申）的疫病实情对应参考，列每年司天、在泉民生疾病谱，并绘己未岁六气轮值内淫生病变纪之图，使阅者了解于心目。其图强调每气"上属天干为客，随气轮值"，"下属地支为主，实居本位，年年如是，不用轮值"。即以天干行政为客气，每岁司天者应于三之气，在泉者应于终之气，依厥阴肝风、少阴心火、太阴湿土、少阳相火、阳明燥金、太阳寒水之序六气轮值。以地支用事为主气，居于本位，固定于厥阴肝风、少阴心火、少阳相火、太阴湿土、阳明燥金、太阳寒水之序。夏至后、立秋前，为司天、在泉气交之时。"凡人五脏六腑必跟岁运之偏胜变化以生病"，每年五运六气不同，民病瘟疫、温病亦有不同。

按客病、主病区别瘟疫、温病，病因不同，认症、治法尤当分别。《时疫温病气运徵验论·论温病》称："按《内经》所论，瘟疫出于有时，人所共见，过时则无。温病乃个人之疾，所感者风寒暑湿燥火，乃天地六淫之常气。"由是分为瘟疫、温病两大纲目，"疫疠与温病，症本同源，均属邪火也，然发病之因则各异。盖瘟疫，天火也，由天之五运六气而生，谓之标病，出现有时，过期若失，由外而至，又谓之客病也。……夫温病者，人火也，由人之五脏六腑而生，为本病，积于平日，由内而生，即主病也。"

李天池认为：瘟疫少，温病多。历年疫发之盛衰、气运之徵验，必出自天干，甲、丙、戊、庚、壬阳年居多，如戊癸化火之岁，巳午火令之年，其余观于一岁之内六气属火者，如己未岁二之气，天干地支皆少阴火令，故有“温疠大行，远近咸若”之言。温病或由七情而生，或由外邪传里化火而成，或由饮食不节而蓄热于肠胃，或热入血室，烁尽精血真阴以成空火而致。若精亏无水以济火，一遇岁气天火流行，外则疫焰熏蒸，内则温病乘机而发，内外之火会合，难逃疫疠之殃；若脏腑平和，虽外有疫焰之威，内无内匪，难惹外盗之侵；若五内有蕴热在先，偶值岁气融和，外无助火之薪，也无妨害。因此，岁气流火外因虽难避免，内因“人积温病深浅”却可自控，于未病之前，避温病之伏热，节饮食之辛温，慎风寒之传里，“即偶沾疫疠，可无性命之忧”，故“守身在我，何患于六气耶?”

2. 发挥医经义理，百病之生皆六气之化之变

李天池推崇《内经》，该书开篇即为“《内经》解义”，称《内经》为医学之权舆，为后日治病之标准。“《素问》为医学之祖也”，歧伯与黄帝所论“司天、在泉，五运、六气，生病之因，用药治病之法，实为医道中万世之圣教也”。他对《素问》文句的解读多结合疫病临证的个人体验。

“黄帝曰：夫百病之生也，皆生于风、寒、暑、湿、燥、火，以之化之变也。”语出《素问·至真要大论》［2］，王冰注曰：“风寒暑湿燥火，天之六气也。静而顺者为化，动而变者为变，故曰之化之变也。”张介宾注曰：“气之正者为化，气之邪者为变，故曰之化之变。”李天池承王冰之说而详加阐释，以“春暖、夏热、秋凉、冬寒，四季之内，应热则热，应寒则寒，依其时而至，谓之化”，“化者化生万物也，不但人无染病，即六畜、田禾、树木、鱼虫，皆沾其生化之福。徜不依其时之次序，谓之动而生变。”又以1918戊午年为例，戊火，午火，四五月为巳午之火月，“三火会合，本应行暑令时，热极为是”，却“大雨多至，西流泛滥，夏暑反若冬季寒”，人患伤寒湿热，骨痛居多；迨八月寒气离位，炎火秋燥复行其政，气温聚升，此谓之动变也，在人染时疫，禽畜多受其殃。可知，百病生于六气失序变动，六气依时而化则无病殃。

“阳蓄积病死，而阳气当隔。隔者当泻，不亟正治，粗乃败之。”语出《素问·生气通天论》，王冰注曰：言三阳蓄积，怫结不通，不急泻之，亦病而死。《素问·阴阳别论》曰：三阳结谓之隔。“三阳”谓太阳小肠及膀胱之脉也。李天池认为，足太阳膀胱、手阳明大肠、足阳明胃，此三者名曰三阳。“凡人最易生温病，莫如三阳”。并举柯韵伯、张介宾、王安道、刘守真、成无已诸公所论，“多由外感风寒之邪，传入阳明胃经，化而成温病者”。三阳为器，器乃能容物之器皿，三者内贮溺、便、谷食，“若三阳闭结不通，大小便不通，则五脏六腑之温病从此发生”。若“不急从大便解决，泻其温毒之火”，则庸拙医士所为。联系疫病治法，强调“治疫紧要在分已入胃、未入胃”，有应泻各症当即泻行大便，以引导疫毒从下而解。未入胃，其舌胎必白，润而不渴；已入胃，必发热，大渴茶水，舌胎必黄。

“高者抑之，下者举之，有余折之，不足补之，佐以所利，和以所宜，必分其主客，适其寒温，同者逆之，异者从之。”语出《素问·至真要大论》，为司天、在泉主客之胜的问答，原文“必安其主客”。王冰注曰：“高者抑之，制其胜也。下者举之，济其弱也。有余折之，屈其锐也。不足补之，全其气也。虽制胜扶弱，而客主须安。一气失所，则矛盾更作，榛棘互兴……”李天池的注解切合疫病病机而更具临证意义，解释为：“抑者，遏其火之炎上也；举者，升散其火之伏下也；折者，剉折泻其锐气之有余也；五脏六腑有不足者，扶其元气，调其精神。利于补则补之，利于滋者养之，使各得其所宜。身中平日有病，谓之主病；由外新感而得者，谓之客病也。应清应补，各适其宜。五脏六腑有同病者逆之，逆者用药而攻也；有不同病者从之，从者顺也，顺其性而补之。”

3. 详说治疫法度，传五花傩疫饮、洗肠涤胃五根饮等治疫良方

李天池认为：“疫毒之伤人，先伤气与津液，其次伤精血，其次伤五脏六腑”，且“疫乃烈焰之邪火，救之稍迟，肠胃为之糜烂”，故“疫火必以药治”，观人之强弱，按症之轻重，初起时或日服一剂至三剂止，不可轻视。而戊午、己未、庚申三年“火土行政”，病本于肺与肾，肺金受火之燥烁，肾水受相火之煎熬，复被土克，其伤甚矣。“若不滋养肺金之津液，不救肾水之真阴，不泻相火之强盛，不审岁气以用药，其不死者几稀矣。”指明此三年治疫大法。

《时疫温病气运徵验论》按治疫进程开列治疫经验各方，处方次第自成体系。

疫病初起，先以五花傩疫饮（凌霄花，川朴花，土银花，黄槐花，野菊花，生栀子，人中黄，牛蒡子，条黄芩，牡丹皮）清疫之邪火，用五种花药，随兼症加减，见头痛加三阳引经药。

次见大热不退、谵言乱语、喉干口苦、舌胎黄黑、大便闭结、小便刺痛、下痢胶毒、大渴茶水、脉沉而数、脉洪而实等瘟疫应泻症，见二三症即用洗肠涤胃五根饮（生芦根，生茅根，干葛根，大蓟根，茜根，人中黄，独活，枳实，玄明粉，生锦军），“早泻行其疫毒”，日服 1－3 剂不等，强调“治疫紧要在分已入胃、未入胃，此即性命之机关也。”

再次，泻过之后，若见烦躁口渴、鼻干唇红、睡卧不安，为“胃经疫火未清”，宜清热养阴之法，服加减竹叶石膏汤（生石膏，干地黄，紫草茸，麦冬，白芍，人中黄，生竹叶），或间服加减犀角地黄汤（摩犀角，生地黄，盐丹皮，白芍，红条紫草，生甘草），或加减清骨散（银胡，青蒿，知母，甘草，紫草茸，地骨，鳖甲，番泻叶，玄明粉，枳实）。

大便虽有、热尚未退清者，为真阴亏损，胃经有郁火未散，宜服仲景升麻鳖甲汤。若疫邪入胃，胃家津液枯涸，空火上炎，水粥入口即吐，百药不效，宜以凉五汁饮循循饮之，为“养阴退热、生津止呕之一法也”。另有时疫温病止渴代茶三方，以药汁代茶或药汁泡茶，随时分饮。

己未岁太阴湿土司天，湿淫所胜，湿火相集，“宜当分两治法，一从小便引导，用驱湿三阳散（生栀子，车前子，地肤子，草梢，扁蓄，萆解，地龙干，滑石，石苇，茵陈），次从大便解决，用愈湿启泰汤（大腹皮，川加皮，桑白皮，地骨皮，嫩青皮，土茵陈，生栀子，枳实，番泻叶，玄明粉）”，如患寒湿者，宜服仲景五苓散。

最后，备病愈调痊补益三方（傩疫奏凯汤、还我精神欢愈饮、五子养亲汤），“先养肺金之元气，暨滋肾水之真阴，宁心神以生血，助脾胃以进饮食”，按症用药，临时斟酌，以收圆满效果。但补之轻重当审其人强弱，“如气血充足，染疫虽重，元神未坏，即愈之后，饮食日进，精神日旺”，不须仗药力以调补；“如体质素弱之人，患病日深，体魄既伤，若非培养得宜，难图复其精神”。

总之，该书治疫所传诸方有其特色，初起用多种花药以散疫之邪火，中期多用根药当泻早泻以逐疫毒，后期药食双调以养阴生津、顾护脾胃。开门缉寇，引邪外达，又内育真阴，培补正气。温病、瘟疫均为邪火之害，故清热涤火之药求其力拔山岳，或主药（如生芦根、生茅根、生竹叶、鳖甲）用足两剂量，或日服二三剂急症急攻，或用人中黄、旧金汁大解热毒，或生锦军后下、芒硝冲服以速其泻，或合紫草茸、牡丹皮、地骨等散血中伏火。

《时疫温病气运徵验论》以天火、人火而区分瘟疫为客病、标病，温病为主病、本病，以此纲目理解医经义理、制定治疫大法，遣方用药以泻邪火、通二便、滋肾水为重，其治疫经验值得深刻领会。

内经气化篇　附：医学志林初集

民国·韦经（格六）　辑

王国为　屈伸　鲍继洪　主校

内经气化篇叙

天地之大，一气之弥纶而已矣；人物之多，一气之运化而已矣。大化之包举天、地、人、物也，孰主宰是？孰纲维是？吾不得而言之矣。就其可言者而言，是气也，于天则为元、亨、利、贞，于地则为元、会、运、世，于时则为春、夏、秋、冬，于月则为晦、朔、弦、望，于日则为朝、暮、中、晚，于人则为生、壮、老、死，于物则为生、长、收、藏。天之有元亨利贞，流行不息者也；地之有元会运世，无息而代有终者也；时之有春夏秋冬，生杀万物者也；月之有晦朔弦望，表示阴阳消长者也；日之有朝暮中晚，攒一元一年一月之气候者也；人之有生壮老死，流浪于大化之中者也；物之有生长收藏，各随其得气之厚薄以为期者也。天地且不能逃乎阴阳二气之外，而况于人乎！然而一者何？太极是也。《易》曰：易有太极，是生两仪。太极动而生阳以成天，静而生阴以成地。先乎太极者无以名之，名之曰无极。《庄子》曰：生生者不生，化化者不化。其即无极之谓欤？《内经》曰：不生不化，与道合同。其即会极、归极之真人欤！是大化由无极而太极，由太极而两仪、三才、四象、五行、八卦、三百八十四爻，以至万有一千五百二十，而万化在其中矣。故曰：一气之弥纶与运化也。

往古圣贤无不知此气化为万物之本，始极深研，几以为后世法。乃秦汉以还，大道衰微，知者日鲜，其著在儒家之《易经》与医家之《内经》者，至为深切，浅识者且以术数目之，故能读者甚少，间有好学之士为之注释，亦不能会其通，致真理日晦、世道日衰，良有以也。

夫《内经》一书，其用虽属于医，其义则合天地人三才为一贯，所以明道也。道包天地，人身包道，由此医理以窥天道、地道、人道，则吉凶、生死之机洞若观火，岂难知哉！人病不求耳！

余诵岐黄家言凡三十余年，于《内经》之言气化致疑者再，皆由天干、地支分主五运、六气，而实事上一岁之中所生之病不见从同，为不可信，辄废然而返，乃遍考方书，无一能破此疑团者，惟徐灵胎氏曾有此疑问，而亦无法为之纠正，余则妄为附会，以为能读《内经》者不一而足，或更演为大司天，其不能者则存而不论，甚矣！《内经》本中医之根据，而气化又《内经》之纲要，不此之求，无怪方书日多而人病愈危也！

乙卯春，蛰居燕京，始有六气、三阴三阳、标本中见、五运、四时等论说之作，即欲将《内经》中所言气化者，类为一篇，以备考证，乃人事纷扰，迄未告成。本年始克脱稿，从而习者，以传抄为苦，只得灾诸梨枣[①]，其中不能互相贯通者，则加以校正或删汰之，虽不能免点窜二典、涂改清庙之咎，然不敢以不足征者遗误将来，更自取戾也。

夫古人所谓“岁”者，并非期日之谓也。夏称“期日为载”，商曰“祀周曰年”，所谓岁者，纪候也。岁，从步，从戌[②]。戌，戊加一也。五日一候，为一步，甲至戊凡五日，是以一候为岁也，引而伸之，则一气之终始亦可称为岁，而木星十二年一周天亦称为岁，而称木星为岁星也，故其言六气之周流皆以期日为主，而不曰终于一岁也。后人因木星每年行一宫，又称其值年者为太岁。岁者，岁星；太者，太乙天符也。盖言斗柄之所指与木星之迟留伏逆，以下应人事之吉凶，而非属于期日者也。至天干逢五而合化，乃五行之变迁；地支逢六而相冲，乃洛书之定数，其于天地之气化虽有相通之义在，而与六气之为用则各为一义。地支亦有合化之五行，而非相冲，一冲一合，干支已分为两橛，更何[③]由以之配六气乎！至于大司天，是诚有之，然非三元甲子便可为大也，大必以一元十二万九千六百年计之，始与一年之气化相合。故汉唐时代所生之病，今或无矣；今之痧症、鼠疫、花柳之类，又非汉唐时代之所有；推之千万年后，其病症又必有变化焉。但一元可以作一年观，一年可以作一月观，一月可以作一日观，一日可以作一时观，要皆此元亨利贞、春夏秋冬、生长收藏一气之流转而已矣。故是气也，放之则弥六合，卷之则退藏于密。极而大之，则由一元以至万万元如是也；缩而小之，则一分一秒[④]一息之中亦如是也，殆患不能会其通耳！

丁卯小阳春，编者自叙

---

① 梨枣：古刊刻印刷以梨枣之本雕本，故以之代指刊印。

② 岁的繁体字为“歲”，故言其从步，从戌。

③ 何：原作“河”，据文义改。

④ 秒：原作“杪”，据文义改。

内经气化篇

贯一山人编

气化总纲卷上

《素问·天元纪大论》

黄帝问曰：天有五行御五位，以生寒暑燥湿风；人有五藏化五气，以生喜怒思忧恐。论言：五运相袭，而皆治之，终期之日，周而复始，余已知之矣。愿闻其与三阴三阳之候奈何合之？鬼臾区稽首再拜，对曰：昭乎哉问也！夫五运阴阳者，天地之道也，万物之纲纪，变化之父母，生杀之本始，神明之府也，可不通乎！故物生谓之化，物极谓之变，阴阳不测谓之神，神用无方谓之圣。夫变化之为用也，在天为玄，在人为道，在地为化，化生五味，道生智，玄生神。神在天为风，在地为木；在天为热，在地为火；在天为湿，在地为土；在天为燥，在地为金；在天为寒，在地为水。故在天为气，在地成形，形气相感，而化生万物矣。然天地者，万物之上下也；左右者，阴阳之道路也；水火者，阴阳之征兆也；金木者，生成之终始也。气有多少，形有盛衰，上下相召，而损益彰矣。帝曰：请闻其所谓也。鬼臾区曰：臣积考《太始天元册》，文曰：太虚廖廓，肇基化元，万物资始，五运终天，布气真灵，总统坤元，九星悬朗，七曜周旋，曰阴曰阳，曰柔曰刚，幽显既位，寒暑弛张，生生化化，品物咸章。帝曰：善。何谓气有多少、形有盛衰？鬼臾区曰：阴阳之气，各有多少，故曰三阴三阳也。形有盛衰，谓五行之治，各有太过、不及也。故其始也，有余而往，不足随之，不足而往，有余从之，知迎知随，气可与期。帝曰：上下相召奈何？鬼臾区曰：寒暑燥湿风火，天之阴阳也，三阴三阳上奉之。木火土金水火，地之阴阳也，生长化收藏下应之。天以阳生阴长，地以阳杀阴藏。天有阴阳，地亦有阴阳，故阳中有阴，阴中有阳。所以欲知天地之阴阳者，应天之气，动而不息，应地之气，静而守位。动静相召，上下相临，阴阳相错，而变由生也。帝曰：其于三阴三阳之合奈何？鬼臾区曰：厥阴之上，风气主之；少阴之上，热气主之；太阴之上，湿气主之；少阳之上，相火主之；阳明之上，燥气主之；太阳之上，寒气主之。所谓本也，是谓六元。帝曰：光乎哉道，明乎哉论！请论著之玉版，藏之金匮，署曰《天元纪》。

《素问·六元正纪大论》

黄帝问曰：五运六气之应见，六化之正，六变之纪，何如？岐伯对曰：夫六气正纪，有化有变，有胜有复，有用有病，不同其候，帝欲何乎？帝曰：愿尽闻之。岐伯曰：请遂言之。夫气之所至也，厥阴所至为和平，少阴所至为暄，太阴所至为埃溽，少阳所至为炎暑，阳明所至为清劲，太阳所至为寒雰，时化之常也。

厥阴所至为风府，为璺启[1]；少阴所至为火府，为舒荣；太阴所至为雨府，为员盈；少阳所至为热府，为行出；阳明所至为司杀府[2]，为庚苍；太阳所至为寒府，为归藏，司化之常也。

厥阴所至为生，为风摇；少阴所至为荣，为形见；太阴所至为化，为云雨；少阳所至为长，为蕃鲜；阳明所至为收，为雾露；太阳所至为藏，为周密，气化之常也。

厥阴所至为风生，终为肃；少阴所至为热生，中为寒；太阴所至为湿生，终为注雨；少阳所至为火生，终为蒸溽；阳明所至为燥生，终为凉；太阳所至为寒生，中为温，德化之常也。厥阴所至为毛化，少阴所至为羽化，太阴所至为倮化，少阳所至为羽化，阳明所至为介化，太阳所至为鳞化，德化之常也。

厥阴所至为生化，少阴所至为荣化，太阴所至为濡化，少阳所至为茂化，阳明所至为坚化，太阳所至为藏化，布政之常也。

厥阴所至为飘怒、太凉，少阴所至为大暄、寒，太阴所至为雷霆、骤注、烈风，少阳所至为飘风、燔燎、霜凝，阳明所至为散落、温，太阳所至为寒雪、冰雹、白埃，气变之常也。

厥阴所至为挠动，为迎随；少阴所至为高明焰，为曛[3]；太阴所至为沉阴，为白埃，为晦暝；少阳所至为光显，为彤云，为曛；阳明所至为烟埃，为霜，为劲切，为凄鸣；太阳所至为刚固，为坚芒，为立，令行之常也。

厥阴所至为里急，少阴所至为疡胗、身热，太阴所至为积饮、否[4]隔，少阳所至为嚏呕、为疮疡，阳明所至为浮虚，太阳所至为屈伸不利，病之常也。厥阴所至为支痛，少阴所至为惊惑、恶寒、战栗、谵妄，太阴所至为稸满，少阳所至为惊躁、瞀昧、暴病，阳明所至为鼽、尻、阴、股、膝、髀、腨、胻、

---

① 璺启：喻万物萌芽。微裂未破为璺；拆开为启。

② 司杀府：阳明为金气用事，故为司杀府。

③ 为高明焰，为曛：高明焰，指阳光；曛，指热气。

④ 否：同“痞”。

足病，太阳所至为腰痛，病之常也。厥阴所至为緛戾，少阴所至为悲妄、衄衊，太阴所至为中满、霍乱吐下，少阳所至为喉痹、耳鸣、呕涌，阳明所至为皴揭，太阳所至为寝汗、痉，病之常也。厥阴所至为胁痛、呕泄，少阴所至为语笑，太阴所至为重、胕肿，少阳所至为暴注、瞤瘛、暴死，阳明所至为鼽嚏，太阳所至为流泄、禁止，病之常也。

凡此十二变者，报德以德，报化以化，报政以政，报令以令，气高则高，气下则下，气后则后，气前则前，气中则中，气外则外，位之常也。故风胜则动，热胜则肿，燥胜则干，寒胜则浮，湿胜则濡泄，甚则水闭胕肿，随气所在，以言其变耳。

帝曰：愿闻其用也。岐伯曰：夫六气之用，各归所胜[①]而为化，故太阴雨化，施于太阳；太阳寒化，施于少阴；少阴热化，施于阳明；阳明燥化，施于厥阴；厥阴风化，施于太阴，各命其所在以征之也。帝曰：自得其位何如？岐伯曰：自得其位，常化也。帝曰：愿闻所在也。岐伯曰：命其位而方月可知也。帝曰：六位之气，盈虚何如？岐伯曰：太少异也，太者之至徐而常，少者暴而亡。帝曰：天地之气，盈虚何如？岐伯曰：天气不足，地气随之，地气不足，天气从之，运居其中而常先也。恶所不胜，归所同和，随运归从而生其病也。故上胜则天气降而下，下胜则地气迁而上，多少而差其分，微者小差，甚者大差，甚则位易、气交易，则大变生而病作矣。《大要》曰：甚纪五分，微纪七分，其差可见。此之谓也。

《素问·五常政大论》

帝曰：天不足西北，左寒而右凉；地不满东南，右热而左温，其故何也？岐伯曰：阴阳之气，高下之理，太少之异也。东南方，阳也，阳者，其精降于下，故右热而左温。西北方，阴也。阴者，其精奉于上，故左寒而右凉。是以地有高下，气有温凉，高者气寒，下者气热，故适寒凉者胀，之温热者疮，下之则胀已，汗之则疮已，此腠理开闭之常，太少之异耳。帝曰：其于寿夭何如？岐伯曰：阴精所奉其人寿，阳精所降其人夭。帝曰：善。其病也，治之奈何？岐伯曰：西北之气，散而寒之，东南之气，收而温之，所谓同病异治也。故曰气寒气凉，治以寒凉，行水渍之；气温气热，治以温热，强其内守，必同其气，可使平也，假者反之。帝曰：善。一州之气，生化寿夭不同，其故何

① 所胜：《黄帝内经素问》作“不胜”。

也？岐伯曰：高下之理，地势使然也。崇高则阴气治之，污下则阳气治之，阳胜者先天，阴胜者后天，此地理之常，生化之道也。帝曰：其有寿夭乎？岐伯曰：高者其气寿，下者其气夭，地之小大异也。小者小异，大者大异，故治病者必明天道地理，阴阳更胜，气之先后，人之寿夭，生化之期，乃可以知人之形气矣。帝曰：善。其岁有不病而藏[①]不应、不用者，何也？岐伯曰：天气制之，气有所从也。

帝曰：岁有胎孕不育，治之不全，何气使然？岐伯曰：六气五类，有相胜制也。同者盛之，异者衰之，此天地之道，生化之常也。故气主有所制，岁立有所生，地气制己胜，天气制胜己，天制色，地制形，五类衰盛，各随其气之所宜也。故有胎孕不育，治之不全，此气之常也。所谓中根也，根于外者亦五，故生化之别，有五气、五味、五色、五类、五宜也。帝曰：何谓也？岐伯曰：根于中者，命曰神机，神去则机息；根于外者，命曰气立，气止则化绝。故各有制，各有胜，各有生，各有成，故曰：不知年之所加，气之同异，不足以言生化，此之谓也。

《素问·气交变大论》

帝曰：余闻得其人不教，是谓失道，传非其人，慢泄天宝。余诚菲德，未足以受至道。然而众子哀其不终，愿夫子保于无穷，流于无极，余司其事，则而行之，奈何？岐伯曰：请遂言之也。《上经》曰：夫道者，上知天文，下知地理，中知人事，可以长久，此之谓也。帝曰：何谓也？岐伯曰：本气位也。位天者，天文也。位地者，地理也。通于人气之变化者，人事也。故太过者先天，不及者后天，所谓治化而人应之也。夫五运之政，犹权衡也，高者抑之，下者举之，化者应之，变者复之，此生长化成收藏之理，气之常也，失常则天地四塞矣。故曰：天地之动静，神明为之纪，阴阳之往复，寒暑彰其兆，此之谓也。帝曰：夫子之言五气之变，四时之应，可谓悉矣。夫气之动乱，触遇而作，发无常会，卒然灾合，何以期之？岐伯曰：夫气之动变，固不常在，而德、化、政、令、灾、变，不同其候也。帝曰：何谓也？岐伯曰：东方生风，风生木，其德敷和，其化生荣，其政舒启，其令风，其变振发，其灾散落。南方生热，热生火，其德彰显，其化蕃茂，其政明曜，其令热，其变销烁，其灾燔焫。中央生湿，湿生土，其德溽蒸，其化丰备，其政安静，其令湿，其变骤

① 藏：《黄帝内经素问》作“藏气”。

注，其灾霖溃。西方生燥，燥生金，其德清洁，其化聚敛，其政劲切，其令燥，其变肃杀，其灾苍陨。北方生寒，寒生水，其德凄沧，其化清谧，其政凝肃，其令寒，其变溧冽，其灾冰雪霜雹。是以察其动也，有德、有化、有政、有令、有变、有灾，而物由之，而人应之也。

《素问·六节藏象论》

黄帝问曰：余闻天以六六之节以成一岁，地以九九制会原作“人”，新校正作“地”。计人亦有三百六十五节，以为天地久矣，不知其所谓也。岐伯对曰：昭乎哉问也，请遂言之。夫六六之节、九九制会者，所以正天之度、气之数也。天度者，所以制日月之行也；气数者，所以纪化生之用也。天为阳，地为阴；日为阳，月为阴。行有分纪，周有道理，日行一度，月行十三度而有奇焉，故大小月三百六十五日而成岁，积岁余而盈闰矣。立端于始，表正于中，推余于终，而天度毕矣。帝曰：余已闻天度矣，愿闻气数何以合之。岐伯曰：天以六六为节，地以九九制会，天有十日，日六竟而周甲，甲六复而终岁，三百六十日法也。夫自古通天者，生之本，本于阴阳。其气九州、九窍，皆通乎天气。故其生五，其气三，三而成天，三而成地，三而成人，三而三之，合则为九，九分为九野，九野为九藏，故形藏四，神藏五，合为九藏以应之也。帝曰：余已闻六六、九九之会也，夫子言积气盈闰，愿闻何谓气，请夫子发蒙解惑焉。岐伯曰：此上帝所秘，先师传之也。帝曰：请遂闻之。岐伯曰：五日谓之候，三候谓之气，六气谓之时，四时谓之岁，而各从其主治焉。五运相袭，而皆治之，终期之日，周而复始，时立气布，如环无端，候亦同法，故曰：不知年之所加，气之盛衰，虚实之所起，不可以为工矣。

《素问·四气调神大论》

春三月，此谓发陈，天地俱生，万物以荣。夜卧早起，广步于庭，被发缓形，以使志生，生而勿杀，予而勿夺，赏而勿罚，此春气之应，养生之道也。逆之则伤肝，夏为寒变，奉长者少。夏三月，此谓蕃秀，天地气交，万物华实。夜卧早起，无厌于日，使志无怒，使华英成秀，使气得泄，若所忧在外，此夏气之应，养长之道也。逆之则伤心，秋为痎疟，奉收者少，冬至重病。秋三月，此谓容平，天气以急，地气以明。早卧早起，与鸡俱兴，使志安宁，以缓秋刑，收敛神气，使秋气平，无外其志，使肺气清。此秋气之应，养收之道也。逆之则伤肺，冬为飧泄，奉藏者少。冬三月，此谓闭藏，水冰地坼，无扰乎阳。早卧晚起，必待阳光，使志若伏若匿，若有私意，若已有得，去寒就温，无泄皮肤，使气亟夺，此冬气之应，养藏之道也。逆之则伤肾，春为痿厥，奉生者少。天气清净光明者也，藏德不上，故不下也。天明[①]则日月不明，邪害空窍，阳气者闭塞，阴气冒明，云雾不精，则上应白露不下，交通不表，万物命故不施，不施则名木多死。恶气不发，风雨不节，白露不下，则菀槀不荣。贼风数至，暴雨数起，天地四时不相保，与道相失，则未央绝灭。唯圣人从之，故身无奇病，万物不失，生气不竭。逆春气则少阳不生，肝气内变；逆夏气则太阳不长，心气内洞；逆秋气则太阴不收，肺气焦满；逆冬气则少阴不藏，肾气独沉。夫四时阴阳者，万物之根本也。所以圣人春夏养阳，秋冬养阴，以从其根，故与万物沉浮于生长之门。逆其根，则伐其本而坏其真矣。故阴阳四时者，万物之终始也，死生之本也，逆之则灾害生，从之则苛疾不起，是谓得道。道者，圣人行之，愚者佩之。从阴阳则生，逆之则死；从之则治，逆之则乱。反顺为逆，是谓内格。是故圣人不治已病治未病，不治已乱治未乱，此之谓也。夫病已成而后药之，乱已成而后治之，譬犹渴而穿井，斗而铸锥，不亦晚乎？

《素问·金匮真言论》

东风生于春，病在肝，俞在颈项。南风生于夏，病在心，俞在胸胁。西风生于秋，病在肺，俞在肩背。北风生于冬，病在肾，俞在腰股。中央为土，病在脾，俞在脊。故春气者病在头，夏气者病在藏，秋气者病在肩背，冬气者病在四支。故春善病鼽衄，仲夏善病胸胁，长夏善病洞泄、寒中，秋善病风疟，冬善病痹厥。故冬不按跻，春不鼽衄，春不病项，仲夏不病胸胁，长夏不病洞泄、寒中，秋不病风疟，冬不病痹厥，飧泄而汗出也。夫精者，身之本也。故藏于精者，春不病温，夏暑汗不出者，秋成风疟。

东方青色，入通于肝，开窍于目，藏精于肝，其病发惊骇，其味酸，其类草木，其畜鸡，其谷麦，其应四时，上为岁星，是以春气在头也，其音角，其数八，是以知其病之在筋也，其臭臊。南方赤色，入通于心，开窍于耳，藏精于心，故病在五藏，其味苦，其类火，其畜羊，其谷黍，其应四时，上为荧惑星，是以知病之在脉也，其音徵，其数七，其臭焦。中央黄色，入通于脾，开窍于口，藏精于脾，故病在舌本，其味甘，其类土，其畜牛，其谷稷，其应四时，上为镇星，是以知病之在肉也，其音宫，其数五，其臭香。西方白色，入

① 天明：原作“大明”，据《黄帝内经素问》改。

通于肺，开窍于鼻，藏精于肺，故病在背，其味辛，其类金，其畜马，其谷稻，其应四时，上为太白星，是以知病之在皮毛也，其音商，其数九，其臭腥。北方黑色，入通于肾，开窍于二阴，藏精于肾，故病在谿，其味咸，其类水，其畜彘，其谷豆，其应四时，上为辰星，是以知病之在骨也，其音羽，其数六，其臭腐。

《素问·五运行大论》

帝曰：寒暑燥湿风火，在人合之奈何？其于万物何以生化？岐伯曰：东方生风，风生木，木生酸，酸生肝，肝生筋，筋生心。其在天为玄，在人为道，在地为化。化生五味，道生智，玄生神，化生气。神在天为风，在地为木，在体为筋，在气为柔，在藏为肝。其性为暄，其德为和，其色为苍，其化为荣，其虫毛，其政为散，其令宣发，其变摧拉，其眚为陨，其味为酸，其志为怒。怒伤肝，悲胜怒；风伤肝，燥胜风；酸伤筋，辛胜酸。

南方生热，热生火，火生苦，苦生心，心生血，血生脾。其在天为热，在地为火，在体为脉，在气为息，在藏为心。其性为暑，其德为显，其用为躁，其色为赤，其化为茂，其虫羽，其政为明，其令郁蒸，其变炎烁，其眚燔焫[①]，其味为苦，其志为喜。喜伤心，恐胜喜；热伤气，寒胜热；苦伤气，咸胜苦。

中央生湿，湿生土，土生甘，甘生脾，脾生肉，肉生肺。其在天为湿，在地为土，在体为肉，在气为充，在藏为脾。其性静兼，其德为濡，其用为化，其色为黄，其化为盈，其虫倮，其政为谧，其令云雨，其变动注，其眚淫溃，其味为甘，其志为思。思伤脾，怒胜思；湿伤肉，风胜湿；甘伤脾，酸胜甘。

西方生燥，燥生金，金生辛，辛生肺，肺生皮毛，皮毛生肾。其在天为燥，在地为金，在体为皮毛，在藏为肺。其性为凉，其德为清，其用为固，其色为白，其化为敛，其虫介，其政为劲，其令雾露，其变肃杀，其眚苍落，其味为辛，其志为忧。忧伤肺，喜胜忧；热伤皮毛，寒胜热；辛伤皮毛，苦胜辛。

北方生寒，寒生水，水生咸，咸生肾，肾生骨髓，髓生肝。其在天为寒，在地为水，在体为骨，在气为坚，在藏为肾。其性为凛，其德为寒，其用为原阙一字，当是“藏”字，其色为黑，其化为肃，其虫鳞，其政为静，其令原阙二字，当是“霜雪”，其变凝冽，其眚冰雹，其味为咸，其志为恐。恐伤肾，思胜

① 焫：原作“炳”，今改。

恐；寒伤血，燥胜寒；咸伤血，甘胜咸。

正气既立，各有所先，非其位则邪，当其位则正。帝曰：病之生变何如？岐伯曰：气相得则微，不相得则甚。帝曰：主岁何如？岐伯曰：气有余，则制己所胜而侮所不胜；其不及，则己所不胜侮而乘之，己所胜轻而侮之，侮反变邪。侮而变邪，寡于畏也。帝曰：善。

《素问·至真要大论》

厥阴司天，其化以风；少阴司天，其化以热；太阴司天，其化以湿；少阳司天，其化以火；阳明司天，其化以燥；太阳司天，其化以寒。以所临藏位，命其病者也。

帝曰：地化奈何？岐伯曰：司天同候，间气皆然。帝曰：间气何谓？岐伯曰：司左右者，是谓间气也。帝曰：何以异之？岐伯曰：主岁者纪岁，间气者纪步也。帝曰：善。岁主奈何？岐伯曰：厥阴司天为风化，在泉为酸化，司气为苍化，间气为动化。少阴司天为热化，在泉为苦化，不司气化，居气为灼化。太阴司天为湿化，在泉为甘化，司气为黅化，间气为柔化。少阳司天为火化，在泉为苦化，司气为丹化，间气为明化。阳明司天为燥化，在泉为辛化，司气为素化，间气为清化。太阳司天为寒化，在泉为咸化，司气为玄化，间气为藏化。故治病者，必明六化分治，五味、五色所生，五藏所宜，乃可以言盈虚、病生之绪也。

帝曰：厥阴在泉而酸化，余先知之矣。风化之行也，何如？岐伯曰：风行于地，所谓本也，余气同法。本乎天者，天之气也；本乎地者，地之气也。天地合气，六节分而万物①化生矣。故曰：谨候气宜，无失病机，此之谓也。帝曰：其主病何如？岐伯曰：司岁备物，则无遗主矣。帝曰：先岁物何也？岐伯曰：天地之专精也。帝曰：司气者何如？岐伯曰：司气者主岁同，然有余、不足也。帝曰：非司岁物何谓也？岐伯曰：散也，故质同而异等也，气味有薄厚，性用有躁静，治保有多少，力化有浅深，此之谓也。帝曰：岁主藏害何谓？岐伯曰：以所不胜命之，则其要也。帝曰：治之奈何？岐伯曰：上淫于下，所胜平之。外淫于内，所胜治之。帝曰：善。平气何如？岐伯曰：谨察阴阳所在而调之，以平为期，正者正治，反者反治。

---

① 万物：原作“万”，据《黄帝内经素问》补。

《素问·六微旨大论》

帝曰：愿闻天道六六之节盛衰何也？岐伯曰：上下有位，左右有纪。故少阳之后[1]，阳明治之；阳明之后，太阳治之；太阳之后，厥阴治之；厥阴之后，少阴治之；少阴之后，太阴治之；太阴之后，少阳治之。王本“后”作“右”，与全体不贯，校正为“后”。此所谓气之标，盖南面而待之也。故曰：因天之序，盛衰之时，移光定位，正立而待之，此之谓也。少阳之上，火气治之，中见厥阴；阳明之上，燥气治之，中见太阴；太阳之上，寒气治之，中见少阴；厥阴之上，风气治之，中见少阳；少阴之上，热气治之，中见太阳；太阴之上，湿气治之，中见阳明。所谓本也，本之下，中之见也；见之下，气之标也。本标不同，气应异象。帝曰：其有至而至，有至而不至，有至而太过，何也？岐伯曰：至而至者，和；至而不至，来气不及也；未至而至，来气有余也。帝曰：至而不至，未至而至如何？岐伯曰：应则顺，否则逆，逆则变生，变生则病。帝曰：善。请言其应。岐伯曰：物，生其应也。气，脉其应也。

帝曰：善。愿闻地理之应六节气位何如？岐伯曰：显明之右，君火之位也；王注：日出卯地为显明，热之分也，春分后六十日，二之气也。君火之后王本“后”作“右”，校正为“后”，退行一步，土气治之，王本作“相火治之；复行一步，土气治之”，将相火置于湿气之前，按与前文少阴之后太阴治之，太阴之后少阳治之次序不合，全书亦不贯通，特为校正如上，土为雨之分也，夏至前后三十日，三之气也。复行一步，相火治之，新校正：火之位也，秋分前六十日，四之气也。复行一步，金气治之；王注：燥之分也，秋分后六十日，五之气也。复行一步，水气治之；王注：寒之分也，冬至前后各三十日，六之气也。复行一步，木气治之；王注：风之分也，春分前六十日，初之气也。复行一步，君火治之[2]。相火之下，水气承之；水位之下，土气承之；土位之下，风气承之；风位之下，金气承之；金位之下，火气承之；君火之下，阴精承之。亢则害，承乃制，制则生化，外列盛衰，害则败乱，生化大病。

帝曰：愿闻其用也。岐伯曰：言天者求之本，言地者求之位，言人者求之气交。帝曰：何谓气交？岐伯曰：上下之位，气交之中，人之居也。故曰：天枢之上，天气主之；天枢之下，地气主之；气交之分，人气从之，万物由之，此之谓也。帝曰：何谓初中？岐伯曰：初凡三十度有奇，中气同法。帝曰：初中何也？岐伯曰：所以分天地也。帝曰：愿卒闻之。岐伯曰：初者地气，中者

---

① 后：王冰《重广补注黄帝内经素问》作“右”。
② 此段论述主要言主气，当以王冰观点为是。

天气也。帝曰：其升降何如？岐伯曰：气之升降，天地之更用也。帝曰：愿闻其用何如？岐伯曰：升已而降，降者谓天；降已而升，升者谓地。天气下降，气流于地；地气上升，气腾于天。故高下相召，升降相因，而变作矣。帝曰：善。寒湿相遘，燥热相临，风火相值，其有闻乎？岐伯曰：气有胜复，胜复之作，有德有化，有用有变，变则邪气居之。帝曰：何谓邪乎？岐伯曰：夫物之生从于化，物之极由乎变，变化之相薄，成败之所由也。故气有往复，用有迟速，四者之有，而化而变，风之来也。帝曰：迟速往复，风所由生，而化而变，故因盛衰之变耳。成败倚伏游乎中，何也？岐伯曰：成败倚伏生乎动，动而不已，则变作矣。帝曰：有期乎？岐伯曰：不生不化，静之期也。帝曰：不生化乎？岐伯曰：出入废则神机化灭，升降息则气立孤危。故非出入，则无以生长壮老已；非升降，则无以生长化收藏。是以升降出入，无器不有。故器者，生化之宇，器散则分之，生化息矣。故无不出入，无不升降，化有小大，期有近远，四者之有而贵常守，反常则灾害至矣。故曰无形无患者，此之谓也。帝曰：善。有不生不化乎？岐伯曰：悉乎哉问也！与道合同，惟真人也。帝曰：善。

《素问·五运行大论》

帝曰：论言天地者，万物之上下，左右者，阴阳之道路，未知其所谓也。岐伯曰：所谓上下者，见阴阳之所在也。左右者，诸上见厥阴，左少阴，右太阳；见少阴，左太阴，右厥阴；见太阴，左少阳，右少阴；见少阳，左阳明，右太阴；见阳明，左太阳，右少阳；见太阳，左厥阴，右阳明。所谓面北而命其位，言其见也。帝曰：何谓下？岐伯曰：厥阴在上，则少阳在下，左阳明右太阴。少阴在上则阳明在下，左太阳右少阳。太阴在上则太阳在下，左厥阴右阳明。少阳在上则厥阴在下，左少阴右太阳。阳明在上则少阴在下，左太阴右厥阴。太阳在上则太阴在下，左少阳右少阴。所谓面南而命其位，言其见也。上下相遘，寒暑相临，气相得则和，不相得则病。帝曰：气相得而病者，何也？岐伯曰：以下临上，不当位也。帝曰：动静何如？岐伯曰：上者右行，下者左行，左右周天，余而复会也。帝曰：余闻鬼臾区曰，应地者静。今夫子乃言下者左行，不知其所谓也，愿闻何以生之乎？岐伯曰：天地动静，五行迁复，虽鬼臾区其上候而已，犹不能遍明。夫变化之用，天垂象，地成形，七曜纬虚，五行丽地。地者，所以载生成之形类也。虚者，所以列应天之精气也。形精之动，犹根本之与枝叶也，仰观其象，虽远可知也。帝曰：地之为下，否乎？岐伯曰：地为人之下，太虚之中者也。帝曰：冯乎？岐伯曰：大气举之也。燥以干之，暑以蒸之，风以动之，湿以润之，寒以坚之，火以温之。故风寒在下，燥热在上，湿气在中，火游行其间，寒暑六入，故令虚而生化也。故燥胜则地干，暑胜则地热，风胜则地动，湿胜则地泥，寒胜则地裂，火胜则地固矣。帝曰：天地之气，何以候之？岐伯曰：天地之气，胜复之作，不形于诊也。《脉法》曰：天地之变，无以脉诊，此之谓也。帝曰：间气何如？岐伯曰：随气所在，期于左右。帝曰：期之奈何？岐伯曰：从其气则和，违其气则病，不当其位者病，迭移其位者病，失守其位者危，尺寸反者死，阴阳交者死。先立其年，以知其气，左右应见，然后乃可以言死生之逆顺。

《素问·五常政大论》

黄帝问曰：太虚寥廓，五运回薄，衰盛不同，损益相从，愿闻平气何如而名？何如而纪也？岐伯对曰：昭乎哉问也！木曰敷和，火曰升明，土曰备化，金曰审平，水曰静顺。帝曰：其不及奈何？岐伯曰：木曰委和，火曰伏明，土曰卑监，金曰从革，水曰涸流。帝曰：太过何谓？岐伯曰：木曰发生，火曰赫曦，土曰敦阜，金曰坚成，水曰流衍。

故生而勿杀，长而勿罚，化而勿制，收而勿害，藏而勿抑，是谓平气。

故乘危而行，不速而至，暴虐无德，灾反及之，微者复微，甚者复甚，气之常也。

故曰：不恒其德，则所胜来复，政恒其理，则所胜同化，此之谓也。

《素问·六节藏象论》

帝曰：五运之始，如环无端，其太过不及何如？岐伯曰：五气更立，各有所胜，盛虚之变，此其常也。

帝曰：平气何如？岐伯曰：无过者也。帝曰：太过不及奈何？岐伯曰：在经有也。帝曰：何谓所胜？岐伯曰：春胜长夏，长夏胜冬，冬胜夏，夏胜秋，秋胜春，所谓得五行四时之胜，各以气命其藏。帝曰：何以知其胜？岐伯曰：求其至也，皆归始春。未至而至，此谓太过，则薄所不胜而乘所胜也，命曰气淫。至而不至，此谓不及，则所胜妄行，而所生受病，所不胜薄之也，命曰气迫。所谓求其至者，气至之时也。谨候其时，气可与期，失时反候，五治不分，邪僻内生，工不能禁也。帝曰：有不袭乎？岐伯曰：苍天之气，不得无常也。气之不袭，是谓非常，非常则变矣。帝曰：非常而变奈何？岐伯曰：变至则病，所胜则微，所不胜则甚，因而重感于邪，则死矣。故非其时则微，当其时则甚也。帝曰：余闻气合而有形，因变以正名。天地之运，阴阳之化，其于万物，孰少孰多，可得闻乎？岐伯曰：天至广不可度，地至大不可量，大神灵问，请陈其方。草生五色，五色之变，不可胜视，草生五味，五味之美，不可胜极，嗜欲不同，各有所通。天食人以五气，地食人以五味。五气入鼻，藏于心肺，上使五色修明，音声能彰。五味入口，藏于肠胃，味有所藏，以养五气，气和而生，津液相成，神乃自生。

《素问·气交变大论》

帝曰：夫子之言岁候，不及太过，而上应五星。今夫德化政令，灾眚变易，非常而有也，卒然而动，其亦为之变乎？岐伯曰：承天而行之，故无妄动，无不应也。卒然而动者，气之交变也，其不应焉。故曰：应常不应卒，此之谓也。帝曰：其应奈何？岐伯曰：各从其气化也。帝曰：其行之徐疾逆顺何如？岐伯曰：以道留久，逆守而小，是谓省下；以道而去，去而速来，曲而过之，是谓省遗过也；久留而环，或离或附，是谓议灾与其德也；应近则小，应远则大，甚而大倍常之一，其化甚；大常之二，其眚即也；小常之一，其化减；小常之二，是谓临视，省下之过与其德也。德者福之，过者伐之。是以象之见也，高而远则小，下而近则大，故大则喜怒迩，小则祸福远。岁运太过，则运星北越，运气相得，则各行其道。故岁运太过，畏星失色而兼其母，不及则色兼其所不胜。肖者瞿瞿，莫知其妙，闵闵之当，孰者为良，妄行无征，示畏候王。

帝曰：其灾应何如？岐伯曰：亦各从其化也。故时至有盛衰，凌犯有逆顺，留守有多少，形见有善恶，宿属有胜负，征应有吉凶矣。

帝曰：其善恶，何谓也？岐伯曰：有喜有怒，有忧有丧，有泽有燥，此象之常也，必谨察之。帝曰：六者高下异乎？岐伯曰：象见高下，其应一也，故人亦应之。

帝曰：善。其德化政令之动静损益皆何如？岐伯曰：夫德化政令灾变，不能相加也。胜复盛衰，不能相多也。往来小大，不能相过也。用之升降，不能相无也。各从其动而复之耳。

帝曰：其病生何如？岐伯曰：德化者气之祥，政令者气之章，变易者复之纪，灾眚者伤之始，气相胜者和，不相胜者病，重感于邪则甚也。

帝曰：善。所谓精光之论，大圣之业，宣明大道，通于无穷，究于无极也。余闻之，善言天者，必应于人；善言古者，必验于今；善言气者，必彰于物；善言应者，同天地之化；善言化言变者，通神明之理，非夫子孰能言至道欤！乃择良兆而藏之灵室，每旦读之，命曰《气交变》，非斋戒不敢发，慎传也。

《素问·至真要大论》

帝曰：气之上下，何谓也？岐伯曰：身半以上，其气三矣，天之分也，天气主之。身半以下，其气三矣，地之分也，地气主之。以名命气，以气命处，而言其病。半，所谓天枢也。故上胜而下俱病者，以地名之，下胜而上俱病者，以天名之。所谓胜至，报气屈伏而未发也，复至则不以天地异名，皆如复气为法也。帝曰：胜复之动，时有常乎？气有必乎？岐伯曰：时有常位，而气无必也。帝曰：愿闻其道也。岐伯曰：初气终三气，天气主之，胜之常也。四气尽终气，地气主之，复之常也。有胜则复，无胜则否。帝曰：善。复已而胜何如？岐伯曰：胜至则复，无常数也，衰乃止耳。复已而胜，不复则害，此伤生也。帝曰：复而反病何也？岐伯曰：居非其位，不相得也，大复其胜则主胜之，故反病也，所谓火燥热也。帝曰：治之何如？岐伯曰：夫气之胜也，微者随之，甚者制之。气之复也，和者平之，暴者夺之，皆随胜气，安其屈伏，无问其数，以平为期，此其道也。帝曰：善。客主之胜复奈何？岐伯曰：客主之气，胜而无复也。帝曰：其从逆何如？岐伯曰：主胜逆，客胜从，天之道也。

帝曰：六气之胜，何以候之？岐伯曰：乘其至也。清气大来，燥之胜也，风木受邪，肝病生焉。热气大来，火之胜也，金燥受邪，肺病生焉。寒气大来，水之胜也，火热受邪，心病生焉。湿气大来，土之胜也，寒水受邪，肾病生焉。风气大来，木之胜也，土湿受邪，脾病生焉。所谓感邪而生病也。乘年之虚，则邪甚也。失时之和，亦邪甚也。遇月之空，亦邪甚也。重感于邪，则病危矣。有胜之气，其必来复也。帝曰：其脉至何如？岐伯曰：厥阴之至，其脉弦；少阴之至，其脉钩；太阴之至，其脉沉；少阳之至，其脉浮；阳明之至，短而涩；太阳之至，大而长。至而和则平，至而甚则病，至而反者病，至而不至者病，未至而至者病，阴阳易者危。

帝曰：胜复之变，早晏何如？岐伯曰：夫所胜者，胜至已病，病已愠愠，而复已萌也。夫所复者，胜尽而起，得位而甚，胜有微甚，复有少多，胜和而和，胜虚而虚，天之常也。帝曰：胜复之作，动不当位，或后时而至，其故何也？岐伯曰：夫气之生，与其化衰盛异也。寒暑温凉，盛衰之用，其在四维。

故阳之动，始于温，盛于暑；阴之动，始于清，盛于寒。春夏秋冬，各差其分。故《大要》曰：彼春之暖，为夏之暑，彼秋之忿，为冬之怒，谨按四维，斥候皆归，其终可见，其始可知。此之谓也。帝曰：差有数乎？岐伯曰：又凡三十度也。帝曰：其脉应皆何如？岐伯曰：差同正法，待时而去也。《脉要》曰：春不沉，夏不弦，冬不濇，秋不数，是谓四塞。沉甚曰病，弦甚曰病，涩甚曰病，数其曰病，参见曰病，复见曰病，未去而去曰病，去而不去曰病，反者死。故曰：气之相守司也，如权衡之不得相失也。夫阴阳之气，清静则生化治，动则苛疾起，此之谓也。帝曰：幽明何如？岐伯曰：两阴交尽故曰幽，两阳合明故曰明，幽明之配，寒暑之异也。帝曰：分至何如？岐伯曰：气至之谓至，气分之谓分，至则气同，分则气异，所谓天地之正纪也。

《素问·阴阳应象大论》

帝曰：阴阳者，天地之道也，万物之纲纪，变化之父母，生杀之本始，神明之府也，治病必求于本。故积阳为天，积阴为地，阴静阳躁，阳生阴长，阳杀阴藏。阳化气，阴成形。寒极生热，热极生寒，寒气生浊，热气生清。清气在下，则生飧泄；浊气在上，则生䐜胀，此阴阳反作，病之逆从也。故清阳为天，浊阴为地；地气上为云，天气下为雨；雨出地气，云出天气。故清阳出上窍，浊阴出下窍；清阳发腠理，浊阴走五脏；清阳实四支，浊阴归六腑。水为阴，火为阳，阳为气，阴为味。味归形，形归气，气归精，精归化，精食气，形食味，化生精，气生形。味伤形，气伤精，精化为气，气伤于味。阴味出下窍，阳气出上窍。味厚者为阴，薄为阴之阳；气厚者为阳，薄者阳之阴。味厚则泄，薄则通；气薄则发泄，厚则发热。壮火之气衰，少火之气壮。壮火食气，气食少火。壮火散气，少火生气。气味辛甘发散为阳，酸苦涌泄为阴。阴胜则阳病，阳胜则阴病。阳胜则热，阴胜则寒。重寒则热，重热则寒。寒伤形，热伤气。气伤痛，形伤肿。故先痛而后肿者，气伤形也；先肿而后痛者，形伤气也。风胜则动，热胜则肿，燥胜则干，寒胜则浮，湿胜则濡泻[1]。天有四时五行，以生长收藏，以生寒暑燥湿风。人有五脏化五气，以生喜怒悲忧恐。故喜怒伤气，寒暑伤形。暴怒伤阴，暴喜伤阳。厥气上行，满脉去形。喜怒不节，寒暑过度，生乃不固。故重阴必阳，重阳必阴。故曰：冬伤于寒，春必温病；春伤于风，夏生飧泄；夏伤于暑，秋必痎疟；秋伤于湿，冬生咳嗽。

① 泻：原作“写”，据文义改。

阴在内，阳之守也，阳在外，阴之使也。

清阳上天，浊阴归地，是故天地之动静，神明为之纪纲，故能以生长收藏，终而复始。惟贤人上配天以养头，下象地以养足，中傍人事以养五藏。天气通于肺，地气通于嗌，风气通于肝，雷气通于心，谷气通于脾，雨气通于肾。六经为川，肠胃为海，九窍为水注之气。以天地为之阴阳，阳之汗，以天地之雨名之；阳之气，以天地之疾风名之。暴气象雷，逆气象阳。故治不法天之纪，不用地之理，则灾害至矣。故邪风之至，疾如风雨，故善治者治皮毛，其次治肌肤，其次治筋脉，其次治六府，其次治五藏。治五藏者，半死半生也。故天之邪气，感则害人五藏；水谷之寒热，感则害于六府；地之湿气，感则害皮肉筋脉。故善用针者，从阴引阳，从阳引阴；以右治左，以左治右；以我知彼，以表知里。以观过与不及之理，见微得过，用之不殆。善诊者，察色按脉，先别阴阳；审清浊而知部分；视喘息、听音声而知所苦；观权衡规矩而知病所主；按尺寸、观浮沉滑涩而知病所生。以治无过，以诊则不失矣！故曰：病之始起也，可刺而已；其盛，可待衰而已。因其轻而扬之，因其重而减之，因其衰而彰之。形不足者，温之以气；精不足者，补之以味。其高者，因而越之；其下者，引而竭之；中满者，泻之于内；其有邪者，渍形以为汗；其在皮者，汗而发之；其慓悍者，按而收之；其实者，散而泻之。审其阴阳，以别柔刚。阳病治阴，阴病治阳，定其血气，各守其乡，血实宜决之，气虚宜掣引之。

《素问·金匮真言论》

平旦至日中，天之阳，阳中之阳也；日中至昏，天之阳，阳中之阴也；合夜至鸡鸣，天之阴，阴中之阴也；鸡鸣至平旦，天之阴，阴中之阳也。故人亦应之。夫言人之阴阳，则外为阳，内为阴。言人身之阴阳，则背为阳，腹为阴。言人身之藏府阴阳，则藏者为阴，府者为阳；肝、心、脾、肺、肾，五藏皆为阴；胆、胃、大肠、小肠、膀胱、三焦，六府皆为阳。所以欲知阴中之阴、阳中之阳者何也？为冬病在阴，夏病在阳，春病在阴，秋病在阳。皆视其所在，为施针石也。故背为阳，阳中之阳，心也；背为阳，阳中之阴，肺也；腹为阴，阴中之阴，肾也；腹为阴，阴中之阳，肝也；腹为阴，阴中之至阴，脾也。此皆阴阳表里、内外雌雄相输应也，故以应天之阴阳也。

《素问·本病论》

黄帝曰：愿闻气交，何名失守？岐伯曰：谓其上下升降，迁正退位，各有经论。上下各有不前，故名失守也。是故气失易位，气交乃变，变易非常，即四时失序，万化不安，变民病也。帝曰：升降不前，愿闻其故？气交有变，何以明知？岐伯曰：昭乎问哉，明乎道矣！气交有变，是谓天地机。但欲降而不得降者，地窒刑之。有五运太过而先天而至者，即交不前，但欲升而不得其升，中运抑之。但欲降而不得其降，中运抑之。于是有升之不前，降之不下者；有降之不下，升而自[①]天者；有升降俱不前。作如此之分别，即气交之变。变之有异，常各各不同，灾有微甚者也。帝曰：愿闻气交遇会胜抑之由，变成民病，轻重何如？岐伯曰：胜相会，抑伏使然。

帝曰：升降不前，晰知其宗，愿闻迁正，可得明乎？岐伯曰：正司中位，是谓迁正位。司天不得其迁正者，即前司天以过交司之日，即遇司天太过有余日也，即仍旧治天数，新司天未得迁正也。

帝曰：迁正早晚，以命其旨，愿闻退位，可得明哉？岐伯曰：所谓不退者，即天数未终，即天数有余，名曰复布政，故名曰再治天也。即天令如故，而不退位也。

帝曰：天岁早晚，余已知之。愿闻地数，可得闻乎？岐伯曰：地下迁正、升天[②]及退位不前之法，即地土产化，万物失时之化也。

《素问·五常政大论》

帝曰：气始而生化，气散而有形，气布而蕃育，气终而象变，其致一也。然而五味所资，生化有薄厚，成熟有少多，始终不同，其故何也？岐伯曰：地气制之也，非天不生地不长也。帝曰：愿闻其道。岐伯曰：寒热燥湿，不同其化也。故少阳在泉，寒毒不生，其味辛，其治苦酸，其谷苍丹；阳明在泉，湿毒不生，其味酸，其治辛苦甘，其谷丹素；太阳在泉，热毒不生，其味苦，其治淡咸，其谷黅秬；厥阴在泉，清毒不生，其味甘，其治酸苦，其谷苍赤，其气专，其味正；少阴在泉，寒毒不生，其味辛，其治辛苦甘，其谷白丹；太阴在泉，燥毒不生，其味咸，其气热，其治甘咸，其谷黅秬。化淳则咸守，气专则辛化而俱治。故曰：补上下者从之，治上下者逆之，以所在寒热盛衰而调之。故曰：上取下取，内取外取，以求其过。能毒者以厚药，不胜毒者以薄药。此之谓也。气反者，病在上，取之下；病在下，取之上；病在中，旁取

---

① 自：《黄帝内经素问》作“至”。
② 升天：原作“升”，据《黄帝内经素问》补。

之。治热以寒，温而行之；治寒以热，凉而行之；治温以清，冷而行之；治清以温，热而行之。故消之削之，吐之下之，补之泻之，久新同法。帝曰：病在中而不实不坚，且聚且散，奈何？岐伯曰：悉乎哉问也。无积者，求其藏，虚则补之，药以祛之，食以随之，行水渍之，和其中外，可使毕已。帝曰：有毒无毒，服有约乎？岐伯曰：病有久新，方有大小，有毒无毒，固宜常制矣。大毒治病，十去其六；常毒治病，十去其七；小毒治病，十去其八；无毒治病，十去其九；谷肉果菜，食养尽之。无使过之，伤其正也。不尽，行复如法。必先岁气，无伐天和。无盛盛，无虚虚，而遗人夭[①]殃；无致邪，无失正，绝人长命。帝曰：其久病者，有气从不康，病去而瘠，奈何？岐伯曰：昭乎哉圣人之问也。化不可代，时不可违。夫经络以通，血气以从，复其不足，与众齐同，养之和之，静以待时，谨守其气，无使倾移，其形乃彰，生气以长，命曰圣王。故《大要》曰：无代化，无违时，必养必和，待其来复。此之谓也。帝曰：善。

《素问·六元正纪大论》

帝曰：五运之气，亦复岁乎？岐伯曰：郁极乃发，待时而作也。帝曰：请问其所谓也？岐伯曰：五常之气，太过不及，其发异也。帝曰：愿卒闻之。岐伯曰：太过者暴，不及者徐，暴者为病甚，徐者为病持。帝曰：太过不及，其数何如？岐伯曰：太过者其数成，不及者其数生，土常以生也。

帝曰：五气之发不当位者何也？岐伯曰：命其差。帝曰：差有数乎？岐伯曰：后皆三十度而有奇也。帝曰：气至而先后者何？岐伯曰：运太过则其至先，运不及则其至后，此候之常也。帝曰：当时而至者何也？岐伯曰：非太过非不及，则至当时，非是者眚也。帝曰：善。气有非时而化者何也？岐伯曰：太过者当其时，不及者归其已胜也。帝曰：四时之气，至有早晏高下左右，其候何如？岐伯曰：行有逆顺，至有迟速，故太过者化先天，不及者化后天。帝曰：愿闻其行何谓也？岐伯曰：春气西行，夏气北行，秋气东行，冬气南行。故春气始于下，秋气始于上，夏气始于中，冬气始于标。春气始于左，秋气始于右，冬气始于后，夏气始于前，此四时正化之常。故至高之地，冬气常在；至下之地，春气常在。必谨察之。

帝曰：夫子言用寒远寒，用热远热，余未知其然也，愿问何谓远？岐伯

---

① 夭：原作“天”，据《黄帝内经素问》改。

曰：热无犯热，寒无犯寒，从者和，逆者病，不可不敬畏而远之，所谓时兴六位也。帝曰：温凉何如？岐伯曰：司气以热，用热无犯；司气以寒，用寒无犯；司气以凉，用凉无犯；司气以温，用温无犯。间气同其主无犯，异其主则小犯之，是谓四畏，必谨察之。帝曰：善。其犯者何如？岐伯曰：天气反时则可依时，及胜其主则可犯，以平为期而不可过。故曰，无失天信，无逆气宜，无翼其胜，无赞其复，是谓至治。

帝曰：余欲不远寒、不远热，奈何？岐伯曰：悉乎哉问也。发表不远热，攻里不远寒。帝曰：不发不攻，而犯寒犯热何如？岐伯曰：寒热内贼，其病益甚。帝曰：愿闻无病者何如？岐伯曰：无者生之，有者甚之。帝曰：生者何如？岐伯曰：不远热则热至，不远寒则寒至，寒至则坚否，腹满、痛急、下利之病生矣。热至则身热，吐下霍乱，痈疽疮疡、瞀郁、注下、瞤瘛、肿胀、呕、鼽衄、头痛、骨节变、肉痛、血溢、血泄、淋閟之病生矣。帝曰：治之奈何？岐伯曰：时必顺之，犯者治以胜也。黄帝问曰：妇人重身，毒之何如？岐伯曰：有故无损，亦无殒也。帝曰：愿闻其故，何谓也？岐伯曰：大积大聚，其可犯也，衰其太半而止，过者死。帝曰：假者何如？岐伯曰：有假其气，则无禁也。所谓主气不足，客气胜也。

《素问·至真要大论》

帝曰：气有多少，病有盛衰，治有缓急，方有大小，愿闻其约奈何？岐伯曰：气有高下，病有远近，证有中外，治有轻重，适其至所为故也。大要曰，君一臣二，奇之制也；君二臣四，偶之制也；君二臣三，奇之制也；君二[①]臣六，偶之制也。故曰：近者奇之，远者偶之；汗者不以奇，下者不可以偶；补上治上制以缓，补下治下制以急；急则气味厚，缓则气味薄，适其至所，此之谓也。病所远中道而气味之者，食而过之，无越其制度也。是故平气之道，近而奇偶，制小其服也；远而奇偶，制大其服也；大则数少，小则数多，多则九之，少则二之。奇之不去则偶之，是谓重方；偶之不去则反佐以取之，所谓寒热温凉，反从其病也。帝曰：善。病生于本，余知之矣。生于标者，治之奈何？岐伯曰：病反其本，得标之病，治反其本，得标之方。

帝曰：六气标本所从不同奈何？岐伯曰：气有从本者，有从标本者，有不从标本者也。帝曰：愿卒闻之。岐伯曰：少阳太阴从本，少阴太阳从本从标，

---

① 二：原作“三”，据《黄帝内经素问》改。

阳明厥阴不从标本，从乎中也。故从本者化生于本，从标本者有标本之化，从中者以中气为化也。帝曰：脉从而病反者，其诊何如？岐伯曰：脉至而从，按之不鼓，诸阳皆然。帝曰：诸阴之反，其脉何如？岐伯曰：脉至而从，按之鼓甚而盛也。是故百病之起有生于本者，有生于标者，有生于中气者，有取本而得者，有取标而得者，有取中气而得者，有取标本而得者，有逆取而得者，有从取而得者。逆，正顺也，若顺，逆也。故曰：知标与本，用之不殆，明知逆顺，正行无问，此之谓也。不知是者，不足以言诊，足以乱经。故《大要》曰：粗工嘻嘻，以为可知，言热未已，寒病复始，同气异形，迷诊乱经，此之谓也。

夫标本之道，要而博，小而大，可以言一而知百病之害，言标与本，易而勿损，察本与标，气可令调，明知胜复，为万民式，天之道毕矣。

治诸胜复，寒者热之，热者寒之，温者清之，清者温之，散者收之，抑者散之，燥者润之，急者缓之，坚者耎之，脆者坚之，衰者补之，强者泻之，各安其气，必清必静，则病气衰去，归其所宗，此治之大体也。

高者抑之，下者举之，有余折之，不足补之，佐以所和，和以所宜，必安其主客，适其寒温，同者逆之，异者从之。

帝曰：五味阴阳之用何如？岐伯曰：辛甘发散为阳，酸苦涌泄为阴，咸味涌泄为阴，淡味渗泄为阳，六者或收或散，或缓或急，或燥或润，或耎或坚，以所利而行之。调其气，使其平也。帝曰：非调气而得者，治之奈何？有毒无毒，何先何后，愿闻其道。岐伯曰：有毒无毒，所治为主，适大小为制也。帝曰：请言其制。岐伯曰：君一臣二，制之小也；君二臣三佐五，制之中也；君一臣三佐九，制之大也。寒者热之，热者寒之，微者逆之，甚者从之，坚者削之，客者除之，劳者温之，结者散之，留者攻之，燥者濡之，急者缓之，散者收之，损者温之，逸者行之，惊者平之，上之下之，摩之浴之，薄之劫之，开之发之，适事为故。帝曰：何谓逆从？岐伯曰：逆者正治，从者反治，从少从多，观其事也。帝曰：反治何谓？岐伯曰：热因热用，寒因寒用，塞因塞用，通因通用。必伏其所主，而先其所因，其始则同，其终则异，可使破积，可使溃坚，可使气和，可使必已。帝曰：善。气调而得者何如？岐伯曰：逆之从之，逆而从之，从而逆之，疏气令调，则其道也。帝曰：善。病之中外何如？岐伯曰：从内之外者，调其内；从外之内者，治其外；从内之外而盛于外者，先调其内而后治其外，从外之内而盛于内者，先治其外而后调其内；中外不相及，则治主病。

帝曰：论言治寒以热，治热以寒，而方士不能废绳墨而更其道也。有病热者寒之而热，有病寒者热之而寒，二者皆在，新病复起，奈何治？岐伯曰：诸寒之而热者，取之阴；热之而寒者，取之阳；所谓求其属也。帝曰：善。服寒而反热，服热而反寒，其故何也？岐伯曰：治其王气是以反也。帝曰：不治王而然者何也？岐伯曰：悉乎哉问也。不治五味属也。夫五味入胃，各归所喜，攻酸先入肝，苦先入心，甘先入脾，辛先入肺，咸先入肾，久而增气，物化之常也。气增而久，夭之由也。帝曰：善。方制君臣，何谓也？岐伯曰：主病之谓君，佐君之谓臣，应臣之谓使，非上下三品之谓也。帝曰：三品何谓？岐伯曰：所以明善恶之殊贯也。帝曰：善。病之中外何如？岐伯曰：调气之方，必别阴阳，定其中外，各守其乡。内者内治，外者外治，微者调之，其次平之，盛者夺之，汗者下之，寒热温凉，衰之以属，随其攸利，谨道如法，万举万全，气血正平，长有天命。帝曰：善。

《素问·标本病传论》

黄帝问曰：病有标本，刺有逆从，奈何？岐伯对曰：凡刺之方，必别阴阳，前后相应，逆从得施，标本相移。故曰：有其在标而求之于标，有其在本而求之于本，有其在本而求之于标，有其在标而求之于本。故治有取标而得者，有取本而得者，有逆取而得者，有从取而得者。故知逆与从，正行无问；知标本者，万举万当；不知标本，是谓妄行。夫阴阳、逆从、标本之为道也，少而多，浅而博，可以言一而知百也。以浅而知深，察近而知远。言标与本，易而勿及。治反为逆，治得为从。先病而后逆者治其本，先逆而后病者治其本。先寒而后生病者治其本，先病而后生寒者治其本。先热而后生病者治其本，先热而后生中满者治其标。先病而后泄者治其本，先泄而后生他病者治其本，必且调之，乃治其它病。先病而后生中满者治其标，先中满而后烦心者治其本。小大不利治其标，小大利治其本。病发而有余，本而标之，先治其本，后治其标；病发而不足，标而本之，先治其标，后治其本。谨察间气，以意调之，间者并行，甚者独行。先小大不利而后生病者，治其本。

《素问·藏气法时论》

肝色青，宜食甘，粳米、牛肉、枣、葵皆甘。心色赤，宜食酸，小豆、犬肉、李、韭皆酸。肺色白，宜食苦，麦、羊肉、杏、薤皆苦。脾色黄，宜食咸，大豆、猪肉、栗、藿皆咸。肾色黑，宜食辛，黄黍、鸡肉、桃、葱皆辛。

辛散、酸收、甘缓、苦坚、咸耎，毒药攻邪，五谷为养，五果为助，五畜为益，五菜为充，气味合而服之，以补精益气。此五者，有辛酸甘苦咸，各有所利，或散、或收、或缓、或急、或坚、或耎，四时五藏，各随五味所宜也。

《素问·宣明五气篇》

五味所入，酸入肝，辛入肺，苦入心，咸入肾，甘入脾，是谓五入。五味所禁，辛走气，气病无多食辛；咸走血，血病无多食咸；苦走骨，骨病无多食苦；甘走肉，肉病无多食甘；酸走筋，筋病无多食酸，是谓五禁，无令多食。

《素问·五藏生成篇》

多食咸，则脉凝泣而变色；多食苦，则皮槁而毛拔；多食辛，则筋急而爪枯；多食酸，则肉胝䐢而唇揭；多食甘，则骨病而发落。此五味之所伤也。故心欲苦，肺欲辛，肝欲酸，脾欲甘，肾欲咸，此五味之所合也。

《素问·生气通天论》

阴之所生，本在五味，阴之五宫，伤在五味。是故味过于酸，肝气以津，脾气乃绝；味过于咸，大骨气劳，短肌，心气抑；味过于甘，心气喘满，色黑，肾气不衡；味过于苦，脾气不濡，胃气乃厚；味过于辛，筋脉沮弛，精神乃央。是故谨和五味，骨正筋柔，气血以流，腠理①以密，如是则骨气以精，谨道如法，长有天命。

案：气化之原理，由于天有一阴一阳，地有一阴一阳，而天地之气相交于空中者，又合化为一阴一阳，故有三阴三阳也。复由此三阴三阳之当王者，各司其时令，而成风、热、湿、火、燥、寒之六气矣。人受天地之中以生，得天地阴阳化气之正，物得天地阴阳化气之偏，故其性则千差万别。于人只以三阴三阳统之便可，通天地神明之德；于物必须论四阴四阳，始可以尽万化之变，而八卦成列，吉凶生矣。《老子》曰：道生一，一生二，二生三，三生万物者，此也。《易》曰：易有太极，是生两仪，两仪生四象，四象生八卦，八卦定吉凶者，亦此也。复由此八卦，推而成六十四卦，更即此六十四卦，而细分为三百八十四爻，则万化之变尽之矣。老子之言简，孔子之言详，亦由伏羲、

① 腠理：原作“湊理”，据文义改。

文王、周公而至孔子，愈演而愈细密耳。然气化有常、有变、有胜、有复、有太过、有不及，《易》谓变动不拘，周流六虚者也。《老子》曰：不知常，妄作凶。凡事必先知常，然后可以观变，常苟不知，变何由识？然此春生夏长秋收冬藏之大化，岂不日日在吾人心目之中，所谓百姓日用而不知耳。《四气调神论》曰：道者圣人行之，愚者佩之，此之谓也。

内经气化篇　贯一山人编

五运六气症治卷下

初之气常变症治第一

素注春分前六十日即大寒至惊蛰节

厥阴司天　风淫所胜，则太虚埃昏，云物以扰，寒生春气，流水不冰，民病胃脘当心而痛，上支两胁，鬲咽不能，饮食不下，舌本强，食则呕，冷泄，腹胀，溏泄，瘕，水闭，蛰虫不去，病本于脾，冲阳绝，死不治。

治法：风淫所胜，平以辛凉，佐以苦甘，以甘缓之，以酸泄之。案：在泉风淫只佐以苦，不用酸泄，而以辛散。

风化于天，清反胜之，治以酸温，佐以甘苦。案：在泉则加辛平，以上《至真要大论》。后同。

厥阴司天　风气下临，脾气上从，而土且隆，黄起，水乃眚，土用革，体重肌肉萎，食减口爽，风行太虚，云物摇动，目转耳鸣，火纵其暴，地乃暑，大热消烁，赤沃下，蛰虫数见，流水不冰，其发机速。

厥阴司天　毛虫静，羽虫育，介虫不成。《五常政大论》，后同。

少阳在泉　火淫所胜，则焰明郊野，寒热更至，民病注泄赤白，少腹痛，溺赤，甚则血便，少阴同候。

治法：火淫于内，治以咸冷，佐以苦辛，以酸收之，以苦发之。

火司于地，寒反胜之，治以甘热，佐以苦辛，以咸平之。

厥阴之胜　耳鸣头眩，愦愦欲吐，胃鬲如寒，大风数举，倮虫不滋，胠胁气并，化而为热，小便黄赤，胃脘当心而痛，上支两胁，肠鸣飧泄，少腹痛，注下赤白，甚则呕吐，鬲咽不通。

治法：厥阴之胜，治以甘清，佐以苦辛，以酸泄之。

少阳之复　大热将至，枯燥燔热，介虫乃耗。惊瘛咳衄，心热烦燥，便数，憎风，厥气上行，面如浮埃，目乃瞤瘛；火气内发，上为口糜，呕逆，血溢，血泄，发而为疟，恶寒鼓栗，寒极反热，嗌络焦槁，渴引水浆，色变黄赤，少气脉萎，化而为水，传为胕肿，甚则入肺，咳而血泄。尺泽绝，死不治。

治法：少阳之复，治以咸冷，佐以苦辛，以咸软之，以酸收之，辛苦发之，发不远热，无犯温凉。少阴同法。

厥阴司天　客胜则耳鸣掉眩，甚则咳，主胜则胸胁痛，舌难以言。

治法：木位之主，其泻以酸，其补以辛；厥阴之客，以辛补之，以酸泻之，以甘缓之。少阳在泉，客胜则腰腹痛而反恶寒，甚则下白溺白；主胜则热反上行，而客于心，心痛发热，格中而呕，少阴同候。

治法：与少阳司天同。以上《至真要大论》，后同

少阳在泉　羽虫育，介虫耗，毛虫不育。

敷和之纪平气　木德周行，阳舒阴布，五化宣平。其气端，其性随，其用曲直，其化生荣，其类草木，其政发散，其候温和，其令风，其藏肝，肝其畏清；其主目，其谷麻，其果李，其实核，其应春，其虫毛，其畜犬，其色苍，其养筋，其病里急支满，其味酸，其音角，其物中坚，其数八。《五常政大论》，后同。

岁木太过　风气流行，脾土受邪。民病飧泄，食减，体重烦冤，肠鸣腹支满，上应岁星。甚则忽忽善怒，眩冒巅疾，化气不政，生气独治，云物飞动，草木不宁，甚而摇落，反胁痛而吐甚，冲阳绝者死不治，上应太白星。《气交变大论》，后同。案：即厥阴之胜，余气同法。

发生之纪木太过　是谓启陈，土疏泄，苍气达，阳和布化，阴气乃随，生气淳化，万物以荣。其化生，其气美，其政散，其令条舒，其动掉眩巅疾，其德鸣靡启坼，其变振拉摧拔，其谷麻稻，其畜鸡犬，其果李桃，其色青黄白，其味酸甘辛，其象春，其经足厥阴、少阳，其藏肝脾，其虫毛介，其物中坚外坚，其病怒。上征则其气逆，其病吐利。不务其德则收气复，秋气劲切，甚则肃杀，清气大至，草木凋零，邪乃伤肝。《五常政大论》，后同。

岁木不及　燥乃大行，生气失应，草木晚荣，肃杀而甚，则刚木辟著，柔萎苍干，上应太白星。民病中清，胠胁痛，少腹痛，肠鸣溏泄。凉雨时至，其谷苍。上临阳明，生气失政，化气乃急，其主苍早，复则炎暑流火，湿性燥，柔脆草木焦槁，下体再生，华实齐化。病寒热疮疡，痱胗痈痤，上应荧惑、太

白，其谷白坚。白露早降，收杀气行，寒雨害物，虫食甘黄，脾土受邪，赤气后化，心气晚治，上胜肺金，白气乃屈，其谷不成，咳而鼽。《气交变大论》，后同。案：即风化于天，清反胜之，余气同法。

委和之纪木不及　是谓胜生，生气不政，化气乃扬，长气自平，收令乃早，凉雨时降，风云并兴，草木晚荣，苍干凋落，物秀而实，肤肉内充。其气敛，其用聚，其动緛戾拘缓，其发惊骇，其脏肝，其果枣李，其实核壳，其谷稷稻，其味酸辛，其色白苍，其虫毛介，其主雾露凄沧，其声角商，其病摇动注恐，从金化也。其病支废痈肿疮疡，邪伤肝也。萧飂肃杀，则炎赫沸腾，眚于三，所谓覆也，其主飞蠹蛆雉。乃为雷霆。《五常政大论》，后同。

少阳升天，水运以至者，升天不前，即寒雾反布，凛冽如冬，水复涸，冰乃结，暄暖乍作，冷复布之，寒暄不时。民病伏阳在内，烦热生中，心神惊骇，寒热间争。以成久郁，即暴热乃生，赤风气瞳翳，化成郁疠，乃化作伏热内烦，痹而生厥，甚则血溢。《本病论》，后同。

治法：刺包络之荥。少阴同，《刺法论》，后同。

厥阴降地，金运承之，降而不下，苍埃远见，白气承之，风举埃昏，清燥行杀，霜露复下，肃杀布令，久而不降，抑之化郁，即作风燥伏①，暄而反清，草木萌动，杀霜乃蛰未见②，惧清伤藏。《本病论》，后同。

治法：当刺手太阴之所出，刺手阳明之所入。《刺法论》，后同。

少阴不迁正，即冷气不退，春冷后寒，暄暖不时。民病寒热，四肢烦痛，腰脊强直。木气虽有余，位不过于君火也。《本病论》，后同。案：厥阴节气已满应退位而少阴司天矣。乃少阴气化不至，故谓之不迁正，余气同法。

治法：当刺心包络脉之所流。《刺法论》，后同。

太阳不退位，原缺。《本病论》，后同。案：厥阴节气已至，而太阳寒仍未退也，故谓之不退位，余气同法。

治法：当刺足少阴之所入。《刺法论》，后同

木郁之发，太虚埃昏，云物以扰，大风乃至，屋发折木，木有变故。民病胃脘当心而痛，上支两胁，鬲咽不通，食饮不下，甚则耳鸣眩转，目不识人，善暴僵仆。太虚苍埃，天山一色，或气浊色，黄黑郁若，横云不起，雨而乃发也。其气无常，长川草偃，柔叶呈阴，松吟高山，虎啸岩岫，怫之先兆也。木郁即欲升而不前，久则必发，与前条升之不前者有久暂之分，余气同法。

---

① 风燥伏：《黄帝内经素问》作“风燥相伏”。

② 杀霜乃蛰未见：《黄帝内经素问》作“杀霜乃下，蛰虫未见”。

治法：木郁达之，《六元正纪大论》，后同。当刺脾之俞，次三日，刺肝之所出。《刺法论》，后同。案：此乃郁久变成疫疠，治法浅者照升，降不前治，余同。

案：初之气，风在上，火在下，木在中。司令天气由寒而化风，地气由湿而化火，中气由水而生木。化有太过不及，至有迟速，天胜则地复，余气同法。然气之变化，有因于天时者，有因于地势者，有因于人事者，万有不齐，未可执死法以衡活气，宜细心会而通之，方能确得病因，应手奏效。

二之气常变症治第二素注春分后六十日，即春分至立夏节

少阴司天　热淫所胜，怫热至，火行其政。民病胸中烦热，溢干，右胠满，皮肤痛，寒热咳喘。大雨且至，唾血血泄，鼽衄，嚏呕，溺色变，甚则疮疡胕肿，肩背臂臑及缺盆中痛，心痛，肺䐜，腹大满，膨膨而喘咳，病本于肺，尺泽绝，死不治。

治法：热淫所胜，平以咸寒，佐以苦甘，以酸收之。案：在泉热淫，加苦发，又少阳平以酸冷。

热化于天，寒反胜之，治以甘温，佐以酸辛。案：在泉用热佐，不用酸，加以咸平。

少阴司天　热气下临，肺气上从，白起金用，草木眚，喘呕寒热，嚏鼽衄鼻窒，大暑流行，甚则疮疡燔灼，金烁石流，地乃燥清，凄沧数至，胁痛善太息，肃杀行，草木变。

少阴司天　羽虫静，介虫育，毛虫不成。

阳明在泉　燥淫所胜，则霿雾清瞑，民病喜呕，呕有苦，善太息，心胁痛不能反侧，甚则嗌干面尘，身无膏泽，足外反热。

治法：燥淫于内，治以苦温，佐以甘辛，以苦下之。

燥司于地，热反胜之，治以平寒，佐以苦甘，以酸平之，以和为利。

少阴之胜　心下热，善饥，齐下反动，气游三焦，炎暑至，木乃津，草乃萎，呕逆躁烦，腹满痛溏泄，传为赤沃。

治法：少阴之胜，治以辛寒，佐以苦咸，以甘泄之。案：少阳佐以甘咸。

阳明之复　清气大举，森木苍干，毛虫乃厉，病生胠胁，气归于左，善大息[1]，甚则心痛否满，腹胀而泄，呕苦，咳哕，烦心，病在鬲中，头痛，甚则入肝，惊骇筋挛。太冲绝，死不治。

---

① 大息：据文义当为“太息”。

治法：阳明之复，治以辛温，佐以苦甘，以苦泻之，以苦下之，以酸补之。

少阴司天，客胜则鼽嚏，颈项强，肩背瞀热，头痛，少气，发热，耳聋，目瞑，甚则胕肿，血溢，疮疡，咳喘；主胜则心热烦躁，甚则胁痛支满。

治法：火位之主，其泻以甘，其补以咸。少阴之客，以咸补之，以甘泻之，以咸收之。案：少阳作以咸耎之。

阳明在泉　客胜则清气动下，少腹坚满而数便泻；主胜则腰重腹痛，少腹生寒，下为鹜溏，则寒厥于肠，上冲胸中，甚则喘，不能久立。

治法：与阳明司天同。

阳明在泉　介虫育，毛虫耗，羽虫不成。

升明之纪平气，正阳而治，德施周普，五化均衡。其气高，其性速，其用燔灼，其化蕃茂，其类火，其政明曜，其候炎暑，其令热，其藏心，心其畏寒，其主舌，其谷麦，其果杏，其实络，其应夏，其虫羽，其畜马，其色赤；其养血，其病瞤瘛，其味苦，其音徵，其物脉，其数七。

岁火太过　炎暑流行，肺金受邪。民病疟，少气咳喘，血溢血泄注下，嗌燥耳聋，中热肩背热，上应荧惑星。甚则胸中痛，胁支满胁痛，膺背肩胛间痛，两臂内痛，身热骨痛而为浸淫。收气不行，长气独明，上应辰星。上临少阴少阳，火燔焫，水泉涸，物焦槁，病反谵妄狂越，咳喘息鸣，下甚血溢泄不已，太渊绝者死不治，上应荧惑星。

赫曦之纪火太过，是谓蕃茂。阴气内化，阳气外荣。炎暑施化，物得以昌。其化长，其气高，其政动，其令鸣显，其动炎灼妄扰，其德暄暑郁蒸，其变炎烈沸腾，其谷麦豆，其畜羊彘，其果杏栗，其色赤白玄，其味苦辛咸，其象夏，其经手少阴太阳、手厥阴少阳，其藏心肺，其虫羽鳞，其物脉濡，其病笑疟、疮疡血流、狂妄目赤。其收齐，其病痓。上徵而收，气后也。暴烈其政，藏气乃复，时见凝惨，甚则雨水霜雹切，寒邪伤心也。

岁火不及　寒乃大行，长政不用，物荣而下，凝惨而甚，则阳气不化，乃折荣美，上应辰星。民病胸中痛，胁支满，两胁痛，膺背肩胛间及两臂内痛。郁冒蒙昧，心痛暴瘖，胸腹大，胁下与腰背相引而痛，甚则屈不能伸，髋髀如别，上应荧惑辰星，其谷丹。复则埃郁，大雨且至，黑气乃辱，病鹜溏腹满，食饮不下，寒中肠鸣，泄注腹痛，暴挛痿痹，足不任身，上应镇星、辰星，玄谷不成。

伏明之纪火不及，是谓胜长，长气不宣，藏气反布，收气自政，化气乃衡，寒清数举，暑令乃薄，承化物生，生而不长，成实而稚，遇化已老，阳气屈伏，蛰虫早藏，其气郁，其用暴，其动彰伏变易，其发痛，其藏心，其果栗桃，其实络濡，其谷豆稻，其味苦咸，其色玄丹，其畜马彘，其虫羽鳞，其主冰雪霜寒，其声徵羽，其病昏惑悲忘，从水化也，邪伤心也，凝惨凄冽，则暴雨霖霪，眚于九，其主骤注，雷霆震惊。

阳明升天，火运抑之，升之不前，即时雨不降，西风数举，咸卤燥生。民病上热喘嗽，血溢；久而化郁，则白埃翳雾，清生杀气，民病胁满，悲伤，寒，鼽嚏，嗌干，手折[①]皮肤燥。

治法：当刺手太阴之经。

少阴降地，水运承之，降而不下，即彤云才见，黑气反生，暄暖如舒，寒常布雪，凛冽复作，天云惨凄。久而不降，伏之化郁，寒胜复热，赤风化疫，民病面赤心烦，头痛目眩，赤气彰而温病欲作也。

治法：当刺足少阴之所出，刺足太阳之所入。

太阴不迁正，即云雨失令，万物焦枯，当生不发。民病手足肢节肿满，大腹水肿，填臆不食，飧泄胁满，四肢不举。雨化欲令，热犹治之，温煦如气，亢而不泽。

治法：当刺足太阴之所流。

厥阴不退位，即大风早举，时雨不降，湿令不化，民病温疫，疵废风生，民病皆肢节痛，头目痛，伏热内烦，咽喉干引饮。

治法：当刺足厥阴之所入。

火郁之发，太虚肿翳，大明不彰，炎火行，大暑至，山泽燔燎，材木流津，广厦腾烟，土浮霜卤，止水乃减，蔓草焦黄，风行惑言，湿化乃后。故民病少气，疮疡痈肿，胁腹胸背，面首四支，膹愤胪胀，疡痱呕逆，瘛疭骨痛，节乃有动，注下温疟，腹中暴痛，血溢流注，精液乃少，目赤心热，甚则瞀闷懊侬，善暴死。刻终大温，汗濡玄府，其乃发也。其气四，动复则静，阳极反阴，湿令乃化乃成，华发水凝，山川冰雪，焰阳午泽，怫之先兆也。

治法：火郁发之，当刺肺之俞。

案：二之气，热在上，燥在下，君火在中。司令天气由风而化热，地气由火而化燥，中气由木而生火，但气候由寒而转热，难有火而温和，故谓之君火，为人身生命之元，与四之气相火，其性虽同，其为病之轻重多少迥异。古

① 手折：《黄帝内经素问·本病论》通行本或作“手拆”，据文义疑为“干拆”。

人于少阴、少阳虽云同一治法，然其中甚有分别，学者宜审之。

三之气常变症治第三素注夏至前后各三十日，即小满至小暑节

太阴司天　湿淫所胜，则沉阴且布，雨变枯槁，胕肿骨痛，阴痹，腰脊头项痛，时眩，大便难，阴气不用，饥不欲食，咳唾则有血，心如悬。病本于肾，太谿绝，死不治。

治法：湿淫所胜，平以苦热，佐以酸辛，以苦燥之，以淡泄之，湿上甚而热，治以苦温，佐以甘辛，以汗为故而止。案：在泉湿淫，只佐以苦淡，不用酸辛，且在泉之湿无化热者，此其大别。

湿化于天，热反胜之，治以苦寒，佐以苦酸。案：在泉用苦冷，佐用甘，加以苦平。

太阴司天　湿气下临，肾气上从，黑起水变，埃冒云雨，胸中不利，阴痿，气大衰而不起不用，当其时，反腰椎痛，动转不便也，厥逆。地乃藏阴，大寒且至，蛰虫早附，心下否痛，地裂冰坚，少腹痛，时害于食，乘金则止水增，味乃咸，行水减也。

太阴司天　倮虫静，鳞虫育，羽虫不成。

太阳在泉　寒淫所胜，则凝肃惨栗，民病少腹控睾引腰脊上冲心，痛血见，嗌痛，颔肿。

治法：寒淫于内，治以甘热，佐以苦辛，以咸泻之，以辛润之，以苦坚之。

寒司于地，热反胜之，治以咸冷，佐以甘辛，以苦平之。

太阴之胜　火气内郁，疮疡于中，流散于外，病在胠胁，甚则心痛，热格，头痛，喉痹项强，独胜则湿气内郁，寒迫下焦，痛留顶，互引眉间，胃满，雨数至，少腹满，腰脽重强，内不便，善注泄，足下温，头重足胫胕肿，饮发于中，胕肿于上。

治法：太阴之胜，治以咸热，佐以辛甘，以苦泻之。

太阳之复　厥气上行，水凝雨冰，羽虫乃死。心胃生寒，胸膈不利，心痛否满，头痛善悲，时眩仆，食减，腰脽反痛，屈伸不便，地裂冰坚，阳光不治，少腹控睾引腰脊上冲心，唾出清水，及为哕噫，甚则入心，善忘善悲。神门绝，死不治。

治法：太阳之复，治以咸热，佐以甘辛，以苦坚之。

太阴司天　客胜则首面胕肿，呼吸气喘，主胜则胸腹满，食已而瞀。

治法：土位之主，其泻以苦，其补以甘。太阴之客，以甘补之，以苦泻之，以甘缓之。

太阳在泉　寒复内余，则腰尻痛，屈伸不利，股胫足膝中痛。

治法：与太阳司天同。

太阳在泉，鳞虫耗，倮虫不育。

备化之纪平气，气协天休，德流四政，五化齐修，其气平，其性顺，其用高下，其化丰满，其类土，其政安静，其候溽蒸，其令湿，其藏脾。脾，其畏风，其主口，其谷稷，其果枣，其实肉，其应长夏，其虫倮，其畜牛，其色黄，其养肉，其病否，其味甘，其音宫，其物肤，其数五。

岁土太过　雨湿流行，肾水受邪，民病腹痛，清厥，意不乐，体重烦冤，上应镇星。甚则肌肉萎，足痿不收，行善瘛，脚下痛，饮发中满，食减，四肢不举，变生得位，藏气伏，化气独治之，泉涌河衍，涸泽生鱼，风雨大至，土崩溃，鳞见于陆，病腹满溏泄，肠鸣，反下甚。太谿绝者死不治，上应岁星。

敦阜之纪土太过，是谓广化。厚德清静，顺长以盈，至阴内实，物化充成，烟埃朦郁，见于厚土，大雨时行，湿气乃用，燥政乃解。其化圆，其气丰，其政静，其令周备，其动濡积并蓄，其德柔润重淖，其变震惊飘骤崩溃，其谷稷麻，其畜牛犬，其果枣李，其色黅玄苍，其味甘咸酸，其象长夏，其经足太阴阳明，其藏脾肾，其虫倮毛，其物肌核，其病腹满，四支不举，大风迅至，邪伤脾也。

岁土不及　风乃大行，化气不令，草木茂荣，飘扬而甚，秀而不实，上应岁星。民病食泄，霍乱，体重，腹痛，筋豨复，肌肉瞤酸，善怒。藏气举事，蛰虫早附，咸病寒中，上应岁星镇星，其谷黅。复则收，政严峻，名木苍凋，胸胁暴痛，下引少腹，善太息，气客于脾，民食少，失味，上临厥阴，流水不冰，蛰虫来现，藏气不用，白乃不复，上应岁星，民乃康。

卑监之纪土不及，是谓减化。化气不令，生政独彰，长气整，雨乃愆，收气平，风寒并兴，草木荣美，秀而不实，成而粃也。其气散，其用静定，其动疡涌，分溃痈肿。其发濡滞，其藏脾，其果李栗，其实濡核，其谷豆麻，其味酸甘，其色苍黄，其畜牛犬，其虫倮毛，其主飘怒振发，其声宫[1]角，其病留满否塞，从木化也。其病飧泄，邪伤脾也。振拉飘扬，则苍干散落，其眚四维，其主败折虎狼，清气乃用，生政乃辱。

---

① 宫：原作“商”，据《黄帝内经素问》改。

水欲升天，土运抑之，升而不前，即湿而热蒸，寒生雨间。民病注下，食不及化，久而成郁，冷来客热，冰雹卒至。民病厥逆而哕，热生于内，气痹于外，足胫酸疼，反生心悸懊热，暴烦而复厥。

治法：当刺足少阴之合。

太阴降地，木运承之，降而不下，即黄云见而青霞彰，郁蒸作而大风，雾翳埃胜，折陨乃作。久而不降，伏之化郁，天埃黄气，地布湿蒸。民病四肢不举，昏眩，肢节痛，腹满填臆。

治法：当刺足厥阴之所出，刺足少阳之所入。

少阳不迁正，即炎灼弗令，苗莠不荣，酷暑于秋，肃杀晚至，霜露不时。民病痎疟骨热，心悸惊骇，甚时血溢。

治法：当刺手少阳之所流。

少阴不退位，即温生春冬，蛰虫早至，草木发生，民病膈热咽干，血溢惊骇，小便赤涩，丹瘤疹疮疡留毒。

治法：当刺手厥阴之所入。

土郁之发，岩谷震惊，雷殷气交，埃昏黄黑，化为白气，飘骤高深，击石飞空，洪水乃从，川流漫衍，田牧土驹。化气乃敷，善为时雨，始生始长，始化始成。故民病心腹胀，肠鸣而为数后，甚则心痛胁䐜，呕吐霍乱，饮发往下，胕肿身重。云奔雨府，霞拥朝阳，山泽埃昏，其乃发也。以其四气，云横天山，浮游生灭，怫之先兆。

治法：土郁夺之，当先补肾俞，次三日，可刺足太阴之所注。

案：三之气湿在上，寒在下，土在中。司令天气由热而化湿，地气由燥而化寒，中气由火而生土，土为万物之母，其气主化，凡物皆从湿土而化也。然天之湿为雨露，地之寒为清静，当此土质松发，气候偏温之际，昼得阳光之暄，夜得清润之养，宜乎？万化理而百物繁滋矣，在人身之中，惟脾土为化物之源，饮食之养，津液之生。非脾无以运之，苟有太过、不及，则万病由此生，根本从此剥，故脾为人身之中气，不可不得其养者也。

四之气常变症治第四素注秋分前六十日，即大暑至白露节

少阳司天　火淫所胜，则温气流行，金政不平。民病头痛，发热恶寒而疟，热上皮肤痛，色变黄赤，传而为水，身面胕肿，腹满仰息，泄注赤白，疮疡，咳唾血，烦心，胸中热，甚则鼽衄，病本于肺。天府绝，死不治。

治法：火淫所胜，平以酸冷，佐以苦甘，以酸收之，以苦发之，以酸复

之。案：在泉火淫佐以辛，此则用甘。

火化于天，寒反胜之，治以甘热，佐以苦辛。案：在泉加酸平。

少阳司天　火气下临，肺气上从，白起金用，草木眚，火见燔焫，革金且耗，大暑以行，咳嚏鼽衄鼻窒，疮疡，寒热胕肿。风行于地，尘沙飞扬，心痛胃脘痛，厥逆鬲不通，其主暴速。

少阳司天　羽虫静，毛虫育，倮虫不成。

厥阴在泉　风淫所胜，则地气不明，平野昧，草乃早秀。民病洒洒振寒，善伸数欠，心痛支满，两胁里急，饮食不下，膈咽不通，食则呕，腹胀善噫，得后与气，则快然如衰，身体皆重。

治法：风淫于内，治以辛凉，佐以苦，以甘缓之，以辛散之。

风司于地，清反胜之，治以酸温，佐以苦甘，以辛平之。

少阳之胜　热客于胃，烦心，心痛，目赤，欲呕，呕酸，善饥，耳痛，溺赤，善惊谵妄，暴热消烁，草萎水涸，介虫乃屈，少腹痛，下沃赤白。

治法：少阳之胜，治以辛寒，佐以甘咸，以甘泻之。

厥阴之复　少腹坚满，里急暴痛。偃木飞沙，倮虫不荣。厥心痛，汗发，呕吐，饮食不入，入而复出，筋骨掉眩清厥，甚则入脾，食痹而吐。冲阳绝，死不治。

治法：厥阴之复，治以酸寒，佐以甘辛，以酸泻之，以甘缓之。

少阳司天，客胜则丹胗外发，及为丹熛疮疡，呕逆喉痹，头痛嗌肿，耳聋血溢，内为瘛疭；主胜则胸满咳仰息，甚而有血，手热。

治法：火位之主，与少阴同，少阳之客，以咸补之，以甘泻之，以咸耎之。

厥阴在泉　客胜则大关节不利，内为痉强拘瘛，外为不便；主胜则筋骨繇并，腰腹时痛。

治法：与厥阴司天同。

厥阴在泉　毛虫育，倮虫耗，羽虫不育。

升明之纪平气，与二之气同。

岁火太过，与二之气同。

赫曦之纪火太过，与二之气同。

岁火不及，与二之气同。

伏明之及火不及，与二之气同。

木运升天，金乃抑之，升而不前，即清生风少，肃杀于春，露霜复降，草木乃萎。民病温疫早发，咽嗌乃干，四肢满，肢节皆痛；久而化郁，即大风摧拉，折陨鸣条。民病卒中偏痹，手足不仁。

治法：当刺足厥阴之井。

少阳降地，水运承之，降而不下，即彤云才见，黑气反生，暄暖欲生，冷气卒至，甚即冰雹也，久而不降，伏之化郁，冰气复热，赤风化疫。民病面赤、心烦、头痛、目眩也，赤气彰而热病欲作也。

治法：与少阴同。

阳明不迁正，则暑化于前，肃于后，草木反荣。民病寒热鼽嚏，皮毛折，爪甲枯焦，甚则喘嗽息高，悲伤不乐。热化乃布，燥化未令，即清劲未行，肺金复病。

治法：当刺手太阴之所流。

太阴不退位，寒暑不时，埃昏布作，温令不去，民病四肢少力，食饮不下，泄注淋满，足胫寒，阴痿闭塞，失溺，小便数。

治法：当刺足太阴之所入。

火郁之发，与二之气同。

案：四之气，火在上，风在下，相火在中。司令天气由湿而化火，地气由寒而化风，中气由土而生相火，火乘风势而愈烈，中气之火复助之，易成燎原之势。故秋后之病，每多暴速，皆火势然也。且君相二火，刚柔之性不同。一则火在下而风在上，吹之其扬焰也缓，故性柔，而为患少；一则火在上而风在下，煽之其扬焰也速，故性刚，而为患亦急，此则大有分别也。

五之气常变症治第五素注秋分后六十日，即秋分至立冬节

阳明司天　燥淫所胜，则木乃晚荣，草乃晚生，筋骨内变。民病左胠胁痛，寒清于中，感而疟，大凉革候，咳，腹中鸣，注泄鹜溏；名木敛生，菀于下，草焦上首，心胁暴痛，不可反侧，嗌干面尘，腰痛，丈夫㿗疝，妇人少腹痛，目昧眦，疡疮痤痈，蛰虫来见，病本于肝。太冲绝，死不治。

治法：燥淫所胜，平以苦湿，佐以酸辛，以苦下之。案：在泉燥淫，佐以甘辛。

燥化于天，热反胜之，治以辛寒，佐以苦甘。案：在泉用平寒，加以辛平。

阳明司天　燥气下临，肝气上从，苍起木用而立，土乃眚，凄沧数至，木

伐草萎，胁痛目赤，掉振鼓栗，筋痿不能久立。暑热至①，土乃暑，阳气郁发，小便变，寒热如疟，甚则心痛，火行于稿，流水不冰，蛰虫乃见。

阳明司天，介虫静，羽虫育，介虫不成。

少阴在泉　热淫所胜，则焰浮川泽，阴处反明。民病腹中常鸣，气上冲胸，喘不能久立，寒热皮肤痛，目瞑齿痛䪼肿，恶寒发热如疟，少腹中痛，腹大，蛰虫不藏。

治法：热淫于内，治以咸寒，佐以甘苦，以酸收之，以苦发之。

热司于地，寒反胜之，治以甘热，佐以苦辛，以咸平之。

阳明之胜　清发于中，左胠胁痛，溏泄，内为嗌塞，外发㿗疝，大凉肃杀，华英改容，毛虫乃殃，胸中不便，嗌塞而咳。

治法：阳明之胜，治以咸温，佐以辛甘，以苦泻之。

少阴之复　燠热内作，烦躁鼽嚏，少腹绞痛，火见燔焫，嗌燥，分注时止，气动于左，上行于右，咳，皮肤痛，暴瘖心痛，郁冒不知人，乃洒淅恶寒，振栗谵妄，寒已而热，渴而欲饮，少气骨痿，隔肠不便，外为浮肿，哕噫，赤气后化，流水不冰，热气大行，介虫不复，病疿胗疮疡，痈疽痤痔，甚则入肺，咳而鼻渊。天府绝，死不治。

治法：少阴之复，治以咸寒，佐以苦辛，以甘泻之，以酸收之，辛苦发之，以咸耎之。

阳明司天　清复内余，则咳衄嗌塞，心膈中热，咳不止而白血出者死。

治法：金位之主，其泻以辛，其补以酸。阳明之客，以酸补之，以辛泻之，以苦泄之。

少阴在泉　客胜则腰痛，尻股膝髀腨胻足病，瞀热以酸，胕肿不能久立，溲便变；主胜则厥气上行，心痛发热，膈中，众痹皆作，热于胠胁，魄汗不藏，四逆而起。

治法：与少阴司天同。

少阴在泉，羽虫育，介虫耗，不育。

审平之纪平气，收而不争，杀而无犯，五化宣明。其气洁，其性刚，其用散落，其化坚敛，其类金，其政劲肃，其候清切，其令燥，其藏肺，肺其畏热，其主鼻，其谷稻，其果桃，其实壳，其应秋，其虫介，其畜鸡，其色白，其养皮毛，其病咳，其味辛，其音商，其物外坚，其数九。

---

① 暑热至：《黄帝内经素问》作“暴热至”。

岁金太过　燥气流行，肝木受邪。民病两胁下、少腹痛，目赤痛，眦疡，耳无所闻。肃杀而甚，则体重烦冤，胸痛引背，两胁满且痛引少腹，上应太白星。甚则喘咳逆气，肩背痛，尻阴股膝髀腨胻足皆病，上应荧惑星。收气峻，生气下，草木敛，苍干凋陨，病反暴痛，胠胁不可反侧，咳逆甚而血溢，太冲绝者，死不治。上应太白星。

坚成之纪金太过，是谓收引。天气洁，地气明，阳气随，阴治化，燥行其政，物以司成，收气繁布，化洽不终。其化成，其气削，其政肃，其令锐切，其动暴折疡疰，其德雾露萧瑟，其变肃杀凋零，其谷稻黍，其畜鸡马，其果桃杏，其色白青丹，其味辛酸苦，其象秋，其经手太阴阳明，其藏肺肝，其虫介羽，其物壳络，其病喘喝，胸凭仰息。其生齐，其病咳。政暴变则名木不荣，柔脆焦首，长气斯救，大火流炎，烁且至，蔓将槁，邪伤肺也。

岁金不及　炎火乃行，生气乃用，长气专胜，庶物以茂，燥烁以行，上应荧惑星。民病肩背瞀重，鼽嚏，血便注下。收气乃后，上应太白、荧惑星，其谷坚芒。复则寒雨暴至，乃零冰雹，霜雪杀物，阴厥且格，阳反上行，头脑户痛，延及囟顶，发热。上应辰星、荧惑，丹谷不成，民病口疮，甚则心痛。

从革之纪金不及，是谓折收。收气乃后，生气乃扬，长化合德，火政乃宣，庶类以蕃。其气扬，其用躁切，其动铿禁瞀厥，其发咳喘，其藏肺，其果李杏，其实壳络，其谷麻麦，其味苦辛，其色白丹，其畜鸡羊，其虫介羽①，其主明曜炎烁，其声商徵，其病嚏咳鼽衄，从火化也，邪伤肺也。炎光赫烈，则冰雪霜雹，眚于七，其主鳞伏彘鼠，岁气早至，乃生大寒。

君火欲升，而中水运抑之，升之不前，即清寒复作，冷生旦暮。民病伏阳，而内生烦热，心神惊悸，寒热间作；日久成郁，即暴热乃至，赤风肿翳化疫，温疠暖作，赤气瘴而化火疫，皆烦而燥渴，渴甚治之，以泄可止。

治法：与少阳不升同。

阳明降地，火运承之，不下即天清而肃，赤气乃彰，暄热反作。民皆昏倦，夜卧不安，咽干引饮，懊热内烦。大清早暮，暄还复作，久而不降，伏之化郁，天清薄寒，远生白气。民病掉眩，手足直而不仁，两胁作痛，满目䀮䀮。

治法：当刺心包络之所出，刺手少阳之所入。

太阳不迁正，即冬清反寒，易令于春，杀霜在前，寒冰于后，阳光复治，

---

① 其虫介羽：原文无，据《黄帝内经素问·五常政大论》补。

凛冽不作，雰云待时；民病温疠至，喉闭嗌干，烦燥而渴，喘息而有音也。

治法：当刺足少阴之所流。

少阳不退位，即热生于春，暑乃后化，冬温不冻，流水不冰，蛰虫出见，民病少气，寒热更作，便血上热，小腹坚满，小便赤沃，甚则血溢。

治法：当刺手少阳之所入。

金郁之发，天洁地明，风清气切，大凉乃举，草树浮烟，燥气以行，霿雾数起，杀气来至，草木苍干，金乃有声。故民病咳逆，心胁满，引少腹，善暴痛，不可反侧，嗌干，面尘，色恶。山泽焦枯，土凝霜卤，怫乃发也，其气五。夜零白露，林莽声凄，怫之兆也。

治法：金郁泄之，当先补肝俞，次三日，可刺肺之所行。

案：五之气，燥在上，火在下，金在中。司令天气由火而生燥，地气由风而化热，中气由土而生金，天地皆见乎清明，万物由兹而收敛，以成以实。然燥居火上，最易伤津，常患枯槁，养津乃为最要，且燥火每易食气，津伤则气亦易滞，而生发之机，尤必赖津液以为之润化，故天一之水，为万物之源。凡养生治疾者，皆应首为注重之也。

六之气常变症治第六素注冬至前后各三十日，即小雪至小寒节

太阳司天　寒淫所胜，则寒气反至，水且冰，血变于中，发为痈疡，民病厥心痛，呕血血泄，鼽衄，善悲，时眩仆，胸腹满，手热肘挛腋肿，心澹澹大动，胸胁胃脘不安，面赤目黄，善噫嗌干，甚则色炲，渴而欲饮，病本于心。神门绝，死不治。

治法：寒淫所胜，平以辛热，佐以甘苦，以咸泻之。案：在泉寒淫治用甘热，佐以辛。

寒化于天，热反胜之，治以寒冷，佐以苦辛。案：在泉佐用甘，加以苦平。

太阳司天　寒气下临，心气上从，而火且明。丹起金乃眚，寒清时举，胜则水冰，火气高明，心热烦，溢干、善渴、鼽嚏、善悲数欠，热气妄行，寒乃复，霜不时降，善忘，甚则心痛。土乃润，水丰衍，寒客至，沉阴化，湿气变物，水饮内稸，中满不食，皮痹肉苛，筋脉不利，甚则胕肿，身后痈。

太阳司天，鳞虫静，倮虫育。

太阴在泉　湿淫所胜，则埃昏岩谷，黄反见黑，至阴之交。民病饮积，心痛，耳聋，浑浑焞焞，嗌肿喉痹，阴病血见，少腹痛肿，不得小便，病冲头痛，目似脱，项似拔，腰似折，髀不可以回，腘如结，腨如别。

治法：湿淫于内，治以苦热，佐以酸淡，以苦燥之，以淡泄之。

湿司于地，热反胜之，治以苦冷，佐以咸甘，以苦平之。

太阳之胜　凝栗且至，非时水冰，羽乃后化，痔疮发，寒厥入胃，则内生心痛。阴中乃疡，隐曲不利，互引阴股，筋肉拘苛，血脉凝泣，络满色变，或为血泄，皮肤否肿，腹满食减，热反上行，头项囟顶，脑户中痛，目如脱，寒入下焦，传为濡泄。

治法：太阳之胜，治以甘热，佐以辛酸，以咸泻之。

太阴之复　湿变乃举，体重中满，食饮不化，阴气上厥，胸中不便，饮发于中，咳喘有声，大雨时行，鳞见于陆，头顶痛重而掉瘛尤甚，呕而密默，唾吐清液，甚则入肾，窍泄无度，太谿绝，死不治。

治法：太阴之复，治以苦热，佐以酸辛，以苦泻之，燥之泄之。

太阳司天，客胜则胸中不利，出清涕，感寒则咳，主胜则喉嗌中鸣。

治法：水位之主，其泻以咸，其补以苦。太阳之客，以苦补之，以咸泻之，以苦坚之，以辛润之，开发腠理，致津液，通气也。

太阴在泉　客胜则足萎下重，溲便不时，湿客下焦，发而濡泻，及为肿，隐曲之疾。主胜则寒气逆满，饮食不下，甚则为疝。

治法：与太阴司天同。

太阴在泉，倮虫育，鳞虫不成。

静顺之纪平气，藏而勿害，治而善下，五化咸整，其气明，其性下，其用沃衍，其化凝坚，其类水，其政流演，其候凝肃，其令寒，其藏肾，肾其畏湿，其主二阴，其谷豆，其果栗，其实濡，其应冬，其虫鳞，其畜彘，其色黑，其养骨髓，其病厥，其味咸，其音羽，其物濡，其数六。

岁水太过　寒气流行，邪害心火，民病身热，烦心躁悸，阴厥上下中寒，谵妄心痛，寒气早至，上应辰星，甚则腹大，胫肿喘咳，寝汗出，憎风，大雨至，埃雾朦郁，上应镇星，上临太阳，雨冰雪霜不时降，湿气变物，病反腹满肠鸣溏泄，食不化，渴而妄冒，神门绝者死不治，上应荧惑星。

流衍之纪水太过，是谓封藏。寒司物化，天地严凝，藏政以布，长令不扬。其化凛，其气坚，其政谧，其令流注，其动漂泄沃涌，其德凝惨寒雰，其变冰雪霜雹，其谷豆稷，其畜彘牛，其果栗枣，其色黑丹黅，其味咸苦甘，其象冬，其经足少阴太阳，其藏肾心，其虫鳞倮，其物濡满，其病胀。上羽而长气不化也。政过则化气大举，而埃昏气交，大雨时降，邪伤肾也。

岁水不及　湿乃大行，长气反用，其化乃速，暑雨时至，上应镇星，民病腹满，身重濡泄寒疡，流水腰股痛发，腘腨股膝不便，烦冤足痿，清厥，脚下痛，甚则胕肿，藏气不政，肾气不衡，上应辰星，其谷秬，上临太阴，则大寒数举，蛰虫早藏，地积坚冰，阳光不治，民病寒疾于下，甚则腹满浮肿，上应镇星，其主黅谷，复则大风暴发，草偃木零，生长不鲜，面色时变，筋骨并辟，肉瞤瘛，目视𥇦𥇦，物疏璺，肌肉胗发，气并鬲中，痛于心腹，黄气乃损，其谷不登，上应岁星。

涸流之纪水不及，是谓反阳。藏令不举，化气乃昌，长气宣布，蛰虫不藏，土润水泉减，草木条茂，荣秀满盛。其气滞，其用渗泄，其动坚止，其发燥槁，其藏肾，其果枣杏，其实濡肉，其谷黍稷，其味甘咸，其色黅玄，其畜彘牛，其虫鳞倮，其主埃郁昏翳，其声羽宫，其病痿厥坚下，从土化也。其病癃闷，邪伤肾也。埃昏骤雨，则振拉摧拔，眚于一。其主毛显狐貉，变化不藏。

太阴升天，中木运抑之，升天不前，即风埃四起，时举埃昏，雨湿不化。民病风厥涎潮，偏痹不随，胀满；久而伏郁，民病夭亡，脸肢腑黄疸，满闭，湿令弗布，雨化乃微。

治法：当刺足太阴之俞。

太阳降地，土运承之，降而不入，即天彰黑气，暝暗凄惨，才施黄埃而布湿，寒化令气，蒸湿复令。久而不降，伏之化郁。民病大厥，四肢重怠，阴痿少力，天布沉阴，蒸湿间作。

治法：当刺足太阴之所出，刺足阳明之所入。

厥阴不迁正，即风暄不时，花卉萎瘁，民病淋溲，目系转，转筋，喜怒，小便赤。风欲令而寒由不去，温暄不正，春正失时。

治法：当泻足厥阴之所流。

阳明不退位，即春生清冷，草木晚荣，寒热间作。民病呕吐暴注，食饮不下，大便干燥，四肢不举，目瞑掉眩。

治法：当刺手太阴之所入。

水郁之发，阳气乃辟，阴气暴举，大寒乃至，川泽严凝，寒雰结为霜雪，甚则黄黑昏翳，流行气交，乃为霜杀，水乃见祥。故民病寒客心痛，腰脽痛，大关节不利，屈伸不便，善厥逆，痞坚腹满。阳光不治，空积沉阴，白埃昏暝，而乃发也，其气二火前后，太虚深玄，气犹麻散，微见而隐，色黑微黄，怫之先兆也。

治法：水郁折之，当先补心俞，次五日，可刺肾之所入。

案：六之气，寒在上，湿在下，水在中。司令天气由燥而生寒，地气由热而化湿，中气由金而生水，气候日进于严凝，万物悉纳于归藏，以养其根，以培其本，湿得寒而凝，寒因湿而冽，寒湿之气，会于气交，而阴惨之象，散布空间。苟真火有损者，鲜能抵御而不病。故有冬宜藏精之戒，所谓真火生自水中，人生之根本，即在此也。

附：医学志林（初集）

韦格六先生辑　张国华敬题

医学志林序

余自弱冠，课余即兼阅方书，其时先两兄玉甫、简伯皆知医。乡间无善医者，两兄其翘楚焉。无何，伯兄以误于药而殁，始觉其未善也。独玉兄专精于此有年，功较深而胆最小，有求诊者，必挈余同行，有所商榷也。效者辄十居七八，不应者亦有二三。互究疑义，有时无法取决，则存以待考。其初所奉为圭臬者，则仲景之《伤寒》《金匮》，而以修园所诂为范围，以洄溪之论为模楷，继则知有《温病条辨》《温热经纬》，乃以伤寒与温病为一寒一热之两大宗，而斤斤是辨矣。及出而奔走四方，遂与玉兄违离而恒苦无可商正，且怵于伯兄之误，亦不敢妄有所施，惟默加参正，以资阅历，乃见长江一带所群推为知医者，皆以温病为标准，非曰春温、冬温，即曰湿温、伏暑，几置《伤寒》《金匮》于无用之地。其自田间来而不行道者，间亦仍用伤寒之方，咸多非笑，或不肯服几。若从温病施治，虽死不误，否则医家不敢负责，病家亦必以为错时，则有应运而出之西医。凡为中医所不能治者，则延西医，然于西医之方药，不知其为何物也，病家于中药恒多一知半解之致疑，于西药则无从置吻，间亦服之而愈，不知化学药品，皆含温性，且多金石品，乃中医所不敢用者。彼以温药继其后，坐收其效，而西医之名乃著。且西医于人身之脏腑、肌肉、血脉、筋骨，剖解甚清，用药悉从化学，治病器具亦精，似较中医为胜。余时北游燕赵，南走羊城，北则知温病者犹鲜，粤则言温更甚焉，亦气候南北不同故也。而西医则皆有蒸蒸日上之势，中医则一仍其旧而已。

余与玉兄相别久，于中医所应讲求者，无法进步，遂亦弃中而倾于西。丁未东渡，观帝国大学医科及千叶医校，见其设备之完美，为之钦慕不置。适同乡学生中，有患秋燥者，虽一药以愈之，自问只此而已，未尽医家之能事也。庚戌春，自患脑后中风，初以为恶寒发热乃春温耳，依法处方，服之数日不能得汗，热无从退。延医立方，悉不当意。急召玉兄至，为之战汗，热退矣，变为雷头，以为此脑病也。中医无治脑之法，非西医不可，乃约友人之习西医者至，请其馈我以安脑药水，彼乃与以发汗药饼，服之大汗不止，人遂无知，家人急召之至，复进以止汗药，汗全无而人乃狂越，败象悉见，玉兄亦束手无策，其中死而不绝者，经七日始苏，愈后两月，开始出门。玉兄咎余偏信西医之过，曰：内科中长于西，外科西长于中，而社会中亦多持此论调者，余则以为内外虽可分科，然医理终归一贯，偏而不全，岂遂尽医之能事哉！苟分科而治，则不仅内外而已，于理殊未安，遂亦悬为疑问。后锐意返求诸中，凡中医之书，不分钜细，必设法够阅，乃愈读则疑窦愈多，既而思之，由博必须返约，中医之根本在《内经》，余则皆其支流也，一切悉以归纳法衡之，率多捍格而不可通。且《内经》以气化为首要，以刺灸为应用。气化之大，源出于天地，无法以探其奥，刺灸又成为绝学。竭力钻研，而未能透辟者有年矣。

丙辰后，专读道家之书，且习小乘调息之法，疑而不能决者，日以加多，虽略明身内之气机，于天地之气化犹梦梦也。戊午，始习地理学，于天地气化生杀之机、河洛阴阳、五行八卦之理，始憬然有所悟，然犹未能合诸人身也。己未，复进求上乘法，勤而习之，而向之疑而待决者，至此乃豁然开悟，然犹未得刺灸之法，不能登古人之堂奥。乙丑，复从而习之，于是《内经》可以全读矣。今且进而习大乘法，有以了达生死之源，上窥天地人才之奥密，虽万类之纷纭，其糠粃焉耳。事之至乐，孰有逾于斯者乎！苟非昔之大疑，安有今之大彻耶？苟非倾倒于西，安知中之美善耶？苟非返求诸身，安能得一毕万耶？然吾闻之，尺有所短，寸有所长，愚者千虑，必有一得，智者千虑，必有一失。中也，西也，其短长得失，虽不相侔，其有关人之生死则一也。世不乏好学深思之士，安知不怀有大疑如余者耶？谨就余所知者，一一取而理之，或论或辨，或解或说，或考或记，或书后或图表，不拘体例，各适其材，不分先后，意到直书，名曰《医学志林》，取东坡杂说成林之义也。但积中待发者正多，恒为人事所苦，不克逐一辞而出之，兹就已成者，先编为初集，余则得暇续为之。惟旧稿有已散佚者，有今觉不合，未及改正者，悉皆置之。亦有旧作未尽善者，重正而后付梓。稿凡数易，义不厌精，然安知异日视之，不又以此为糠粃哉！

徐灵胎谓：医有道焉，有术焉。然庖丁之对文惠君曰，臣之所好者道也，进乎技矣，是由道而悟技也。而文惠君则曰：余闻庖丁之言，得养生焉，是由技而悟道也。故技之精者，必进于道，道之精者，亦发为技。医必由道而始精技之至高无上者也。孔子曰：古之学者为己；又曰：君子求诸己易；曰：近取诸身，远取诸物。孟子曰：万物皆备于我。余初莫明其故，今而后乃知求己备我、近身远物之旨，皆真实不虚矣。岂有欺人之圣贤哉！世乃以圣贤之言为空谈耳，使于天地万物之理不能悉备，诸身虽亦可为医，此一曲之能，非余志也。余志云何？则庖丁是矣。今因《志林》之刊，爰就余习医经过之困难，及发为论说辨解之故，非好为多言，惧夫理有未明，辞有未达，又将有所歧误焉。愿海内有道之士，明以教之。

丁卯冬自叙

医学志林初集目录

医道三要论

病，危事也。医，微道也。萃古今中外，几许聪明才志之士，以究医理，以治病人，而吾人夭折平患犹多，则其道不亦微乎，其事不变危乎！此无他，逐末者多，而探本者寡耳。逐末者，可剽窃而幸功，其事易；探本者，必研几而缘督，其事难。人情避难而就易，且徼其千虑之一得，即沾沾以自诩，故知医者愈多，而能愈病者愈少。窃当读《伤寒论》，见救误之法十居七八，辄废书而叹也？此非孤愤之言，翳古医家，尝从事探本之学者，莫不以只读方书半卷、记药味几枚，不于无方之书，加以考究，为医家之大患也。《素》《灵》《难经》，尊之如儒家之四书五经，乃或尊之莫能读，读之莫能解，解之莫能用。尊之于古圣，何加于吾人，何益今之医与儒有同患焉。

然则尊经者，必以取用为贵乎。老子曰：三十辐共一毂，当其无，有车之用。又曰：有之以为利，无之以为用，甚矣。无中之用，大矣哉！自西学东渐，举凡生理卫生、博物理化、地文诸书，其关系于医理者，亦至明著，正不独《素》《灵》《难经》为医家之典要也。徐洄溪谓：医有道焉，有术焉，道难知也，术易知也。彼诸无方之医经，所以传道也。其余方书则术之流，亚也。然一方能治数病，一病主治数方，故有异病而同源者焉，有同病而异源者焉。苟不明乎医道之源，无由变通而尽利。往往有同一病与方用于甲而效，用于乙而误者，用于此时而效，用于他时而误者，虽或间亦治愈，乃幸中耳。

欲明乎医道之源，是有三要。三要维何？一曰形体，二曰物理，三曰气化。

夫形体者，吾人托命之本，五脏六腑、筋骨血肉、十二经、十五络、奇经八脉，古人皆由解剖而得《素问》有人死剖视之说，非臆测者也。但古书讹脱特甚，非参以新说，详加考证，不足以成信典。今试以生理解剖学与古人所云之五脏六腑、筋骨血肉比较观之，虽各有详略不同，大致无异也。其十二经、十五络及奇经八脉，则新者略而旧者详，至脏腑、筋骨、肉脉之部分情状，则又今详于古，此形体之大较也。

至物理，则范围颇广。凡动植物、矿物、地文与声光电力汽重诸学，莫不为医家所应究心之事。《素问》于天时、人事、物性尝三致意，其精微广大则约而能赅，恒苦失之宽泛，致易启附会影响之谈。而今之言物理者，则又只言其应用，而未溯其源，是必取今之物理学，证诸造化之源，而后物理始能确定，此物理之大较也。

且吾人日处于空气之中，不可顷刻离抑，知吾人受病之原，亦由此空气乎。善夫！《素问》之言曰：风为百病之长，彼空气者，吾人莫之或见，然而风者，空气之流动较速者也。恒能即物以见其流动之方，所谓百病之长者，以吾人之受病，皆由此空气致之也。《素问》于六气之主病，言之最详。今化学亦谓：空气中有炭、养、淡、轻①四气，为万化之根本，而未尝推及人身之病理。是则旧说之特长，而新法所不及者，此气化之大较也。

三要者，医道之大本也。形体者，有迹象之可求者也；物理者，由迹象以观玄奥者也；气化者，隐于迹象之中而至玄奥者也。上知可与论玄奥，中人可与由迹象以观玄奥，下愚则只知迹象而已。老子曰：下士闻道大笑之，不笑之不足以为道也。医道讵不然哉？甚矣，医家之不易言道也。然吾人之身体，虽表见形迹，而托命之源乃在空气，至有疾病则拯救之者，乃在药物。不明乎形体，不足以知生成搆造之本；不明乎气化，不足以知受病之源及生死进退之机；不明乎物理，不足以知寒热温凉、收发缓急之用。方剂合化之妙，三者缺一不可以言医。甚矣，吾道诚难知哉。吾尝窃取二帝薪传之旨，曰：人病惟危，医道惟微，惟精惟一，允执厥中。苟能精一以三折肱，则于医道，其庶几乎？

古医经论 以下五篇曾附刊于恽铁樵《群经见智录》后，其小疵处，兹复加以修正。

中国医学，肇自岐黄，后世习医者，率祖黄帝而祧仲景。仲景之书经王叔和之搜集而始传。其前于仲景之书，则有《素问》九卷、《八十一难》、《阴阳大论》。至唐王冰，始将《素问》九卷合《灵枢》九卷，编为《黄帝内经》，并将《阴阳大论》羼入②《素问》说本林亿，以上合班书相传至今，致后人皆以为《素》《灵》即《黄帝内经》，当三代以上之古医经。虽贤如洄溪徐氏，犹谓《难经》本其发难之情，为申述《内经》本意，仍妄以《素》《灵》为《内经》取正。《难经》著为经释，吾意不然。盖《素问》亦汉时人解释《内经》之作，《灵枢》虽能补《素问》之不足，犹瞠乎其后也。夫《素》《灵》《难经》，有彼详此略者，有彼略此详者，有彼此相同者，有彼此相异者。《难经》果为申述《素》《灵》之书，彼此互有详略，理或宜然。然何至抄袭《素》《灵》之文，故为错杂，又不加以“经曰”，冠诸首如“十五难”之类。扁鹊非医中贤者则可，以越人之贤，奚至如是乎？且果为申述《素》《灵》本意，何至时与《素》《灵》之旨不合，即有异义，何不加以明辨，如一二难之类。越人苟述《素》《灵》者固如是乎？况《灵枢》之名，始见于唐书，出较晚，仲景尚未之见，《难经》更何从述之乎？则《难经》虽为申述《内经》之

① 炭、养、淡、轻：即碳、氧、氮、氢。

② 羼入：羼，音 chàn，即搀入、加入之义。

书，而非申述《素》《灵》之书，可断言也。

然则《素》《灵》非《内经》乎？曰：然。《内经》维何？曰：《素问》所引之《上经》《下经》《大要》《脉法》等文，及间加“故曰”者，其或是乎。杨玄操云：《黄帝内经》二帙，帙各九卷，是《内经》本分上下二帙，故《素问》省文曰《上经》《下经》乎。考《黄帝内经》见班固《汉书·艺文志》，并无所谓《素问》《灵枢》也。《素问》之名，始见于仲景《伤寒论》叙，《灵枢》在晋名为《针经》，在隋谓之《九灵》，至唐王冰始名为《灵枢》。是《黄帝内经》与《素问》《灵枢》，本各自为书，至晋皇甫谧序《甲乙经》，乃谓今有《针经》九卷、《素问》九卷，即为《内经》。唐王冰则以《素问》九卷、《灵枢》九卷当《黄帝内经》。不知《内经》乃另为一书，仲景且不及见。奈何以其书亡，而以《素》《灵》当之，致背汉人之记载哉！是《内经》不幸而亡，不获传于后世也，其亦幸存有《素》《难》，足见《内经》之遗意也。然谓《素问》为秦汉时人所作，何也夫？三代以前，文字简古，至春秋战国，始渐敷畅。《素问》《灵枢》者始引古经之言，文简而意骸，至《素问》本文，率多繁重，读其书，可想见其人，决非三代以前所著。且四时授自唐虞班爵，始于周室，《素问》于四时主病，言之甚详，而又时言及侯王，其非周以前人所著可知，其非黄帝时之问答，而为后人之假托，更可知矣。然周以建子为岁首，而《素问》则时言春木司令，是以建寅为岁首，乃从夏令，周人不当如是也。考林亿叙《素问》，谓苍周之兴，秦和述六气之论，具明于《左史》，厥后，越人得其一二，演而述《难经》。西汉仓公传其旧学，东汉仲景撰其遗论，晋皇甫谧刺为《甲乙》，及隋杨上善纂而为《太素》，时则有全元起者，始为之训解。阙第七一通。迄唐宝应中，太仆王冰笃好之，得先师所藏之卷，为之次注，盖犹是三代遗文，烂然可观。准此以观，《内经》虽亡，然汉唐以来，皆有撰述，正不独《难经》已也。然《难经》虽为申述《内经》之书，其详备则不及《素问》，或即仓公所著，为仲景所及见者，迨皇甫谧以《针经》及《素问》为《内经》已，失汉人之意。王冰本之，且取《阴阳大论》以补其阙，林亿因之，仍名为《黄帝内经》，而以《素问》《灵枢》分隶于其下，使后世多所误会，于洄溪氏又何尤焉。他如《本草经》，亦假托神农，然诠释药味，每谓能久服轻身延年，此秦皇汉武好仙以后之人迎合世风之作，称之曰“经”，殊为非是。且诸药所处地名，杂以后汉时郡县，陶隐居疑为仲景、元化等所记，不为无见。其分上、中、下三品，或犹古代相传之遗意欤。惜仲景所见之《胎胪药录》，后世无传，无由资以参证也。要之，三代以前之古医经，悉无传本，存于今世者，皆三代以后之书也。世称伊尹著汤液，仲景本之，用治伤寒杂病，谓之经方。然仲景未尝自称用三代以前古方，则《汤液经》已亡于秦，况前于伊尹千余年之《黄帝内经》，乌能传于今世哉！即上下经犹存，亦恐非三代以上之书，惜乎，并此上下《内经》皆不可得见也！

六气说

六气发明，最古始见于《洪范》八，庶征：曰雨，曰旸，曰燠，曰寒，曰风，曰时，而又休征、咎征之分。继载于《左史》秦医和述之曰：阴、阳、风、雨、晦、明也。分为四时，序为五节，淫则为菑，阴淫寒疾，阳淫热疾，风淫末疾，雨淫腹疾，晦淫惑疾，明淫心疾。至汉人著《素问》，益发而明之，其名虽有变更，其义则益精详，历代医家世相笃守，证以今之空气，其说益信而可征。但六淫之气，变化无穷，而又辗转异名，错综互见，此医经所以难读，而习医者未易领解也。今请先述其名称之假借，然后及其气化之变迁，并证以空气之变化，而知古人不我欺也。

夫六淫之气者何？一曰风，二曰热，三曰湿，四曰火，五曰燥，六曰寒。此由一期之中，各气偏王六十日又八十七刻半，以定其顺序，不可或混者也。故又谓风为一之气，热为二之气，湿为三之气，火为四之气，燥为五之气，寒为终之气。各气偏王之时，又平分其日数之半，以定其初中，而察微甚。且以三阴三阳分配于六气，而得司天在泉，及合人身手足十二经之别，故司天在泉则称风为厥阴，热为少阴，湿为太阴，火为少阳，燥为阳明，寒为太阳，只称三阴三阳，而六气即隐寓其中矣。其合于人身十二经也，则曰厥阴之上，风气治之；少阴之上，热气治之；太阴之上，湿气治之；少阳之上，火气治之；阳明之上，燥气治之；太阳之上，寒气治之，所谓本也。是以天地之六气，分配于十二经，而定其标本之气化，故一言十二经，即含有六气在也，此名称之转借者也。至其气化之变迁，则由天地人之上中下三才，及五运四时之偏胜以参伍而万变焉。上有天之六气，所谓司天是也；下有地之六气，所谓在泉是也；人居天地之中，根天而亲地，受天地之六气，所谓气交是也。而五运四时，又各有六气偏胜之不同。人身一小天地，其五运四时，应天地者顺而康，反者逆而病。若夫气化之数，则有常有变，有胜有复，有太过有不及。常、变凡有十二，常则其气中于人也病微，变则其气中于人也病甚。胜复者有司天在泉之别，又有主客之分。其至也，清胜风，寒胜热与火，热胜燥与寒暨湿，风火燥湿各有所胜，寒与热乃互为胜复，此有常位而无常数。初气终三气天之胜，四气尽终气地之复，有胜则复，所谓郁而必发也。太过者，先天时而至，化其所胜；不及者，后天时而至，从所胜化。所谓不恒其德，则所胜来复；政恒其理，则所胜同化也。然而六淫之气，其中于人也，有同化者焉，有不同化者焉。司天之湿甚则化热，在泉之湿则否。湿与风，或同寒化，或同热化，风则又与火化，寒气内蕴，久则化热，火热之郁，甚必生风，而寒热燥湿，又有不同其化之时。故曰少阳在泉，寒毒不生；阳明在泉，湿毒不生；太阳在泉，热毒不生；厥阴在泉，清毒不生；少阴在泉，寒毒不生；太阴在泉，燥毒不生。盖地气有以制之也，此气化变迁之大要也。今之分晰空气者，谓内含轻、淡、养[①]三气，其多寡之率，则以气层之高下为差，最高则纯属轻气（附表一），至其温度之大小、气压之轻重，亦由气层之高下而分，最高则温度愈减，压力愈微，此其大较也（附表二），准此以观，则空气本为三种，三而重之，得三阴三阳，适当六气，何以言之？轻之阳为寒，轻之阴为湿，淡之阳为热，淡之阴为火，养之阳为燥，养之阴为风。天空最寒，故轻独多，而轻能化水，故知含湿。地心阴火为燥，故养能化炭，炭者燥也，燥则生风，故风从地升。淡气多处适在半空，而上下皆减，其即气交之中气，而淡可由养化，故知含火，然天空太阳之光，下临于地面者，复有热力含于气交之中，故知淡又为热。惟地中养气，性能燃烧，故可化炭化淡，又可化硫，硫又化轻，轻则止于化水。是知天之胜不如地之复，而地之养终可合化于天之轻，则不从地而化，此空气之常变如是也。时无古今，地无中外，皆由此万能之气化，以生杀万物焉耳。

表一　空气成分百分率

气层高度	启罗迈当[②]〇	二〇	四〇	五〇	六〇	七〇	八〇	九〇	一〇〇	二〇〇
淡气	七八．〇三	八四．五	八六．九	七九．七	五七．九	二四．三	六．六	一．四	〇．三	〇
轻气	〇．〇一	〇．一	二．九	一二．九	三七．六	七三．八	九二．五	九八．一	九九．二	九九．八
养气	二十．九九	一五．二	一〇．一	七．三	四．二	一．三	〇．三	〇〇〇	〇〇〇	〇〇〇
附记	每启罗迈当合营造尺三千二百三十四尺零									

① 轻、淡、养：即氢、氮、氧。
② 启罗迈当：当时法语 Kilomètre 的中文翻译，即公里。

表二　空气温度及气压表

气层高度	启罗迈当一至一〇	一〇至二〇	二〇至三〇	三〇至四〇	四〇至五〇	五〇至六〇	六〇至七〇	七〇至八〇	八〇至九〇	九〇至一〇〇	一〇〇至二〇〇
平均温度	负摄氏二三	五五	六〇	六五	七〇	七〇	七五	七五	八〇	八〇	九〇
气层高度	〇	二〇	四〇	五〇	六〇	七〇	八〇	九〇	一〇〇	二〇〇	
气压量数	米立迈当[1]七六〇	四一.七	一七.八	〇.三八五	〇.一〇五	〇.〇七五	〇.〇三三	〇.〇二八	〇.〇二四	〇.〇〇七	
附记	每米立迈当合库秤三厘二毛三丝四忽零；负摄氏者在摄氏温度表零度以下之度数也										

三阴三阳解

天地之太初，只有阴阳二气，及其成化，乃生四时，而有风、热、湿、火、燥、寒之六气。人法天地而居四时，故有三阴三阳以配六气，而生于气交之中，此三阴三阳之气化所由来也。然人生之三阴三阳，则有内外上下之分，藏府躯壳之别，手足经脉之异，三而五之，各得十五，故人之全体，凡十五阴十五阳也。以内外言，则藏府在内属阴，躯壳在外属阳。专以内言，则六府属阳，五藏属阴。专以外言，则皮毛油网脉络属阳，肌肉筋骨属阴。以上下言，则天枢以上属阳，天枢以下属阴。专以上言，则由手走头而系府者属阳，由腹走而系藏者属阴。专以下言，则由头走足而系府者属阳，由足走腹而系藏者属阴。此人身全体三阴三阳，分别之大要也。《素问》曰：言人之阴阳，则外为阳，内为阴；言人身之阳阴，则背为阳，腹为阴；言人身之藏府中阴阳，则藏者为阴，府者为阳。此人身大体之三阴三阳也。又曰：背为阳，阳中之阳，心

① 米立迈当：气压单位，相当于毫米汞柱。

也；背为阳，阳中之阴，肺也；腹为阴，阴中之阴，肾也；腹为阴，阴中之阳，肝也；腹为阴，阴中之至阴，脾也。此五藏，又各有阴阳之不同，而六府则否也。《灵枢》曰：手之三阴，从藏走手；手之三阳，从手走头；足之三阳，从头走足；足之三阴，从足走腹。此手足六经之三阴三阳也。吾人之全体，皆由此手足六经之三阴三阳以内系藏府，外贯躯壳，以生标本中见之用，其藏府之系于三阴三阳，各医书皆已详载，无待辞费，至于躯壳之三阴三阳，古文无征，不知书缺有间，而精意犹存，合观其通，尚能领解。《素问》曰：伤寒一日，巨阳受之；二日，阳明受之；三日，少阳受之；四日，太阴受之；五日，少阴受之；六日，厥阴受之。又曰：风雨之伤人也，先客于皮肤，传入于孙络，孙络满，则传入于脉络，脉络满则输于大经脉。又曰：善治者治皮毛，其次治肌肤，其次治筋脉，其次治六府，其次治五藏。《灵枢》曰：邪气之中人也，始于皮肤，次入脉络，次入肌肉，次入经当即筋，次入肢节即骨，由此观之，则伤寒一日在皮毛，故曰太阳受之；二日在孙络唐容川氏作油网，甚当，故曰阳明受之；三日在脉络，故曰少阳受之；四日在肌肉，故曰太阴受之；五日在骨，故曰少阴受之；六日在筋，故曰厥阴受之。然何不曰皮毛、孙络、脉、肌肉、筋、骨受之，而必曰三阴三阳者，何也？曰：以其中于皮毛、孙络、脉络、肌肉、筋骨之标气，中而有内连藏府，中见手足六经之关系故也。仲景本经旨，著《伤寒论》，分列三阴三阳，后人妄以手足六经当之，甚至谓伤寒传足不传手，温病传手不传足，谬说分歧，无一是处，皆不知躯壳亦有三阴三阳之分所误也。故修园误以手足六经为标，以手足六经之中络为中见，将同一脉管强分为二，则《伤寒论》无从了解。假使一气相承，则同一脉管又何必有从本、从标、从中之分乎？是故躯壳则有皮毛等之三阴三阳，经络则有手足六经各三阴三阳，藏府则有系于经络之三阴三阳。吾故曰：三而五之，合人身之全体，共有十五阴十五阳也。近世多以三阴三阳称为六经，合诸手足为十二经，不知凡言太阳者，包身外之皮毛，身内之小肠、膀胱及手足二经五者，一并在内。而其上则属寒，本肺也。其于阳明、少阳、太阴、少阴、厥阴也亦然，以人身本复合之机体，非简单之组合，统之以三阴三阳之气化，分之以藏府、经络、躯壳之部位，而万化不离其宗矣。

标本中见解

何谓标？在地之六位，在人之躯壳是也。何谓本？在天之六气，在人之藏府是也。何谓中见？在气交中之五运四时，在人之手足六经是也。标气之应天也，右布而左旋，故曰：少阳之后，阳明治之；阳明之后，太阳治之；太阳之

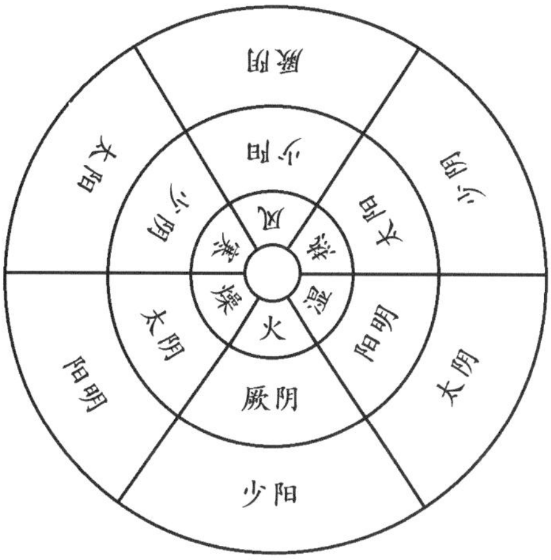

图一 标本中见图

后，厥阴治之；厥阴之后，少阴治之；少阴之后，太阴治之；太阴之后，少阳治之，此由左而右，依次布位，由右而左，依此顺行，如环无端，周而复始，一定之顺序也。其本则厥阴之上，风气主之；少阴之上，热气主之；太阴之上，湿气主之；少阳之上，火气主之；阳明之上，燥气主之；太阳之上，寒气主之，是谓六元。元者，天地人相关之本也。其中见则厥阴之中为少阳，少阴之中为太阳，太阴之中为阳明，少阳之中为厥阴，阳明之中为太阴，太阳之中为少阴，各以其经络通于表里之故，而见于中者也。此就人身言也。若夫气交之见于天地中者，以气不可见，故不谓之中见，而谓之中气，其应天地也，则右布而左旋，故曰：君火之后，土气治之；复行一步，相火治之；复行一步，金气治之；复行一步，水气治之；复行一步，木气治之；复行一步，君火治之；各主六十日又八十七刻半，而有初、中之分。初者地气，中者天气也，中气之下临也，又有各气相承之不同，故曰：相火之下，水气承之；水位之下，土气承之；土位之下，木气承之；木位之下，金气承之；金位之下，火气承之；火位之下，阴精承之。亢则害，承乃制，此地气以所胜而承天也。人居天地之中而应四时，以生从化之妙。第经文简略，且多阙佚，后世传讹，每多误解，使于人身之标本中见不能明了，则无以知从化之故，徒摭五行生克之说以附会之，于经义无当也。吾于前篇，已述躯壳之三阴三阳矣，即人身之标也。于本篇已述中见之三阴三阳矣，即手足六经也。至于人身之本为何，所谓藏府是也。然府有六而藏只有五，偶之则不足，奇之则有余，修园氏所绘藏府应天标本中气图，乃

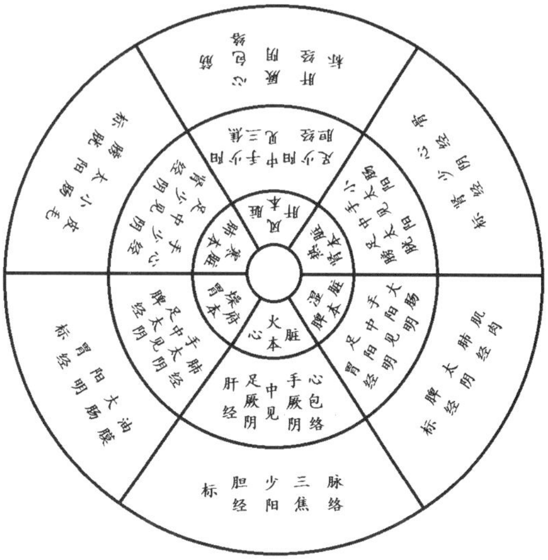

图二 人身标本中见应天地图

以膀胱与小肠为太阳之本，均以六经之内系为主，果如是，则六经在外，内通二府，中有经络为之枢，何得谓之标本异气，而有从本从标之别乎？且误以中见为中气，尤为失当，兹姑勿论，请言人身之本。《素问》曰：肺之合在皮毛，心之合在脉，脾之合在肌肉，肝之合在筋，肾之合在骨。又云：肺主皮毛，心主脉，脾主肌肉，肝主筋，肾主骨。准此以观，则太阳之标为皮毛，其本为肺，其气为寒；少阳之标为脉络，其本为心，其气为火；太阴之标为肌肉，其本为脾，其气为湿；厥阴之标为筋，其本为肝，其气为风；少阴之标为骨，其本为肾，其气为热。独阳明若无所本，不知五藏者，先天之本，人所共知也。阳明胃者，六府之海，万物之所归，乃后天之本也。经于五藏平脉病脉之外，独以胃气为主，尝三致意，则胃者不可侪于他府，而谓非人身之根本矣。是则阳明之标为油网，其本为胃，其气为燥。则油网者，乃胃之合，而为其所主者也。以人身之标本中见，应天地与气交之标本中气，而得从化之理焉。《素问》曰：少阳、太阴从本，少阴、太阳从本从标，阳明、厥阴不从标本从乎中也。从本者，化生于本；从标本者，有标本之化；从中者，以中气为化也。所以然者，少阳内属胆与三焦，二府其本为火，标为脉络之阳水，中气值相火司令；太阴内属脾、肺二藏，其本为湿，标为肌肉与阴风，中气值土司令；上、中、下三者同气，故从本化矣。少阴内属心、肾二藏，其本为热，标为骨与阴精，中气值君火司令，标本既不同气，而中气之君火，并非真火，乃阴中之元阳，性阴而气热，半合于标，半合于本，故或从标化，或从本化，而标与本，则无由同化也。太阳内属小肠、膀胱二府，其本为寒，标为皮毛与阳土，中气值水司令，标本亦不同气，而中气之水，本为寒性，然有时可从阳化而为汽，亦可合于标，可合于本，故或从标化，或从本化，而标与本则不能同化也。阳明内属胃与大肠二府，其本为燥，标为油网与阳火，中气值金司令；厥阴内属肝与心包络，其本为风，标为筋与阴金，中气值木司令，标本皆同气，而中气正当其

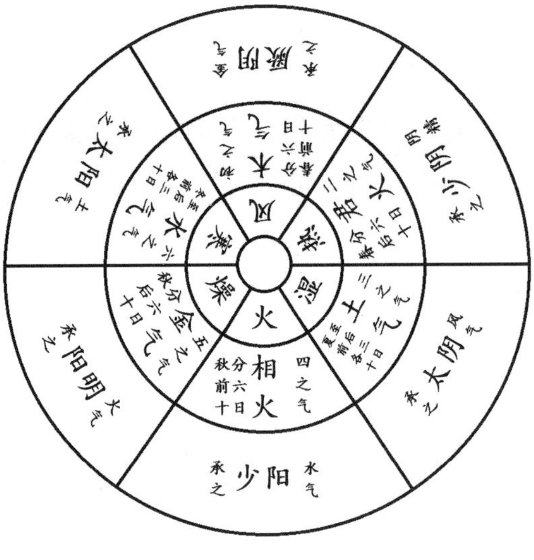

图三　中气应四时运行承制图

王，独能统标本二气以为帅，故从中也。修园注《伤寒论》曾附标本中气二图，颇便后学，惜乎不合人身标本之顺序，且于天地相交之中气不能确指，而以六气当之，大背经旨，其解释则宗景岳，亦多失当。盖既不明人身标本中见，又不明天地四时之气化，故妄以三阴三阳之本气作为中见之中气，而有燥从湿化、湿从燥化诸背经训之谬说，无足取也。兹为详订四图于后，俾贤者得一目了然焉。

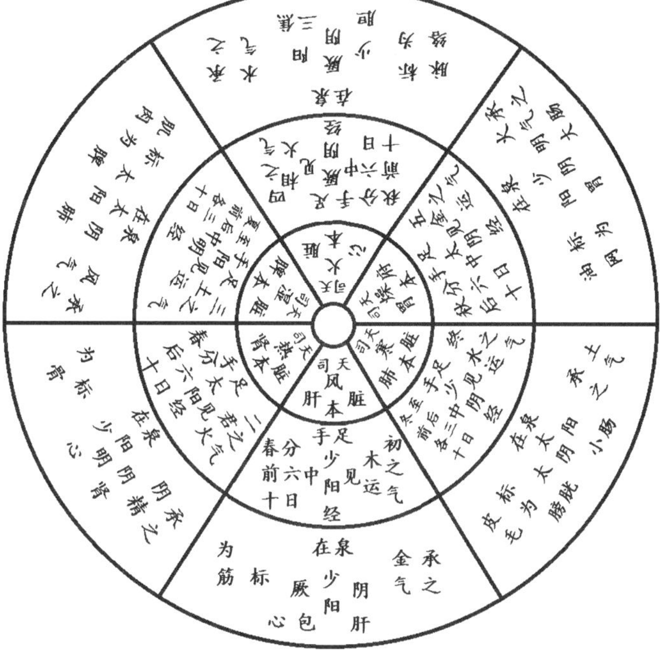

图四　人身标本中见应天地四时图

五运四时论

五运之说有定，万病之变无穷。故世人多疑五运之不可信，不知此误解五运之过也。夫《素问》一书，自唐以后，已散乱而分歧矣。林亿谓王冰将《阴阳大论》窜入《素问》，其说甚是。然又安知林亿搜集订正之时，不又有前人之注释窜入本文者乎？岁月浸湮不可究诘，故时有互相抵触之处，明眼人自不难辨之，浅识者则为其所误。其抵触最甚者，则五运之说是也。《六节藏象论》曰：五运相袭，而皆治之，终期之日，周而复始，时立气布，如环无端。此以五运配期日，而四时以立，六气以布也。《天元纪大论》引之而曰：五气运行，各终期日，非独主时。其意似更进一解，其理则不可通。夫六气为本，乃天地之元化也，以天地由阴阳二气所生，内含有五行之精，而有此气化也。五运为中气，乃天地相交之元化也，以日月五星之照临，故天气下降，地气上升，而地心之火，蒸发万物，故有此气化也。五运在《春秋》谓之五节见《左氏传》，在《素问》谓之六节，以火有君相之分，而以少阴君火不司气化，故于运之数五，于节之数六，适以配六气，于期日中各得六十日，以司其令，而布于四时，此《素问》之本旨也。

今以十干、十二支分配于五运六气，取天干之合化以配五行，取地支之相冲以配六气，则板滞而不灵矣。且《气交变大论》亦谓五运更始，上应天期，故有运化太过、不及之分，与《本病论》篇内六气不迁正、不退位之说，可以互相发明，亦以五运终期日也。而《至真要大论》及《六微旨大论》其言六气之司天、在泉及标本中气，应天地而运行也。所以明天地之气化，义至精深，故非泛论五行从甲子纪年依次推测者所可比拟。盖天地之气化，施于一期，而有常度之可言者，六气五运四时是也。其故根于天之日月与地心之火两相吸引而生此妙用，地球自转一周而成一日之昼夜，公转一周而成期日之寒暑。日月之光，下射地面，于夏至后，则日北而月南行；冬至后，则日南而月北行，南北过赤道均二十五度，不出乎南北二温带之外。春秋二分，则日月会于赤道之中，而六气五运四时之用成矣。故《至真要大论》曰：气至之谓至，气分之谓分，至则气同，分则气异，所谓天之正纪也。彼六十甲子者，所以纪步也。盖五日为一候，故甲与己合，三候为一节，每气十二候，而甲子一周也。若取以纪五运六气，彼天地之气运岂从干支为转移，乌可以干支统五运六气哉？其《六元正纪大论》专主干支为言，与他篇之旨不类者，即林亿所云，自《天元纪大论》以后七篇，不与《素问》前后篇卷等，疑是《阴阳大论》，而此一篇，恐亦非《阴阳大论》之本文，不但与《素问》之文不合，即与前后各篇义亦未洽。虽时以干支之说羼入他篇之中，意殊不贯，是必后世妄注羼混，非本文也。近日世补斋陆氏又有大司天之作，更推而广之，诞妄尤甚。林亿只就篇卷质疑而不一究其义理，使后人读之，因干支统五运之不可信，遂并五运主时之义而亦疑之。甚矣，医道之不易言也。或谓五运四时之推行，期而复始，既无变更，而吾人之疾病，奈何不皆应时而从同乎？是五运四时，可以不必深论也。曰：否。吾人受病之原因，至为复杂，天地之气运无定而有定，吾人之受病有定而无定。有所居之地高下燥湿之不同者，有所处之位饮食起居之不同者，有所遇之境穷通得失之不同者，有所发之情喜怒哀乐之不同者。天地之气运，经也；人事之变迁，纬也，经纬错综而万病生焉。然亦有天地之气运独变而为病者，瘟疫之类是也。人事之变迁独异而为病者，花柳之类是也。此二者之外，则无不由气运、人事相合而成，即此二类之病亦非绝无关系，不过其种病之因，乃偏居一面耳。于应时不同病之故，又何疑焉？如谓五运四时，不必深论，是必曰：冬未必寒，夏未必热，而后无研究之必要，恐凡居北温带下者，虽五尺童子亦不之信也。南温带与北温带相反。奈何并此五运主时可信之古训，因系以干支之故，而悉弃之，兹附列一表，俾便省览。

表三　天地中气一览表

节气	大寒日起至交春分止	春分日起至交小满止	小满日起至交大暑止	大暑日起至交秋分止	秋分日起至交小雪止	小雪日起至交大寒止
天气	厥阴 风	少阴 热	太阴 湿	少阳 火	阳明 燥	太阳 寒
中气	木	君火	土	相火	金	水
地气	少阳 火	阳明 燥	太阳 寒	厥阴 风	少阴 热	太阴 湿

间气解

五运六气，分布于四时，余既述之矣。所谓间气者何也？即上下左右之气，有不迁正、不退位与太过、不及之分也。夫期日之气，皆始于春，故厥阴之后为少阴，少阴之后为太阴，太阴之后为少阳，少阳之后为阳明，阳明之后为太阳，太阳之后为厥阴。以定风、热、湿、火、燥、寒，司天六气之顺序也。其在泉平气，则厥阴之下为少阳，少阴之下为阳明，太阴之下为太阳，少阳之下为厥阴，阳明之下为少阴，太阳之下为太阴。以定火、燥、寒、风、热、湿，地中六气之顺序也。乃天地之气两相对待者也。所谓初气终，三气天气主之；四气尽，终气地气主之者。乃将期日之气，平分天地，各主其半也。所谓天胜则地复，无胜则否，胜至则复，无常数者，乃天地之气，互有太过不及也。而每一气之六十日，又有初中之分。初者地气，中者天气，此其常也。变则有先至、后至者矣。由此每一气之中，而观其上下左右之气化，始知有不迁正、不退位及太过、不及之间气在焉。《五运行大论》曰：所谓上下者，见阴阳之所在也；左右者，诸上见厥阴，左少阴，右太阳；见少阴，左太阴，右厥阴；见太阴，左少阳，右少阴；见少阳，左阳明，右太阴；见阳明，左太阳，右少阳；见太阳，左厥阴，右阳明，所谓北面而命其位，言其见也。少阳在下，左阳明，右太阴；阳明在下，左太阳，右少阳；太阳在下，左厥阴，右阳明；厥阴在下，左少阴，右太阳；少阴在下，左太阴，右厥阴；太阴在下，左少阳，右少阴，所谓面南而命其位，言其见也。其言上下者，上为天气，下为地气也。其言南北面者，地以北高南下，人居地上观天，则仰而瞻之，察地则俯而瞩之也。其言左右者，左为将来，右为已过，既左居前，右居后是也。然此但就上下左右之常位而言耳，犹未推其变也。假使时令已交雨水，节气应属厥阴，司天乃时至而气不至，太阳寒犹司令，是厥阴不迁正，太阳不退位矣。故厥阴不迁正即太阳不退位，少阴不迁正即厥阴不退位，太阴不迁正即少阴不退位，少阳不迁正即太阴不退位，阳明不迁正即少阳不退位，太阳不迁正即阳明不退位也。其或雨水节气未至，而厥阴风木即已司天，则木化太过，水化不及矣，此变之小者也。又或风木应当司令，而在泉之阳明燥金先时而至，居于中气，抑木不前，轻则升降之机以滞，重则酿为土郁矣，此变之大者也，余气同法，司天在泉皆准此推。惟君火无间气之分，乃万物生生之本，不自司其气化，而与其他之五气皆能合同而化也。是故五运六气者，气化之常也；间气者，气化之变也。吾人受病之源，皆由此间气而生，而此间气者，又时所恒有，故气化之变迁无定，而人之生病亦随之而歧，万病之变化虽不同，而气化之元机则一以贯之矣。

清浊升降解

阴阳二气，乃天地生成之本也。清者天气，浊者地气，故清阳上升，浊阴下降，此天地之常也。其于人亦然，故受气者清，受味者浊，清阳出上窍，浊阴出下窍，清阳发腠理，浊阴走五藏，清阳实四肢，浊阴归六府，此人之常也。而天有风雨晦明，地有寒暖燥湿，则常中之变矣。故人清之中有浊焉，浊之中有清焉。夫人身之气，清者上走于肺，浊者下走于胃，此其常也。而胃之中亦有清气而上走于口，肺之中亦有浊气下注于经，内积于海，此其变也。清者阳气，浊者阴气，此其常也。而清者注阴，浊者注阳，故手太阳独受阳之浊，手太阴独受阴之清，此其变也。知吾人平素清浊升降之常变，而后病时之清浊升降，变中之变，可得而论定矣。《素问》曰：有升之不前，降之不下者；有降之不下，升而至天者；有升降俱不前者，皆气交之变也。又曰：欲降而不得降者，地窒刑之；五运太过，先天而至者，即交不前，但欲升而不得其升，欲降而不得其降，中运抑之，且断之曰：胜相会，抑伏使然。又申之以五运之别，此即亢害承制之义也。故厥阴之木气欲升，反遇金气升天，胜而抑之，则不得前也。所以然者，厥阴之中气木，其标之金气应在下以承之，今亢而居木位，则木抑不得升而为害矣。若厥阴之本风气欲降，而下遇标金之清气亢而居中，以胜风，则亦降而不下矣。故欲升不升、欲降不降者，皆曰中运抑之也。若天地之气以时考之，应升与降，而其左间之中气，化之太过，先天而至，如春分前六十日厥阴风、少阴火之气应升与降，而左间春分后之中气君火已先时而至，余仿此。则使上下之气皆为所胜，而升降俱不得前矣参观前天地中气表。此天地五运四时之变也，其于人也亦然。假令太阳中气之水，欲升而外出皮毛以为汗，或欲降而内出小肠、膀胱以为便；而标气之土亢而抑之，则水气不行，而汗与便俱闭矣。太阳之本，肺中之寒气，欲下降而出于肠胃，而标土上亢而抑之，则亦降而不下矣。所以然者，人之有汗与便也，必得中气之水以为之液，其标之阳土胃也，胃气能承水以达于皮毛及小肠，膀胱乃能得汗与便。苟胃之燥化太过，上亢而水消，汗与便何由得乎？且肺中之寒气，欲由胃下降而入肠胃，气调则承而下行，失调而上亢则寒结于中，而化热矣，故不能降也。若太阳左间之木气，运化太过，先时而至，抑太阳之标土而伏其本寒，则土不能承化，升降俱不得前。所以然者，天地之气，无论寒热燥湿，全赖中气为之运化，故风木先时而抑土，则胃失其运化而气不得升降矣参观前第四图。谨举一隅，以俟三反。经曰：天地者，万物之上下也；左右者，阴阳之道路也。盖天气下降，地气上腾，左右平衡，得中则和，各守其常，反常则清浊相干，升降不前而病生矣。病生而不明其故，又何以为治乎？

阴阳玄解

盈天地之间者，阴阳二气也。不得而见，何由知其有阴阳，则古人欺余乎？曰：否。否，不然。古人所以察知阴阳二气者，盖由天地日月、昼夜寒暑、万物化生之故而得也。今者，理化日进，而阴阳二气尤可以实证。或曰：今之化学家只言空气之原素为淡、养二气，其余杂质虽时亦混合在内，然为数至少。若纯净之空气，则只淡、养二者，无所谓阴阳也。曰淡养二气，即一阴一阳也。淡气清冷为阴，养能燃烧为阳，故阴又主寒静，阳又主热而动，在天为淡养，在地为水火，偏胜为风燥，此空间之六气，所谓天地中之气交是也。若纯为清轻一气，则太空之大气，而非气交中之空气矣。《素问·天元纪大论》：帝曰：地之为下否乎？岐伯曰：地为人之下，太虚之中者也。帝曰：冯乎？岐伯曰：大气举之也。是古人不但知空间有六淫之气，并知空间之外尚有大气，与理化家分空气与大气之说合。此阴阳二气之说所由来，为天地生成之本，古今中外不易之理也。老子曰：万物负阴而抱阳，冲气以为和。盖凡物必秉阴阳二气而后能生，孤阴则不生，独阳则不长，非但不能生长，并不能存在，必与异性相化合而为他物。物腐则虫生，无论动、植、矿，一也，不过多寡之数有相差者，故其功用亦偏也。人秉此阴阳二气，与天地合其德，能知天地之阴阳气化，与夫万物之生长变迁，则吾人生老病死之机可以憬然悟矣。然物既无单纯之阴阳，其阴阳多寡之数可得闻乎？今之化学家皆公认大气之中淡居十分之八，养居十分之二，乃为阴多而阳少，于人亦然。人之初生，其气阳盛而阴固，其体则阴柔，最适于天地中气交之数，以生以长。至于少，至于壮，其气阴阳始平，其体以实迨至老耄，其气阴盛而阳衰，其体则阳强与气交相抵触而死矣。故草木之芽，见日易萎，年久枯树，往往自焚，阴阳二气，有偏胜者也。凡物体阴而含阳，气多者则不胜阳气之外烁，以其与本体相背也。体阳而含阴气多者，则必枯且死，以其与气交相搏也。老子曰：人之生也柔弱，其死也坚强，草木之生柔脆，其死也枯槁。故坚强者死之徒，柔弱者生之徒，以其气体之阴阳，是否适于天地生成之数，而断其生死，无或爽也。不观夫热带之生物，移于寒带则死；寒带之生物，移于热带亦死乎？夫寒热二带，犹阴阳之稍偏者耳。若极之，赤道之下与南北二极之端，则其阴阳之偏胜最甚。故各有特殊之生物存焉，又非寒热二带之生物所可与并殖者。人与他种生物不同，而与天地合德，故大地之上皆有吾人之足迹，以吾人之体内所含之阴阳二气，恒合于天地生成之数，能相守司，与他种生物各得偏胜之气以生殖于一方者，不可同日而语。然能知他种生物所以生死之理，亦可知吾人所以生死之故，并可知吾人所以致病之源，而有以消息而进退之，不可不察也。惟其理费而隐，其机微而显，浅见者往往不欲深求，遂亦梦寐于大化之中，而不自觉耳。今请就《素问》所言阴阳之道，择要以发其凡是①，亦医家之必不可或愦者也。《素问》言：阴阳之为病，有离合搏结之分，有偏胜传变之别。其离合也，有一阳、二阳、三阳者，有二阳一阴者，有二阴一阳者，有三阴三阳者，是故阳病不必合阴，而阴病则必合阳，此离合之不同也。结则必系二经以上，有一阴一阳者，有二阳、三阳者，有三阴者，阳与阳，阴与阴，以同气相求而互结；阴与阳，阳与阴，又以异性相吸而互结。搏则较结而尤甚，故其病皆不治，有一阴、二阴、三阴俱搏者，有二阳、三阳俱搏者，有三阴三阳俱搏者，以相搏而不可开，则无以施其治也。若阴搏而阳别，或阳搏而阴虚，则又不可

---

① 疑有衍文。

以俱搏论矣。其偏胜也，阳胜则阴病，阴胜则阳病。阴不胜其阳，则脉流薄疾，并乃狂。阳不胜其阴，则五藏气争，九窍不通，此阴阳二气失其恒度之为病也。至其传变，有由阳传阴者，有由阴传阳者，有由阳传阳者，有由阴传阴者。由阴传阴，或由阳传阴，则逆而死。由阴传阳，或由阳传阳，则顺而生，此又阴阳传变顺逆之要也。要之，阴阳之道，至微而显，至隐而彰，苟能于天地生成之本，万物成化之端，及其离合搏结之机，偏胜传变之故，神而明之，则变化从心不踰矩矣。

君火相辨

君火、相火之说，始见于《素问》，而未言何者为君火，何者为相火，致后世医家以君火属心，相火属肾或则属之命门。即贤如徐洄溪氏，亦谓心属火而居于上，又纯阳为一身之主，名曰君火，毫无异义，而以相火属之心包，以其在君火之旁，可为之相曷，亦不思之甚也。夫所谓君火、相火者，有地之位。在圣人位北，南面而立；诸候位南，北面而朝。南方属火为心，北方属水为肾，似君火应属之北方肾，相火应属之南方心矣。然南方属火，于卦为离；北方属水，于卦为坎。离为日，有君主之象焉；坎为月，有臣妾之象焉。然而心主血，血得火化而成，亦有离卦之象。肾主精，精得水化而成，亦有坎卦之象。且心藏之血，其性主动，宜走不宜守，循环于全身，周流而不息，以相火属之，其义似近。肾藏之精，其性主静，宜守不宜走，深藏于至阴之地，而为一身之主，以君火属之，其义亦似。老子曰：静为躁君。故肾中之火，乃人身元阳之所藏，动而脱则死矣。犹一国之元首，不可或伤者也。庄子曰：至阴肃肃，至阳赫赫，肃肃发乎天，赫赫发乎地。人身元阳，根于肾中，至阴之地，由三焦以达于心，而成火化之作用，如人臣受委任于君主，而布其政令也。然则君火当属之肾，相火当属之心，其以离为君火，坎为相火，及以君火属命门者，殊非也？曰：不然。命门之说有三，《难经》谓右肾为命门，命门者，诸神精之所舍，元气之所系也。其释命门之义则是，其指右肾为命门则非。《灵枢》根结篇及卫气篇皆曰：命门者，目也。谓目为神精之所舍则可，谓为元气之所系则不可。其指目为命门者，别有精义存焉。《素问·阴阳离合论》云：太阳根于至阴，结于命门。而命门究在何处，于文无征。徐洄溪氏谓冲脉之根足当命门，以冲脉为五藏六府之海，位当阴阳之中，注于少阴之络，出于气街，而引《素问》“七节之傍，中有小心”为命门之所在。其说甚是，而义仍未精。所谓七节之傍者，肾也。杨上善云：脊有二十一节，肾在下第七节之傍，所谓中有小心者，即徐氏所指为命门之处也。是命门适位于两肾之中，并非偏居右肾也。然命门何以为君火？近世生理家皆言，吾人之全体系脑筋所统摄，其义良是。然脑筋何以能统全身之故，则未加研求矣。《内经》云：脑为奇恒之府，藏而不实。又云：督为众阳之宗。故动物之中惟人能竖其脊椎，最灵最贵，则脑诚为人命之根。但情欲既开之后，循督而下泻以输于肾，故肾傍之七节，为其门也。且脑质阴而气阳，其用如电，是本神精之所舍，元气之所系，而君火之位也。古人不以君火属脑，而以属肾者，则就其走失之后言之耳。夫所谓君与相者，不过就其主客、动静、体用而言，古训于静者谓之主，又谓为体为君。于动者谓之客，又谓为用为臣。是中人之重视脑，并不亚于西人，而世之习中医者，乃未之察也。故道家以还精补脑为却病延年之方，较之乞怜于身外之物以补其脑者，又不啻有霄壤之别矣。故就吾人少时而论，君火本在脑，为一身之天君，相火则在心，而听君之令。但此心非肉团之心，乃膻中也。《内经》称膻中为臣使之官，喜乐出焉。其于肉团心则称“心包络”以别之，然有时亦减称曰“心”，于脑则恒直称曰“心”。《内经》曰：心者，君主之官，神明出焉。是专指脑而言也。又曰：心者，生之本，神之变也。其充在血脉，是以脑筋统肉团心而言之矣。由此观之，人身本有三心，而七节傍之小心犹不与焉。若就吾人既壮以后而论，则君火已下移而属肾，不在脑中，失其位矣。故相火横行，莫之可遏，而此生亦随以老且死，而莫自知其非矣，岂不大可哀哉！

五行生克辨

中医穿凿附会，误人非浅者，即五行生克之说是也。考五行本天地生成之发端，而万物成化之本，始其初肇见于《洪范》，其说至古《左史》谓之五材，《素问》因之以配五运、五藏、五臭、五色、五味、五音、五谷、五畜……推之万化所不能逃，而其所言五行之用，则以亢害承制四字为主，以胜复、太过不及、从化不从化为万变之端，并非专主乎生克。后世医家不明亢害承制之理，及其变化之故，便就五行生克中穿凿附会之，故化机日晦也。即金元四大家，亦不能脱此窠臼。而张景岳、赵养葵、汪讱庵辈，益加甚焉。其说之杂奇怪诞，无足深辨。惟洄溪徐氏言五行能从亢害承制立论，其识解诚加人一等，然亦未能尽窥《内经》之奥，其余又何足难焉？夫五行主五运，而司中气之运化，其义至微而隐，其用至显而彰，大莫能载，小莫能破。然其妙用，全在相反适以相承，如以土承水，凡江海湖河，谁不如是？若泥相克为害之说，则不可通矣。何以能成江海湖河，使水有所归，而利舟揖之用，则知承者，成也，以相承而成妙用者也。使土太过，亢而胜水，则水涸或川壅，其复也，必致土崩而堤决，如土不及而无以制水，又有横溢之虞，此皆物理之显见者。其他金之承木、木之承土、水之承火、火之承金，莫不皆然。惟是五行之说，合之则一，分之则万。一者何？土是也，万物之成始成终者也。万者何？有先天、有后天，有阳、有阴，有纯、有杂，有太过、有不及，此但就天地之气化言之耳。其于人也，则有五藏六府之分，阴经阳经之别，血脉肌肉皮毛筋骨之殊。而心包络与三焦独为水火同宫，手足少阴独为水火同用。其于万物，则坚者为金，柔者为木，濡者为土，热者为火，寒者为水，千差万别，不可究诘。要之，智者可一言而尽，愚者则指不胜屈矣。其用则不外亢害承制，以平为期，古人言简而旨深，耐人寻玩者，其在斯乎？其在斯乎？

热胀冷缩辨

今之理化家恒曰：热胀冷缩。若亦为新发明也者。《素问》："诸腹胀大，皆属于热"，是"热涨"本中国之旧训也。然李东垣以其经验所得，则曰：寒胀多而热胀少。是于《素问》之外，别开生面矣。若以新旧之说参之，则东垣之说为非，而热涨乃不易之理。然新旧二说虽合，犹有未尽善者，而东垣之言，未可偏废。谚有之水泡发涨，此诚涨之真谛也。第水热则涨速，水冷则涨迟，物体松则涨多，物体坚则涨少，皆以水性之冷热，及物体之坚松，而分其发涨之程度，迟速多少，以此为差。缩者异是，凡物之能缩者，必其内原含有湿，或为空间湿气所能侵入之物，始克先涨而后缩，有涨必缩，无涨则否。盖动物之细胞，植物之纤维，矿物之微尘，其结合之密度，各有不同。密度较疏者，恒有空隙，水得乘而入之，水既浸淫，能使其结合之机关松懈，而物体乃涨。其密度较甚者，则有形之水不得而入，惟由水化出之湿气得浸入隙中，以令其涨。若其隙中所浸入之水，与湿得热，复化为汽，物必加涨，以水湿得热则澎涨力大故也。迨水湿之气化尽，则物乃渐见干缩，若仍不撤其热，立见枯缩矣。故物由湿汽发涨者为热涨，由水泡发涨者为寒涨。缩则由日或火暴干者为热缩，由风吹干者为冷缩。是涨与缩之真因，由于湿与燥，而寒与热皆可或涨或缩矣。不观夫通草或海绵所制之物，压之既紧，见水则大于干者数倍，此其体松易涨者，谓之热涨可乎？又不观乎草木内含湿液，欣欣向荣，遇夏日炎熇，含液苟尽，即卷曲干枯，获雨露之润复舒，亦得谓之冷缩乎？至于通常木器，遇夏则涨，遇秋则缩，一若属于冷热者，不知夏秋虽有冷热之分，然夏秋气化之主要者，不尽在冷热，而含有燥湿在也。盖湿由热生，寒由燥生，夏秋二令之燥湿，非如有形水之液体而易见，乃无形汽之气体而难窥，人不见气化之作用，而但以冷热之感触于身体者为言，于一曲之理似通，而根本上乃大生差误。世之良工，偶有所作，必待木干，而后为之，否则易变。理至浅显，若亦以冷热之说诠之，为可通乎？为不可通乎？理有似是而非，必须详察者，此类是也。吾人之身体，为各种细胞所组合而成，与他种动物相类，平日含有一定之津液，以营养百骸。又与植物相类，至其患病则恒有湿涨燥缩之趣味，寓乎其中。彼水肿肺痿，乃湿燥之最著者。他如肺喘、脾瘅、肾疝、噎隔之类，亦皆含有涨缩之义在，若专以冷热为主，而不知有湿燥之分，是已不明水涨之浅理，尚何足语其深者乎？吾故曰：热涨之说，新旧虽合，犹未尽善，而东垣之言，亦宜参观，要必以湿燥为涨缩之真因，而以冷热二者为施于物体，发见涨缩中迟速多少之定率，庶可圆足而无遗误矣。

寒热论

《难经》谓：伤寒有五，有中风，有伤寒，有湿温，有热病，有温病。《素问·热论篇》亦曰：热病者，皆伤寒之类也。是《素》《难》皆以热病为伤寒，以天地有六淫之气，凡病由外感而生者，统名之曰伤寒。而伤寒总名之下，复分风、寒、湿、热、温五者，而燥犹不与焉。仲景著《伤寒论》，将中风与伤寒并提，而以湿暍附诸其后，其治法亦刺灸汤液并施，于温病、风温皆曾言其病症，而未论及治法，殆以针刺治之。然温热之症，犹属于伤寒范围以内，仍合乎《素》《难》也。自汉以还，针法得传者鲜，于温病不能不有赖于汤液，至叶香岩出治温之方，于是大备。而后之习医者，咸以伤寒与温病相提并论，几不知伤寒有五，温病应在其内矣。然病属温热，何以仍统于伤寒？所云伤寒为外感之总名，是又何故？盖人身之热度，恒大于空间，故受外感之六淫，无论为热、为寒，皆应以伤寒名之也。惟中暍则否，以日光下之热度甚大，有高于人身热度之时，故以中暍别之也。然人身热度何所见，而云大于空间，是有说乎？曰：平人热度以华氏热度表在舌下或腋间候之，皆九十八度半（摄氏表为三十六度），而空间热度就华氏寒暑表计之，恒在九十八度半以下，如超过九十八度半以上，无风以散之，必气吼而死，此外感统名伤寒之故也。至受病之时，则热度或高或下，不能尽如平时，然而其有高下之不同，何也？曰：吾人身中之热度，有一定不易之数，一如地心之火，发于外者少，藏于内者多，以维持消化之作用，外有收发而见高下，内有增减而定生死。其发于外者随呼吸为转移，息平则合度，息大则高，息小则下，高则外增而内减，下则外减而内增，高则发热，下则恶寒，过高则发狂谵语，过下则战栗而厥。然此高下有差者，乃收发失其均衡之常度，非根本上有增减也。调而平之，安其常则病已，根本减则殆矣，非药石所能增也。是故西医诊病，必以热度表察其高下，而用药处方则不分寒热，中医反是往往见其热则清之，见其寒则温之，是未明热病亦伤寒之理，而益加其反动力矣。盖病热者，每由寒闭玄府，或抑中气，热伏于中，欲发而不得出，致有口渴嗌干之象。如用寒清其热，而不知远寒，适以加其外寒之力，而病反剧。欲以热散其寒，则内热又有过激之虞，其或热阻于外，寒清于中，不得内藏，致有面赤耳聋神昏之象，如以寒凉泄之，内清未除，更阻其归路，欲以热驱其内寒，则又为热象所畏，而不敢用。惟仲景所立诸方，于阴阳开阖之机，两面兼到，发不尽发，发中有收；收不尽收，收中有发，不拘拘于寒热之分，而以收发配合为主，或由药味之增减，或由分量之轻重，调剂之，消息之，必使其平而即安。若执仲景之方，而不能师其意，则经方有限，病变无常，是以死法治活病，效未见而害先至矣。世人每疑经方不能用，岂其然哉。故西医不分寒热为治者，不知有气化之理也。中医虽分寒热为治，而又不明收发之机，以为寒热可以随药增减，皆未一揣其本耳。

营卫交会考

《灵枢·营卫生会篇》云：人受气于谷，谷入于胃，以传于肺，五藏六腑，皆以受气。其清者为营，浊者为卫，营在脉中，卫在脉外，营周不休五十而复大会，阴阳相贯，如环无端。卫气行于阴二十五度，行于阳二十五度，分为昼夜，故至阳而起，至阴而止，此营卫流行之大概也。其营卫之行，又有迟速之分焉。《灵枢·营气篇》云：营气之道，内谷为实，谷人于胃，乃传之肺，流溢于中，布散于处。精专者，行于经隧，常营无已，终而复始，是谓天地之纪。故气从太阴出此手太阴，注手阳明，上行注足阳明，下行至跗上，注大指间，与太阴合此足太阴，上行抵髀，从脾注心中，行手少阴出腋下臂，注小指此手小指，合手太阳，上行乘腋出𩑶内，注目内眦，上巅下项，合足太阳，循脊下尻，下行注小指之端此足小指，循足心注足少阴，上行注肾，从肾注心，外散于胸中，循心主脉手厥阴出腋下臂，出两筋之间，入掌中，出中指手中指之端，还注小指、次指之端，合手少阳，上行注膻中，散于三焦，从三焦注胆，出胁，注足少阳，下行至跗上，复从跗注大指间，合足厥阴，上行至肝，从肝上注肺，上循喉咙，入颃颡之窍，究于畜门鼻之外窍。其支别者，上额循巅下项中，循脊入骶，络阴器，上过毛中，入脐中，上循腹里，入缺盆，下注肺中，复出太阴，此营气之所行也。按此与《针灸大成》十二经纳地支歌“肺寅大卯胃辰宫，脾巳心午小未中，申胱酉肾心包戌，亥焦子胆丑肝通”之次序相合，惟《灵枢》无纳地支之十二时，而《大成》无支别之绕行督任一周耳。其意仍相通也。

至卫气之行，《灵枢·卫气行篇》云：一日一夜五十周于身，昼日行于阳二十五周，夜行于阴二十五周，周于五岁[①]（岁亦可作日解）。是故平旦阴尽，阳气出于目，目张则气上行于头，循项下足太阳，循背下至小指之端（此足小指）。其散者，别于目锐眦，下手太阳，下至手小指之间外侧。其散者，别于目锐眦，下足少阳，注小指、次指（足）之间，以上循手少阳之分侧，下至小指（手）之间。别者，以上至耳前，合于颔脉，注足阳明，以下行至跗上，入五指之间。其散者，从耳下下手阳明，入大指之间，入掌中。其至于足也，入足心，出内踝，下行阴分，复合于目，故为一周。是故日行一舍（周天二十八宿分为二十八舍），人气行一周与十分身之八；日行二舍，人气行三周于身与十分身之六；日行三舍，人气行于身五周与十分身之四；日行四舍，人气行于身七周与十分身之二；日行五舍，人气行于身九周；日行六舍，人气行于身十周与十分身之八；日行七舍，人气行于身十二周与十分身之六；日行十四舍，人气二十五周于身有奇分与十分身之二，阳尽于阴，阴受气矣。其始入于阴，当从足少阴注于肾，肾注于心，心注于肺，肺注于肝，肝注于脾，脾复注于肾，为周[②]。是故夜行一舍，人气行于阴脏一周与十分脏之八，亦如阳行之二十五周，而复合于目。阴阳一日一夜，合有奇分，十分身之二与十分脏之二。此卫气一昼夜五十周于身，仍余十分身之二、十分脏之二，五日一大周而复始矣。是故营之行也缓，日行一周于身；卫之行也速，日行五十周于身。一缓一速，而有子午流注之法焉。

徐氏论曰：子午流注者，谓刚柔相配，阴阳相合，气血循环，时穴开阖也。何以子午言？曰：子正一刻乃一阳之生，午正一刻乃一阴之生，故以子午分之而得乎中也。然子午流注只取井、荥、俞、经、合，而不及其余各穴者，以井、荥、俞、经、合为脏腑俞穴（见《素问·气穴论》），气机转变之所在故也。以十干为经，十二时为纬，实则甲己二日可以通用，乙庚、丙辛、丁壬、戊癸亦然，仍属五日一大周也。若以营卫之流行推之，则人身三百六十五穴，皆气血交会之所，阴阳阖开之机，胥在乎穴其大会也，专在于目。《标幽赋》云：一日取六十六穴之法，方见幽微；一时取一十二经之原，始知要妙。此又攒五日一候为一日，攒一日为时，推之则一日可为一月，一月即等于一年，阳往阴来，阴往阳来，乃活泼泼地莫不由此。营卫之流行以周，遍于三百

---

① 五岁：《灵枢·卫气行第七十六》作“五脏”。

② 为周：《灵枢·卫气行第七十六》作“为一周”。

六十五穴之中，一开一阖，以司人身之气化，又不可仅以六十六穴为尽之矣。

脉息论

《灵枢·五十营篇》云：周天二十八宿，宿三十六分，人气行一周千八分，日行二十八宿。人经脉上下、左右、前后二十八脉（手六阴、六阳。足六阴、六阳。连任、督、二跷共二十八脉），周身十六丈二尺，以应二十八宿，漏水下百刻，以分昼夜。故人一呼，脉再动，气行三寸；一吸，脉亦再动，气行三寸；呼吸定息，气行六寸。十息，气行六尺①，日行二分；二百七十息，气行十六丈二尺，气行交通于中，一周于身，下水二刻，日行二十五分；五百四十息，气行再周于身，下水四刻，日行五十分（原作四十分）；二千七百息，气行十周于身，下水二十刻，日行五宿二十分（按二刻日行二十五分，四刻则日行五十分，二十刻为二百五十分，应作六宿三十四分）；一万三千五百息，气行五十营于身，水下百刻，日行二十八宿，漏水皆尽，脉终矣。所谓交通者，并行一数也，故五十营备，得尽天地之寿矣，凡行八百一十丈也。《难经》亦云：人一呼，脉行三寸；一吸，脉行三寸；呼吸定息，脉行六寸。人一日一夜凡一万三千五百息，脉行五十度周于身，漏水下百刻，营卫行阳二十五度，行阴亦二十五度，为一周也。又《素问·平人气象论》亦云：人一呼，脉再动；人一吸，脉亦再动；呼吸定息，脉五动。闰以太息，命曰平人，平人者，不病也。王冰注云：经脉一周于身，凡长十六丈二尺，呼吸脉各再动，定息脉又一动，则五动也，计二百七十定息，气可环周。然尽五十营，以一万三千五百定息，则气都行八百一十丈，如是则应天常度，脉气无不及太过，气象平调，故曰平人也。总观《灵》《素》《难经》诸书，皆云：一日一夜，一万三千五百定息，气行五十周于身，计二百七十定息行一周，每周十六丈二尺，五十周都八百一十丈。至一呼脉行三寸，一吸脉行三寸，一呼一吸脉行六寸，《灵》《难》皆明载之，《素》注虽未标明，然二百七十定息气行一周，则一定息仍为六寸也。若细考之，脉度共长十六丈二尺，五十周共八百一十丈，每一定息，脉凡五动均确然无疑。惟一日一夜为一万三千五百定息，殊多疑虑，以现在钟表分秒计之，一万三千五百息，十二时中每时为一千一百二十五息，每一点钟为五百六十二息半，每分钟为九息又十分之六，而时人呼吸每分钟乃有十八息有奇，几加一倍。故西法之诊脉，以每分钟脉来七十二至至八十至为常脉，而定太过与不及，较之中法，每息以四至为衡者相合，以每分钟十八息，

① 疑阙文：《灵枢·营气第十六》在“日行二分”前有“二十七息，气行一丈六尺二寸”。

每息四至，共得七十二至也。若依此推之，则一日一夜应有二万五千九百二十息，与古法不合矣。妙哉！王冰之言，所谓一万三千五百息者为定息，而非动中之息也。吾人日在纷纷攘攘间，不知定中之数，反疑古人之言为虚妄，岂不大可哀哉！且脉息之动也，呼出心与肺，吸入肝与肾。心肺在上，故呼出属之；肝肾在下，故吸入属之，而此一往一来，调和于其间者，厥为脾胃中和之气，乃后天生生之本。故脉以胃气为本，得之则生，弗得则死也。然吾人日在动中，苟非早作夜息，必至百脉沸腾，而劳损随之。故定者其体，动者其用，动静相含，然后生意无尽，其根本仍在定中，乃可养之。故气息愈定则愈和缓，愈和缓则胃气愈足，胃气愈足则百脉皆通而万病皆却矣。近时修炼家有练习深呼吸之法，以为庄子，谓真人之息以踵，练习久之，当可奏效。不知息以定而始和缓，能和缓自然通达，非有意用深呼吸，便可得而定也。依此和缓之标准，而涵养之静定之，始可与真人相合，而结胎息。胎息结后，则每一呼吸，皆贯注周身，自顶至踵，无所不到，盖踵为气息最难到之地，二跷脉所从起，二跷通而后督通，督通而后任化，任督齐通，则全身内外十万八千毫毛孔窍莫不皆通，一息一周天而身心大定矣，岂仅却病而已哉！苟不于此定息求之，而欲却病延年，是犹断潢截港，而蕲至于海也，不亦悲夫！然医者之视病，仍以动息为宗，若概以定息察治，则无脉不数，无人不病矣。若素有修养之人，其息本定，其脉必愈和缓，又当以定息审之，不能与常人为一例，是在持脉能活用之，先自审其动定之息耳，乌可拘于一端哉！

脉学考

脉学非古也，秦火以还，三代之书不可考。由汉迄今，医家所祖，不外《素问》《灵枢》尚矣。其次则为《难经》。然《汉书·艺文志》只载《黄帝内经十八卷》，而《难经》则见于隋唐书中，《汉书》未载焉。虽皆后人伪托，其书要出自汉魏无疑也。又其次若张长沙之《伤寒论》《金匮要略》，皇甫谧之《甲乙》，及巢氏《病源》、思邈《千金》、王焘《外台》、朱肱《活人》，均医家之圭臬。然纵观诸书，虽时言及脉，皆非言脉之专书也。有之则自明始，明张世贤图注叔和《脉诀》四卷，考叔和西晋高平人，其脉诀初不见采于唐、宋、金、元诸大家，至明张氏而始著，叔和深于医，断不至背古训以专言脉，必为后世伪作可知矣。而濒湖李氏又有脉学一卷，于是脉学始有专书，乃离而独立，此脉学之名所由来也。自秦汉以来，诊脉之道，中间迁变者多矣。

《灵》《素》《难经》其中言脉者颇详，《素问》论脉有三部九候之法，

《难经》亦有之，然其名虽同，其实则异。《素问》分上、中、下为三部，每部各分天、地、人为三候，王冰注称上部天在额两旁，上部地在鼻孔下两旁，上部人在耳前陷中；中部天在掌后寸口中，中部地在后大指、次指歧骨间，中部人在掌后锐骨之端；下部天在毛际外，女子取太冲，下部地在足内踝后跟骨上陷中，下部人在鱼腹上趋筋间，此《素问》之三部九候也。《难经》独取寸口，所谓三部者，寸、关、尺也，九候者，浮、中、沉也，此《难经》之三部九候也。考《素问·平人气象论》有诊寸口之说，而不若越人之专取于此，或平人之脉可取寸口，而病者则不能独诊此乎？抑上古诊脉，本有二法，岐伯乃并论之欤，自是而后，诊法胥从越人，而古法不行。其变迁者一。

《内经》论脉分三大宗，曰平脉、病脉、死脉，以浮、沉、滑、涩为纲，以毛、弦、钩、石、弱为目，皆不能离乎胃气，就太过不及，辨其疾病生死，其他参伍错纵，皆由此九者所变化。越人则以弦、钩、毛、石四者为主，而胃气则贯乎四时，其他又有阴阳轻重六十首，一脉变为四时，一脉为十变等法。虽变化不拘，要以四者为本，比类而观，越人所论与岐伯稍异，然皆有精义存焉。其变迁者二。

就《难经》与《内经》言之已不同如彼，而明人论脉尤任意以为出入，观张氏所注《叔和脉诀》，分七表八里九道，以浮、芤、滑、实、弦、紧、洪为七表，沉、缓、涩、迟、伏、濡、微、弱为八里，动、牢、细、虚、短、结、长、促、代为九道，共二十四种，而以左手三部候心、肝、肾，右手三部候肺、脾、命。濒湖继之，加数、革、散三者，共二十七种，而以浮、沉、迟、数四者为纲。本朝张石顽《诊宗三昧》又增清、浊、大、小、速五者，共三十二种，益加繁驳矣。近世医者，多取法濒湖，而先圣之精意，于以荡然。其变迁者三。

此三者皆诊脉之变迁也。考古之脉学。大类有二：一曰即脉以辨症，一曰即症以辨脉。即脉以辨症者，以脉为主而症属之。如《内经》所谓，心脉搏坚而长，当病舌卷不能言；肺脉搏坚而长，当病唾血。《难经》所谓，得肝脉按之牢若痛，其病四肢满、闭淋溲便难、转筋，得心脉按之牢若痛，其病烦心、心痛、掌中热而啘之类也。即症以辨脉者，以症为主而脉属之。如《内经》所谓，肠澼下脓血，脉悬绝则死，滑大则生，癫疾之脉，虚则可治，实则死。《难经》所谓，病若吐血，复鼽衄血者，脉当沉细，而反浮大而牢者死。病若大腹而泻者，脉当细微而涩，反紧大滑者死之类是也。《伤寒论》云：脉尺寸俱浮为太阳症，俱弦为少阳症，俱沉为少阴症。又云：手足厥冷，脉不还者死；伤寒下利，脉反实者死。如此之类正多，不胜覙缕[①]。大抵未病之先，诊得病脉，当知其将何病；既病之后，诊其脉象，当知其顺逆吉凶。脉学虽繁，二者尽之矣，此脉学之功用也。伊古相传，四诊心法，而脉实居其末，洄溪徐氏谓诊脉决生死，其说近巫，以脉有与病相应者，有不与病相应者，故治法有舍脉从症、舍症从脉之别。盖脉因中气运行营卫流转于经络，如其人气体素强，或患病时浅，则脉不应病矣。其或精血已伤，素非强实，稍受寒暑，病乃卒发则病，与脉又不侔[②]矣。今人诊脉，不分去取，而西医但以时计论迟数，而别以听筒及敲胸察血气之流滞，其于古人之法，失之远矣。且就明人之法而论，如以寸、关、尺三部分心、肝、肾、脾、肺、命，亦与古法相刺谬。虽云百脉朝宗于肺，大会于寸口，然越人只以轻重分五脏，并无配心、肝、肾、肺、脾、命之说，分之亦自明人始，然肺脏有病，其脉不仅见于右寸，无怪乎以诊察病，而不以得病因也。是古虽无脉学之名，其法实精，今虽具有其名，而其学实驳。故吾曰：脉学非古也。此外尚有《太素脉法》，不知创自何人，谓唐末有樵者于崆峒山石函得此书，诊可以辨人贵贱吉凶，其说更荒诞不经，近世亦有秘传者，殆好奇者流借以欺世眩俗，于治疾无当也，故不深论。

① 覙缕（luó lǚ）：详细叙述。
② 侔（móu）：相等、齐等之义。